# ドナーで生まれた子どもたち

## 「精子・卵子・受精卵」売買の汚れた真実

サラ・ディングル　渡邊真里 訳

BRAVE NEW HUMANS

THE DIRTY REALITY OF DONOR CONCEPTION

日経ナショナル ジオグラフィック

BRAVE NEW HUMANS
THE DIRTY REALITY OF DONOR CONCEPTION
By Sarah Dingle

First published in the English language by Hardie Grant Books,
an imprint of Hardie Grant Publishing
Japanese translation rights arranged with Hardie Grant Books,
through Tuttle-Mori Agency, Inc., Tokyo

サムと、いつも私を笑わせてくれる３人に

# ドナーで生まれた子どもたち

## 「精子・卵子・受精卵」売買の汚れた真実

# 目次

# プロローグ

その日はイースターの前日だった。母に花を贈ってから、ふたりでオックスフォード・ストリートを少し入ったベトナム料理店に座っていた。土曜の夜のことだった。

27歳になり、時間は無限ではないと薄々感じるようになっていた。仕事は大好きだった。子どもはすぐには要らないと思っていた。だが、記事を書いている間にすべての選択肢が消えていくのも嫌だった。母にはいつも真っ先に相談していたわけではないが、人生経験は私よりずっと豊富だ。それに、母は私を産んでいる。

「ねえ、お母さんの出産は遅かったと思うけど」と私は慎重に切り出した。「妊娠は難しくなかったの？」

母がちらりとこちらを見た。彼女は60代だ。マレーシア系の中国人で、短い髪には白髪が交じっている。

「サラ、なぜそんなことを訊《き》くの？」

私たちには珍しく踏み込んだ話題であることは分かっていたが、私はこう答えた。「だって、すぐに子どもが欲しいのか、それとも欲しくないのかが自分でも分からなくて。それに、いつまで先

延ばしにできるのかと思ったの。タイムリミットがあるなら知っておかないと」（まるで取材しているかのようだ）

母は椅子に座り直した。「これは今話すことではないのかもしれないけれど」と、肩をすくめる。

「でも、あなたのお父さんはお父さんじゃないの」

今、なんて？

「冗談よね？」

「本当よ。実は……私たちにはなかなか子どもができなくて、お父さんには無理だと分かったの。だから、ドナーを使ったのよ」

嘘《うそ》でしょ？

「冗談でしょ、ねえ？　嘘よね？」

「嘘じゃないわ、本当よ」

一瞬の沈黙――

「でも、それで何か変わるとすれば」とすかさず母は言い、話さなければならないことを勢いよく言い切った。「それであなたにとって何かが変わるとすれば、病歴だけ。遺伝病の心配がないかを知ること、それだけよ。だって、お父さんはお父さんだもの。あの人はあなたを実の子どものように愛してた。あんなに素敵な父親はいないわ。本当に素晴らしい父親だった」

母は不安そうな表情を浮かべ、「これまでと同じよ。そうよね、サラ？」と言った。

まるで部屋の気圧が下がったようだった。灯《あか》りと壁がやけに黄色く感じ、周囲の音が消えていく。脳が母の言葉を持て余し、受け入れることを拒んでいる。

その瞬間、私の中で何かが起きた。ジャーナリストをしていると、今この瞬間に完全に集中するのが難しくなる。いわば外なる自分が少し離れた場所に立ち、常にメモを取ったりうなずいたりしているからだ。このときも、今衝撃を受けたばかりだというのに、私は会話の意図を反射的に汲《く》み取っていた。

母の張りつめた空気が緩んだのは、そのときだった。口にこそ出さなかったが、母は不安から解放されたがっていた。そして、今すぐその言葉を欲していた。

私は叫びたかった。テーブルクロスを引きはがしたかった。何かをめちゃめちゃにしたかったし、トイレに駆け込んで泣き叫びたかった。

「そうよ」と私は言った。「何も変わらない」

これが、ドナーで生まれた子どもとしての最初の教訓だった。つまり、その子どもたち――ＤＣ児――の感情は、最も後回しにされるということだ。（ドナーによる提供精子・卵子・胚での懐胎をdonor conceptionといい、本書ではＤＣと表記する。また、ＤＣによって生まれた子どもをＤＣ児と表記する）

# 1　父だと思っていた人

あの晩まで――灯りが黄色に変わり、周囲の雑音が消え、世界がばらばらに打ち砕かれるまで――私は自分をこう思っていた。１９８０年代のシドニーで一人っ子として生まれ、家族は私、父、母の３人家族だと。

私たちはよく旅行をした。毎年マレーシアに行き、クアラルンプールに住む母方の親戚に会いに行った。父は旅行代理店の経営者だった。インターネットが普及する前は、今よりずっと重宝されていたそうだ。私が生まれる前、父はソ連を巡るツアーを実施した。自分でツアーバスを運転し、旅行客には、アメリカ風のジーンズを多めに持参すれば現地で売れると入れ知恵したらしい。ソ連の崩壊後、父は東欧を中心に事業を展開するようになった。モスクワに事務所を設立する間、私たちも1カ月モスクワで生活した。中国に行き、おじの家に行き、シルクロードを進みながらゲストハウス候補を自分たちの目で確かめた。

父がなぜ東欧や中央アジアを選んだのかは不明だが、父の育った世界とは別世界であることは確かだ。父は白人で、アデレードの中産階級の出身だ。子どもの頃はアデレードヒルズで馬を飼い、ボーイスカウトに入っていた。テニスやスカッシュの腕前が、社会的ステータスとして重要視された時代の人である。父の家族は皆、今も南オーストラリア州で暮らしている。私たちは毎年、クリスマスになると彼らに会うため、シドニーからアデレードまでドライブしたものだった。私にとっては足元の犬と後部座席に座りっぱなしの14時間だった。

父はハンサムだった。長身で、ウェーブのかかった茶色い髪と青い目。空気が震えるような大きな笑い声は、まるで芝刈り機が動き出したのかと思うほどだった。父は洗練された装いが好きだった。その父の姿を見て、紺色を纏《まと》うことは、ほぼ非の打ちどころのない品格を生むのだと理解した。父と私は似ていなかったが、この事実で不安を感じたことは一度もない。人種の異なる両親から生まれた子どもに向けて、私はこれだけは言える。私たちは親とそっくりにはなれない。私たちは決して両親に似ることはない。ときにそのような子どもたち同士が似ることはあっても、誰かと完全に同族にはなり得ない。

父との外見的なつながりはなかったが、それによって悩まなかった1つの理由は、私たちの気質がとてもよく似ていたことだろう。私たちは互いを理解し、互いに笑わせ合った。まだ幼く学校に通えなかった頃、父は早起きして私が絵の練習をするのを見守ってくれた。週末は遊びや職場にも連れていってくれた。高校に入ると、父はとても厳しい人になった。誰かが「タイガーマザー」（中国系の教育ママを指す）という人種的なステレオタイプを持ち出すたびに、私は苛立《いらだ》ちを覚える。成功は必須だと我が家で断言したのは、中国系の母ではなく、白人の父だったからだ。

父は大学に進学せず、高校は早々に退学していた。いずれも後悔していたのだろう。結果として、私の教育に過剰ともいえる情熱を注いだ。当時はまだヘリコプターペアレントという言葉は一般的ではなかったが、父はその類いの人だった。父は私にホッケーとバスケットボールを習わせた。ピアノも学ばせた。私がずっとピアノを続けられるよう、モスクワに越した後さえ先生を探すほどだった。

父は学校での私の成績に常に目を光らせていた。どの選択科目を取るかで言い合ったこともある。事あるごとに私に小説を買ってきて、それぞれに日付と場所、贈った理由を書き込んでいた。

15歳のとき、学校でドイツ語を学んでいた私は、ドイツへの3カ月間の交換留学を希望した。私は直前まで、その選択の重大さにかなり無頓着だった。

だが空港に着き、両親や慣れ親しんだ最愛の親戚たちと離れると思うと、急に不安が押し寄せてきた。

「行くのが怖い」。不安が口をついて出た。

父は私を抱きしめ、「怖がることじゃない。決して恐れてはいけないよ」と言った。

これが父から直接もらった最後の言葉になった。

雪の降るクリスマスの日、ドイツにいる私に電話がかかってきた。父が脚立から落ちて腕を骨折したとのことだった。だが、電話から聞こえる母の声は震えていた。私は帰らざるを得なかった。

留学を切り上げなければならず、腹立たしかった。思春期にありがちな、極めてどうにもならない感情だ。荷造りをすべて終えると、ホストファミリーが空港まで送ってくれた。

夏のアデレードに戻ると、空港で、母と私の名付け親である男性が出迎えてくれた。母は私が目の前に立って名前を呼ぶまで、それが私だと気づかなかった。私は成長していたらしい。

車の中で、父におみやげがあると話した。ドイツの空港で買ったお菓子で、煮詰めたアニスをねじって固めた大きなキャンディーだ。父は甘草のリコリスに目がなかった。

「いつ渡せそう?」と私は訊いた。

運転席の名付け親と、その隣にいる母が目配せし合った。

「後でね」とどちらかが言った。

私たちは病院で車を停《と》めた。

例年のように、両親はクリスマスの間、祖父の家に泊まっていた。祖父は90歳を超えてなお自宅で暮らしていた。電気の調子が悪かったらしく、父が屋根に上って調べるように頼まれた。そして感電した。脚立から落下し(後になって骨折していたことが判明した)、直ちに病院に搬送された。その翌日か2日後、私が地球の反対側から到着したときも、父は昏睡《こんすい》状態のままだった。

私のために持ちこたえていたのだと思う。

父の肌は病的な黄土色を帯び、異様な臭いがした。発汗が続き、母が額を拭う。痛ましいほどの静かな営みが繰り返されていた。そのことを除けば、父はただ眠っているようにも見えた。後になって、毛布の下のその身体に、電流が通過した際の電流斑があると知った気がする。だが、よく分からない。当時の記憶には靄《もや》がかかっていた。

ベッドサイドに寄り添い、照れくささを感じながらも父に話しかけた。そのどこかで、学校では良い成績を取ると約束した。そう言った瞬間、父はこの言葉が聞きたかったのだとはっきり分かった。

父は二度と目を覚まさなかった。心電図の波形が線になったのは、その晩のことだった。

父は私が15歳のときに亡くなった。私に兄弟や姉妹はいない。残された肉親は母だけだ。そう思っていた。

# 2　私を失った私

あの病室での出来事は、その後何年も忘れられない記憶となった。そこにあったすべてを生き生きと、はっきり思い出せる気がしているのに、音はやたらに大きく、色はなく、亡くなった父だけが曖昧だった。だが、このすべてに、私には見えなかったもう1つの層があったのだ。あらゆる感覚で記憶したというのに、あの日の病室にはまだ秘密が隠されていた。全容を知るにはさらに12年が必要だった。それが土曜日の夜、あのレストランでのことだった。

イースターの晩餐《ばんさん》で事実を突きつけられた後、私は呆然《ぼうぜん》として帰宅した。どうやって帰ったのか思い出せない。部屋のソファーで身体を丸めて、大声で泣いた。

どこかのタイミングで国外にいた当時の恋人に電話をかけ、声を詰まらせながら、その夜のことを打ち明けた。

「お母さんが、お父さんは実の父親じゃないって」。つぶやくように私は言った。

「お母さんが、何だって？」

「私のお父さん、本当の父親じゃないみたい」

「どういうことだ？　浮気してたってこと？」

「ふたりはドナーを……」。しゃくり上げてから続けた。「ドナーを使ったの」

「そんな……」

電話の向こうが沈黙した。

「なんと言ったらいいか」。彼はようやくそう言った。

さらに激しく泣き出した私を、彼は慰めた。それから、私は胸中を明かした。「あの人はお父さんじゃない……」。またしゃくり上げた。「お父さんは、彼は……私のお父さんじゃなかった」私は精神科医ではないけれど、今なら分かる。人は自分がDC児だと知ったとき、皆いくつか同じ感情の段階をたどる。他のあらゆるプロセスと同様、これにも個人差がある。通らない段階もあれば、抜け出すのが難しい段階もある。

私の場合、初めは深い悲しみだった。実の父だと思っていた男性は、私が15歳の頃に亡くなった。それから12年が経《た》った今、私の記憶はまた葬儀の場面に戻っていた。アデレードは焼けるように暑く、蟬《せみ》の鳴き声が響いている。光景は同じだが、私はあの頃と同じではなかった。私は招かれざる客だった。私は初めから彼の娘ではなかったのだから。

たとえ誰かを亡くしたとしても、その人を愛していれば、彼らは永遠にあなたとともにある——私はずっとそう信じていた。この思いが励みになっていた。

だが、私は嘘をつかれていた。自分が滑稽に思えた。その信念さえ失ってしまった。

その後の数カ月、私は普段通りに生活した。仕事にも行った。私は当時オーストラリア放送協会《ABC》で全国ネットの時事番組、『7:30』のレポーターを務めていた。何年も前から希望していた仕事だ。常に過酷な業務であるにもかかわらず、私は悲しみにも向き合わなければならなかった。秘密は胸にしまい込むことにした。ごく一部の人だけに打ち明け、それ以外には黙っていた。

私は混乱していた。

朝、鏡の中の自分を見ても、何を見ているのか分からなくなった。私は自分を認識できなくなっていたのだ。アジア人の顔立ちで生まれてオーストラリアで育つと、自分もつい周囲の人と同じ容姿だと錯覚しそうになる。私の友人の大部分は白人で、パートナーも白人だ。広告、雑誌、新聞、ニュースから低俗なリアリティー番組を含めた国のあらゆるテレビ番組でも、圧倒的に白人が多い。職場である公共放送局でさえ、いまだに極端な白人の機関だ。同僚がほぼ白人という環境の中、ふと自分の写る写真やテレビ番組を見ると、周囲との違いに驚くことがある。だが、自分の顔には常に親しみがあった——私はみんなとは違うけれど、それこそが私なのだと。

その親しみが、なくなってしまった。

鏡の中の私も変わってしまった。変わるどころではない。もはや何を見ているのか理解できず、顔の認識機能が壊れたかのようだった。私の顔は、色のついた塊と化していた。輪郭は意味を持たなかった。それは顔ではなく、モノだった。私は自分のことが何一つ分からなくなった。

鏡の前に立ち、苦しみながらも考えた。半分だけが中国人ということは、それを手がかりに、ある種の揺るぎない基盤に立ち戻れるかもしれない。生物学的な父親が中国人以外だということは確実だ。これまでそう信じてきた通り、アングロサクソンかもしれないし、それ以外かもしれない。

自分の顔をまじまじと見つめ、中国人の部分（確定）とそれ以外（未確定）とを分けようとした。だが不可能だった。

全体は部分の総和に勝る。残念ながら、裏を返せば全体は二度と部分に分解できず、部分は元の性質を保持できないということだ。生物学的な親が1人しか分からないのに、どの部分がどちらの遺伝か特定しようとするのは、完成したケーキを材料に還元しようとするようなものである。

数学的に考えたこともある。解が与えられているなら、どのような方程式を解けばいいのかと。もちろん、解けるはずがない。方程式が定まることはないのだから。私の大部分は母の遺伝かもしれないし、その逆かもしれない。私の髪は黒く、目は焦げ茶色。肌は白いが日に焼けるとかなり黒くなる。身長は中くらい。鼻筋が通っている。こうした特徴はいずれも母か父から遺伝しているはずだった。

顔から何かを取り去るにはどうすればいいのか。何かを取り去ったその顔に、私は何を見つけ出したいというのか。

毎朝鏡と向き合うたびに、こうした思いが頭の中で悲鳴を上げた。それから仕事に向かった。この国が直面している大きな問題について、記事を書いた。望ましい環境とはいえなかった。その上、私は慢性痛を患っていた。

真実を知る半年前のこと。私はアパートの部屋で大音量の音楽を流しながら、掃除機をかけていた。突然、鉄の棒で叩《たた》かれたような激痛が腰に走った。目の前が真っ暗になった。痛みが引くと、よろめきながら携帯電話のある長椅子に向かった。母に電話をかけ、具合が悪いので来てほしいと伝えた。そして気を失った。

床で意識を取り戻した。音楽が鳴りっぱなしだった。立ち上がろうとしたが、手足を少し動かそうとするだけでひどい痛みが押し寄せ、恐怖で頭がいっぱいになった。そしてまた気を失い、気づいても床に転がっていることしかできなかった。指先やつま先は動かせるので、麻痺《まひ》したわけではないと分かった。2、3時間後だったと思うが、母と数名の救急医療隊員が部屋に駆け込んできた。身体を支えられ、ベッドに寝かされた。

私はその後、数週間、数カ月、数年にわたって検査や治療を続けた。MRI、CT、理学療法、整骨、カイロプラクティック、針療法、マッサージ、神経外科、ペインクリニックなどを試した結果、椎間板《ついかんばん》ヘルニアを患っていたことが判明した。珍しい病気ではないが、20代でかかるのは稀《まれ》だ。椎間板が本来の位置から〝ずれ〟（恐ろしい響きだ）、水分量も減っていたため、クッションとしての機能を果たさなくなっていたのだ。椎間板周辺では筋攣縮《きんれんしゅく》が起きており、継続的な対処が必要とのことだった。

あいにく、慢性的な痛みは身体だけでなく、精神状態とも密接に結びついている。私の場合、父が本当の父ではないと知ったことが大きな精神的痛手となり、身体の痛みに影響した。私はひどく沈んでいた。その痛みは、私がなお父を愛しているという苦しみとも重なり合っていた。父を亡くしたとき、この先何があっても、おそらくこれより辛《つら》いことなどないと思っていたのに。

まさか二度も同じ人を亡くすなど、とんでもなく不公平に思えた。

私は『7：30』の降板を余儀なくされた。数カ月に一度ほどは床に倒れて動けなくなり、1週間以上ベッドから起き上がれなかった。回復して仕事に戻っても、働くのは4時間が限度だった。それ以上続けると、必ず激しい痛みがやってくるからだ。私はラジオの時事番組に異動した。毎日まだ早いうちに重い足取りで帰宅し、泣き出しそうな気持ちで午後を過ごした。自分が情けなかった。30歳にもならないうちに、人生が終わってしまったのだ。

だが、救いもいくつかあった。まず、新しいことに取り組めた。半日しか働けず暇を持て余していたため、夜間の創作講座に通って作り話を考えた（何年もジャーナリストとして書いてきたので、休暇のような気分だった）。他の受講生たちが前のほうに座る中、私は痛みに対処するため、後方に並んだ机の上に横たわっていた。奇妙な光景ではあるが、彼らは見事に許容してくれた。作家は常識から外れたことに寛容なのだ。

休暇は有り余るほどあったので、周囲の助けがある環境から離れて恐怖を味わおうと、6週間のイタリア旅行に出発した。二度と理想の仕事ができないなら、絶対に美味《おい》しいものを食べようと思った。人生が終わってしまうのなら、MRIのような機械に残りのお金をわびしく費やすよりも、ヨーロッパで使いたかった。痛みを避けるため、あえて途中降機の多い短時間フライトを選び、空港や駅、駐車場ではストレッチをした。イタリアではさまざまなAirbnbで、多くの時間を過ごした。部屋で仰《あお》向《む》けになって、休んだり瞑想《めいそう》をしたりした。シドニーに戻った後は、7年ほど続いた恋人との関係に終止符を打った。一人暮らしをやめ、シェアハウスで見知らぬ人たちと暮らし始めた。同じことの繰り返しで悲しみから抜け出せずにいるよりも、恐怖と刺激に身を投じようと決めたのだ。

そして、そのすべてに打ち込む半面、私はなお母から言われたことを考え続けていた。30歳も目前に迫っている。これまで多くのことを変えてきたし、終わらせてきた。だが、これから何を始めればいいのだろう？

典型的なA型らしく、私はリストを作成した（リスト名は「最悪な人生：やることリスト」にした）。項目はすべて大文字で記し、チェックボックスを加えた。短期的な目標（いい寝返りを打つ）もあれば、超長期的な目標（家を買う）もあった。最後の項目には、こう書いた——生物学上の父親を見つける。そのリストを壁に貼った。

ジャーナリズムは歴史の最初の草稿である、という使い古された言葉がある。もっとよく言えば、ジャーナリズムは社会の最新情報である、ということになるだろう。ジャーナリストにとって、自分に起こることすべてには価値がある。自分が何者かが分からず、人生も将来も、もはや何も分からなくなっていた私は、ジャーナリズムを利用して、この窮地を脱することにした。

調査することにしたのだ。

本書は、ドナーの提供配偶子（精子・卵子）・胚《はい》（受精卵）による懐胎——世間の想像以上に異様で、おそらく世間の認識以上に浸透したもの——について書かれた本である。親になりたいという願望について書かれた本ではない。自身の生殖細胞を用いて不妊治療を行うカップルについて書かれた本でもない。本書は、第三者の生殖細胞から誕生した人間について書かれた本である。社会的な関係からではなく、採取された人間の組織から生命を作ることについて書かれた本である。

本書は、人間を繁殖させることについて書かれた本なのだ。

# 3　人工授精の始まり

たとえ不妊治療クリニックを訪れたことがなくても、または訪れようと思ったことがなくても、クリニックの看板を目にしたり、インターネットの広告で見たり、ラジオＣＭで聞いたりしたことはあるだろう。不妊治療は中流階級の人々のため、白壁の病院で笑みを浮かべた穏やかな医師が施す、何か輝かしいものとして謳《うた》われる。だが、クリニックは妊娠を保証する場所ではない。妊娠は穏やかでも、人為的に管理できるものでもないし、出産は壮絶だ。そもそも人間の不妊治療自体が純然たる畜産だ――そこまで言わなくとも、選別された機械的な繁殖という面があるのは確かだ。そして、その結果生まれた子どもにはその後、何の配慮もない。

人間の人工授精が初めて記録されたのは１９７０年代とも言われるが、実際は１７７０年代だ。当時ロンドンに、ジョン・ハンターという腕の確かな医師がいた。後に、同時代の英国で特に名の知られた医師となる。

ハンターは医学校に入るだけの教育を受けていなかったため、医師の助手として解剖学校で使われる人間の死体の調達から始めた。当時ハンターに許された唯一の合法的な方法は、公開絞首刑に処せられた殺人犯の死体を入手することだった。科学目的による解剖は、殺人犯の死体にのみ行えたからだ。これには新たな殺人を抑制する目的もあった。だが解剖学校が増えてくると、処刑された死体だけでは需要を満たせなくなった。では、どうすれば解剖体を調達できるのだろう？

身体の一部をめぐる不穏な取引が始まった。できたばかりの墓を掘り起こして死体を盗み、解剖学校に売るという手口が横行したのだ。１８３２年、英国で解剖法が成立したことで死刑囚の死体以外も解剖できるようになったが、それ以前に解剖学校で使われた死体のほとんどは、死体盗掘人から買っていたという説もある。[1]

ハンターはやがて解剖学校への入学を許可され、その後教師になった。ハンターの行動にまつわる奇妙な噂《うわさ》は、彼の死後も長く残り続けることになる。ハンターが自ら性感染症に感染したという噂もその１つだ。だがこの噂は近年見直され、彼が意図的に感染させたのは他の人物だった可能性が高いとされている[2]（だからいいというわけでもないが）。

１７７６年、死体泥棒で性病にも深い関心を持っていたらしきジョン・ハンターは、ある麻布商人の治療を引き受けた。商人は尿道口が陰茎腹側にある尿道下裂を患っていた。男性の約１５０人に１人に生じると言われる一般的な先天性の異常で、男性不妊につながることもある。

ハンターは以前、蛾《が》の卵を受精させたことがあったので（そう、蛾だ）、この人間夫婦の妊娠も助けられると確信していた。彼は商人の精液を注射器で採取し、女性の膣《ちつ》に注入。その後、女性は妊娠に成功した。驚くほど基本的だと思う人もいるだろう。だがこの方法は現代も家畜の繁殖に使われるほか、ヒトの不妊治療にも利用されている。ヒトの場合、現在は精液を子宮に直接注入するという違いはあるが。

ハンターが商人の妻に人工授精を施し、その結果彼女が妊娠したことは数々の記録に残っている。

だが、商人の妻が生きた子どもを出産したのかは、こうした記録では確認できない。この違いは述べておく必要がある。ハンターにまつわるこの話は、不妊治療における別の基本的側面を浮き彫りにするからだ。この違いは現在も当てはまる。つまり、不妊治療の成功基準は必ずしも赤ん坊を意味するわけではなく、その基準は立場によって異なるということだ。多くのクリニックが妊娠率を実績とするのと同様、科学者にとっての妊娠とは、数えられる結果を意味する。だがこうしたビジネスの顧客にとって、唯一の基準は生きた子どもの出産率だ。妊娠率ではない。重要な結果は、生きている子どもが生まれることのみなのだ。

だが疑う余地なく、まさにそうした子どもが人工授精で生まれたという事例が記録される日がやってきた。ハンターと麻布商人が人工授精を行ってから間もなく、あるカトリック司祭が生きた哺乳類の子どもを誕生させた。1784年、自然科学者でもあったイタリア人司祭ラザロ・スパランツァーニが、雌のイヌの人工授精に成功した。このイヌは数カ月後、3匹の子犬を産んだ。人工授精によって、哺乳類が初めて生きた子どもを産んだのだ。これが競争の幕開けだった。

ヒトの場合は1868年、フランスで、ある夫婦の人工授精に成功したという論文が発表された。その論文によれば、夫婦の妻への授精は数十年前の1838年に実行されていたという。ジローという医師が伯爵夫人に人工授精を行った翌年、彼女は息子を出産した。

だが、人工授精が大きな転換期を迎えたのは1880年代だ。人工授精はこれ以降、世界中の何百万という人々に憂慮すべき結果をもたらすことになる。1884年、ある女性が米国人医師の治療によって人工授精に成功し、子どもを出産した。ここで極めて重要なのは、彼女は既婚者だったが、使われた精子が彼女の夫のものではなかったことだ。その精子は夫以外の男性の――ドナーの精子だったのだ。これは記録上初めてドナーによる妊娠（DC）が成功し、DCによる子ども（DC児）が生まれた事例だと思われる。

この出産により、ヒトの生殖は私が生まれる100年以上も前に、第三者の生殖細胞を利用する時代に入ったのだった。

だが初のDC児を誕生させたその背景が、DCの以降の流れを決めることになる。この米国人医師にとってDCの成功はキャリアを高める輝かしい功績だった一方で、医療倫理にとっては不運な始まりとなった。初のDCは、医師と患者の歪《ゆが》んだ力関係と嘘にまみれた実態を露呈することになったからだ。

1884年、フィラデルフィア、ジェファーソン医科大学のサンソム・ストリート病院に勤務するウィリアム・パンコースト教授のもとに、クエーカー教徒の夫婦が訪れた。妻が31歳、夫が41歳。ふたりとも健康そうに見えたが、子どもができないとのことだった。パンコーストは彼らを新患として受け入れた。彼が夫婦に何をしたかが明るみに出たのは、それから数十年が過ぎた1909年、『メディカル・ワールド』誌の編集者に届いた手紙がきっかけだった。差出人は、アディソン・デイビス・ハードという、パンコーストの不運な元教え子だった。[3]

パンコースト教授は最高学年の学生数名を選び出し、夫婦の診察に立ち会わせた。原因は女性にあるとパンコーストは考えていた。だが彼らの〝抜かりない〟診察の結果、女性に問題はないと分かった。この集団のひとりだった医学生アディソン・デイビス・ハードは、当時の診察についてこう記している。「この検診では私の知る限り初めて、オーガズム時に子宮の吸引作用が起こることが発見された」（指摘しておくが、レイプの被害者もオーガズムを感じる場合がある。よって、オーガズムだけでは同意の証拠となり得ない）。女性が原因の可能性を排除した教授は、今度はあらゆる手段によって、夫の精子の数が極端に少ないことを突き止めた。おそらく淋病《りんびょう》が原因だった。教授は夫を治せると考えた。だが「細心の注意を払った」とされる治療を2カ月続けた後も、状況は変わらなかった。

まるで男性更衣室での会話のように、学生のひとりがふざけてこう言った。「この問題を解決できる唯一の方法は、協力者を雇うことだ」。言葉の主はアディソン・ハードだった。

「女性はクロロフォルムで眠らされ、教え子の中で一番見栄えのいい学生の新鮮な精液を、硬質ゴムの注射器で子宮に注入されました。子宮口はガーゼで少しばかり塞がれていました。夫も妻も、そのとき何が起きていたのかを知らないままでした」

「その後」とアディソン・ハードは記している。「教授は自らの行いを後悔し、夫に全容を打ち明けました」。打ち明けたのは、行為の対象である妻にではなかった。彼はこう続ける。「おかしいと思うかもしれませんが、夫はこの話を聞いて非常に喜びました。そして教授と結託し、夫人が実際はどのように妊娠したのかを彼女に隠したままにしたのです」

妻は男児を出産した。その子どもは母親と同様、生物学的な親子関係の事実を知ることはなかったと思われる。

それから、何も変わっていない。

## 4　体外受精とビジネスの幕開け

人間を人工繁殖させる競争と並行して、あるいはそれ以上の速さで、家畜を人工繁殖させる競争も進んでいた。両者は頻繁に互いの発展を活用した。

1898年、ロシアの科学者イリヤ・イワノビッチ・イワノフはモスクワに研究所を設立し、その10年後、イヌ、キツネ、ウサギ、その他家禽《かきん》の人工授精をあらゆる家畜に適用できるように進化させた。[1] イワノフのアイデアは国外にまで普及した。イワノフに学んだ日本人科学者、石川日出鶴《いしかわひでつる》丸《まる》博士は帰国後、ウマの人工授精に着手した。これにより、日本の科学者がウシやヒツジ、ヤギ、ブタなど家禽の人工授精を行う基礎が築かれた。また、イワノフの研究をよく知るデンマークの科学者エドゥアルト・セーレンセンは1930年代半ば、デンマークで初めて人工授精を行う酪農協同組合を組織した。セーレンセンの成果が発端となり、他の西欧諸国にも乳牛への人工授精が広まった。

精液をストローに封入するというアイデアを打ち出したのはセーレンセンだ。なんと、幼い娘の誕生日会で使われていたセロハンストローから着想を得たのだという。ヒトのドナーが提供した精子は今日でも、不妊治療クリニックでストローに分けて封入、販売されている。[2]

米国では１９４０年代、人工授精が乳牛の繁殖手法として急速に普及した。第二次世界大戦後、精液を凍結させるという新しい技術により流通の世界が開かれたのだ。[3]

その後、体外受精の能力——オルダス・ハクスリーは『すばらしい新世界』（早川書房、２０１７年刊）でこれを「体外発生」と呼んだ——が動物と人間にもたらされる日も遠くなかった。ハクスリーが『すばらしい新世界』を発表したのは１９３２年だが、それとほぼ同時代、ハーバード大学の科学者たちは、ウサギの体外受精《IVF》を成功させようとしていた。体外受精とは文字通り、ガラス器具内での受精、つまりペトリ皿で生命の要素を結合させる技術を指す。このときの試みは失敗に終わった。だがついに１９５９年、米国ウースター財団実験生物学研究所に所属する若い中国人科学者、M・C・チャンが、体外受精で生きた子ウサギを誕生させた。これによって新たな活路が開かれた。ウサギでできたのだから、他の哺乳類でもできるだろう。人間でもできるはずだというわけだ。

チャンは二度にわたって画期的な結果をもたらした。この体外受精で初めて生きた子ウサギを誕生させた際、彼は別のウサギの提供卵子を使ったと報告した。つまり、チャンは哺乳類で初めて体外受精で生きた子どもを作っただけでなく、哺乳類で初めて提供卵子を使った子どもを誕生させたのだ。[4]

20世紀を通じて、人間のドナーの精子や卵子もまた一般的に使われるようになってきた。生まれた子どもの正確な数は分からない。私のような人間、つまり成果物の数は誰も数えていないからだ。今日に至るまで、例えばオーストラリアにも米国にも英国にも、国内のDC児の人数を完全に記録した資料は存在しない。一方で、乳牛のような育種された動物は、血統、健康状態、子の数、個体の識別など、あらゆることが細部まで記録されている。

多くの人が、ＤＣ——特にクリニックで広く実施されるような治療——は最近の技術だと思っている。だが私はオーストラリアで、早くも１９６０年代にＤＣで生まれた人に会ったことがある。この国で最初の不妊治療クリニックは１９３８年、ニューサウスウェールズ州のシドニーに設立された。[5] １９４０年には英国でバートン・クリニックが開業し、何百人ものＤＣ児を誕生させた。[6] またオーストラリアのビクトリア州のクリニックでも、ＤＣの治療は遅くとも１９４０年代から始まっている。オーストラリアはやがて、医師によって人間が作られ、社会の家族同士が複雑に絡み合うようになってから１００年目を迎えることになる。その最初の数十年の間にＤＣで生まれた人には、すでに子どもがいる。その人たちの子どもにも、今や子どもが生まれている。だが、オーストラリアはこの分野で高い評価を得ているにもかかわらず、州政府にも連邦政府にも、私たちが誰に、どのようにして作られたのかをすべて収めた記録はないという。

20世紀後半の数十年間、つまり人間の不妊治療が急速に普及した重要な時期、オーストラリアは生殖補助医療で世界の先頭に立っていた。いち早く画期的な出来事をいくつか成し遂げたのは、オーストラリアの科学者だった。

始まりは70年代だった。精子提供はそれ以前から世界中で行われていたが、商業化への道を進み始めたのがこの頃だった。１９７２年、精子を凍結保存するオーストラリア初の精子バンクがアデレードに設立された。だが当時、このアプローチは普及しなかった。10年以上が経ってもなお、オーストラリア東海岸で最大規模のクリニックでは、凍結されていない新鮮な提供精子が不妊治療に使われていた。基本的に、採取されたらすぐ使うという方針だったのだ。

70年代半ばになると、単に第三者の細胞から子どもを作るだけではもはや画期的とはいえなくなっていた。オーストラリアや世界中の医師たちは次の栄光をめぐって競い合った。それは想像を超えた近未来、つまり、実験室で人間の生命を生み出すことだった。

世界で初めて体外受精による人間の妊娠を報告したのは、メルボルンのクリニックだった。1971年、クイーン・ビクトリア医療センターのレックス・ロパタ博士は、ある女性から採取した卵子を実験室で受精させる試みに着手した。複数の患者への胚移植に何度も失敗した後、1973年末までにはある患者への移植に「妊娠初期の見込み」があったという。この患者はすでに同クリニックで卵管閉塞（不妊症の原因のひとつ）の開腹手術を受けていた。博士はその際に彼女の卵子を取り出し、実験室で胚を育て、3日後、その胚をまだ回復しきっていない患者に移植することに成功したのだった。

「残念ながら、彼女はその数日後に手術創が開いてショック状態に陥りました。それで腹部を治癒させるため、再び手術を行ったのです」とロパタ博士は回想する。「術後の経過は順調でしたが、残念ながら2度目の術後、妊娠の兆候は消えてしまいました[7]」。医療に対するトラウマが増す話でしかないが、科学者たちは進み続けた。

その5年後、メルボルンのチームにとっては無念なことに、英国の科学者チームが先に栄冠を勝ち取った。1978年7月25日、世界初の〝試験管ベビー〟であるルイーズ・ブラウンが誕生したのだ[8]。2年後の1980年6月、ついにメルボルンの研究チームも体外受精による出産を成功させたと発表した。これはオーストラリアで初めての、また世界でも3番目の成功事例だった。

今日、体外受精という言葉を知らない人はいないだろう。もしかすると、知り合いが行っているかもしれない。または、あなた自身が経験者かもしれない。今や体外受精という言葉は、〝不妊治療〟の意味で使われるようにもなった。だが不妊治療の方法は決して体外受精だけではない。不妊治療には昔も今も多くの技術が使われている。そして、その大半が、女性の身体に何かを施すものだ。

例えば、女性の体内に精液を注入するという選択肢。女性が排卵誘発剤を服用するという選択肢。あるいは、ＧＩＦＴ（ギフト）という縁起の良い名を持つ選択肢もある。これは採取した卵子と精液を女性の卵管に移植し、その後は運を天に任せて成功を祈るという方法だ（ＧＩＦＴは成功率が低いため、多くは宗教上の理由で使われる）。そしてこのすべてを盛り込んだ選択肢ともいえるのが体外受精だ。

70年代後半にもたらされたこの体外受精の技術は、人体の外で生命を作ることを可能にした。生命を作る要素の１つは、すでに手に入れていた。提供精子だ。新鮮なままでも使えるし、凍結して保存もできる。そして間もなく、もう１つの要素も抽出して利用する技術が開発された。

提供卵子を使った人間の妊娠を世界で初めて成功させたのは、先のメルボルンのチームだった（それぞれの方法で妊娠した女性も、公正を期すなら「第一人者」として記録されて然《しか》るべきだが、大抵の歴史に彼女らの名は残らない）。だが、またもや出産には至らなかった。ここで敗北を喫した相手は英国ではなく、米国のチームだった。このチームは１９８４年、世界で初めて提供卵子による生きた子どもの出産を成功させた。[9]

こうして、提供卵子と提供精子を使って人体の外で生命を生み出し、人間同士の関係をまったく介さない創造物が誕生したというわけだ。

後の１９９２年、ベルギーの医師が、この科学をさらに一歩前進させた。彼は意図せず１個の精子を直接卵子に注入して受精を促すことで、この技術を進化させた[10]。

この技術は不妊治療を紹介する動画でよく見られ、図を交えて説明される典型的な方法だ。顕微鏡下で卵子に鋭い針を突き刺し、穴を開け、その針の先から１個の精子を卵子の中心に注入する。おそらくあなたも見たことがあるだろう。この方法は顕微授精《ICSI》（卵細胞質内精子注入法）と呼ばれる。卵子にどの精子を注入するかは技術者が選別する。自然選択に取って代わった壮大な方法として、その意味するところは極めて大きい。

この偶然の発明以来、顕微授精は何十年も不妊治療の現場で――ランダム化比較試験（被験者を２つ以上のグループにランダムに分けて効果を検証する方法）を実施することなく――使われてきた。

「顕微授精は大規模な実験、しかも動物実験を行わずに導入されたものです。私たちはある意味、それでやり過ごしてきたのです」。経験豊富な不妊治療の専門家、ロバート・ノーマン教授はそう語る。彼はアデレード大学の生殖・妊娠期医学部教授で、90年代初頭にはオーストラリアで初の顕微授精を行ったチームの副リーダーを務めた。このチームは世界でも最初期に、顕微授精による妊娠を報告したチームのひとつだ。「言うまでもありませんが、（顕微授精による）妊娠報告が世界中で相次ぐようになると、ランダム化比較試験は不要だと言われるようになりました。うまくいっているからです」

こうして、顕微授精は導入前に〝我々はこれを行うべきか〟という社会的な議論もなく、世に放たれた。このことは、不妊治療のもう１つの側面を露見させている。

自然妊娠の場合、大量の精子が女性の生殖器を目指して進む。ほとんどの精子は途中で死滅するか他の精子に後れを取るため、この競争を勝ち抜いた1個の精子だけが卵子と受精する。だが2017年、米国の画期的な研究によって、卵子も精子をただ待っているのではないと分かった。卵子も競争に勝つべき精子を選んでいたのだ。これにより、卵子は従順な細胞という長年の概念が覆され、生殖における積極的な役割が証明された。「卵子もパートナーを選んでいるのです」とパシフィック・ノースウエスト研究所の主任研究員、ジョー・ナドーは述べている。[11]

一方、顕微授精では卵子ではなく技術者が精子を選ぶ。しかもその選択基準は、技術者の主観的な考えに基づいている。ノーマン教授によれば、技術者は通常、2つの主な特性を基に精子を選別しているという。1つは運動率（精液サンプル内で実際に運動している精子の数）。そしてもう1つが正常形態率（「正常に見える」精子の数）だ。卵子の役割に取って代わるのが、研究者から見て「正常に見える」ことだというのは問題があるように思われる。数十年の経験を持つノーマン教授も、重要なのはDNAだという。大事なのは見た目ではなく中身だということだ。

今日、顕微授精は体外受精の追加サービス（および追加費用）として、大抵はどのクリニックでも利用できる。仮にあなたがすでに何千ドルも支払い、1周期でも治療を受けていたとする。追加費用を払えば確実に精子と卵子を受精させると言われて、その費用を惜しむだろうか。妊娠の可能性を高めるための費用を惜しむだろうか。

ノーマン教授の大まかな経験則で言えば、異性同士のカップルが妊娠できない原因の3分の1が男性不妊、3分の1が女性不妊、3分の1が不明だという。教授はまた、顕微授精は男性不妊が原因で妊娠できないカップルには有効だと語る。自然受精が難しい精子の受精を促せるからだ。だが残り3分の2が原因の場合、話は変わる。繰り返すが、患者にとって唯一重要な結果は妊娠ではなく、生きた子どもの出産だ。[12]

不妊の原因が女性または原因不明の場合、顕微授精を行っても生児が生まれる可能性が高まることはない。このことは長年の研究で判明しているにもかかわらず、顕微授精の実施率は世界中で急増している。中には顕微授精の実施率が100パーセントに達した国もある。ノーマン教授は、顕微授精が必要以上に実施されていることに長い間懸念を抱き、その原因がクリニック側の不安にあると考えている。

「（クリニックは）患者に対して、これまでは受精しなかったが、顕微授精を使えばできると伝えることが怖いのです」とノーマン教授は言う。「ではなぜ初めから実施してくれなかったのか、と患者は思うでしょうし、自然な競争原理として、顕微授精を受けられないなら他を当たる、となるでしょう」。こうした脅しが有効だという事実は、責任ある医療よりも消費者中心主義の文化が優先されていることをはっきりと物語る。

顕微授精が利益を生むのは間違いない。市場調査会社IBISワールドが発表した不妊治療業界に関する報告書によれば、2019～20会計年度におけるオーストラリアの不妊治療業界の総収益は5億6800万ドル。うち47パーセントが顕微授精の収益で占められていた。多くの患者にとって出産の可能性を高めるわけでもない治療にしては、驚くべき数値だ。

顕微授精の過度の適用を懸念しているのはノーマン教授だけではない。2018年、学術誌『ヒューマン・リプロダクション』の研究者グループも、顕微授精に関する新たな懸念を説明した。彼らはオーストラリアで実施された大規模な研究において、顕微授精で生まれた乳児は体外受精のみで生まれた乳児より、先天性異常の割合が「有意に高い」と報告されたと指摘した。また、体外受精児のうち顕微授精を行ったとき、行わなかったときの乳児を比較した他の研究でも、顕微授精で生まれた乳児は先天性心疾患、自閉症、知的障害のリスクが高く、新生児集中治療室への入院率も高いという報告に懸念を示した。一方で、彼らはこうした結果は普遍的ではないことにも注意を払い、研究の中には集団間の差はない、あるいは先天性異常のリスクは顕微授精児のほうが低いと報告されたケースがあることにも触れている。[13]

今日、顕微授精はDCと大きな関わりを持つ。「ほぼ例外なく、近年の提供精子は顕微授精されます」とノーマン教授は言う。「提供精子を子宮腔内人工授精（精液を子宮内に直接注入する方法）に使うクリニックはほとんどありません。多くの精液を使うからです」。一度の処置で使う提供精子が少なければそれだけ、クリニックが販売できる提供精子は多くなる。「そのため、提供精子を使う女性に顕微授精しか行わないクリニックもあります。また、ドナー卵子にも顕微授精が行われます。これも同じ理由になりますが、ドナー卵子は非常に〝貴重〟なので、クリニックはリスクを取りたくないのです。凍結卵子の場合は間違いなく顕微授精を行う必要があるでしょう」

顕微授精は臨床試験を行わないまま人間の不妊治療の世界に放たれ、その後30年もしないうちに普及した。顕微授精は高価だ。不安を抱えた消費者が受ければ、ドーパミンが放出されたような満足感が手に入るものの、多くの場合で出産の可能性が高まる見込みはない。リスクはまだ研究途中のため、長期的な影響も分からない。顕微授精で生まれる確率が他の人よりはるかに高いDC児にとって、その答えは絶対に必要だ。だが、問題の大きさも影響範囲も、後になってからしか分からない。

その点で、顕微授精とDCそのものは、同じ道をたどっているといえる。

今日の不妊治療では、選択肢がかつてないほど増加した。体外受精や顕微授精が盛んに使われる。卵子も精子も第三者から得ることができ、受精卵も例外ではない。この3つは凍結して保存すれば、後からいつでも好きなときに取り出せる。代理出産という手段が生まれ、子宮の貸し借りも可能になった。医療技術も適宜組み合わせて利用できる。代理出産で生まれた人の多くはDC児だ。私のように80年代前半やそれ以前にDCで生まれた人は、精子提供《D》による人工授精《I》（精子を女性の子宮に注入）の産物であることが多いが、80年代半ば以降生まれでは徐々に体外受精児が増えている。

顕微授精を含む体外受精とは、単なる技術だ。目的を達成する手段でしかない。こうした技術は、人々が自分の子どもを作るために使われる。あるいは生物学的には自分の子どもではない子どもを作るためにも使われる。体外受精、顕微授精、第三者の生殖細胞の使用はここ数十年で増加したが、これは不妊治療、特にDCへの需要が急増したことと関係する。

DCが増加した背景にはさまざまな理由がある。例えば、20世紀にひとり親がタブー視されなくなり、避妊が普及して、国内養子縁組に出される子どもが劇的に減ったこと。不妊治療の門戸がLGBTIQ＋カップルにも開かれ、利用が増えたこと。ひとりで子育てをしたい未婚女性が増えたこと。高齢で出産を望む人が増えたことなどだ。第一子の出産を先送りする人が増えつつある現代で、その遅れは出産能力の低下という不安を招きやすい。すると今度は、順番通りに物事が進んでいく。焦り、ストレス、絶望、不妊治療、そして失敗への不安。こうして、一部の人は頼みの綱を利用する。つまり人体組織を――その多くが若く妊娠能力の高い身体から採取された組織を利用するというわけだ。

まるでマーガレット・アトウッドの小説『侍女の物語』（早川書房、2001年刊）の世界だと思うかもしれないが、実際にそうなのだ。DCとは、生命の構成要素を極めて機械的に操作し、社会の一部の人々のために子どもを作ることに他ならない。

# 5 失われた情報

医療は私を作った。医療はまた、私の幼少期の一部でもあった。母が看護師として、1970年代から公的機関で働いていたからだ。彼女は18歳の頃、看護師の奨学金を得て初めてオーストラリアにやってきた。マレーシアではほとんど何もできなかったと母は言っていた。

母は6人きょうだいで、男性優位の長い歴史を持つ社会で女性として育った。子どもの頃、家は——つまり私の祖父母の家は、とても貧しかった。一時は靴屋と仕立屋の店舗の上に一部屋を借り、薄板で仕切って暮らしたこともあったそうだ。1960年代のマレーシアでは、学校の上位クラスで立派な成績を収め、然るべき民族や性別でなければ成功は見込めなかった。

そのため、母はアデレードで看護学を学ぶための奨学金に応募した。その時点では看護師になりたいとすら思っていなかったようだ。ただマレーシアを出る良い機会だったというだけだ。母は面接の最後に、看護師でいるとはどのようなことなのかと質問したという。それがきっと他の候補者と自分を分けたのだと母は言っていた。興味と好奇心を示したのだ。そして合格を勝ち取った。

60年代の終わり頃、母は奨学生としてオーストラリアに渡り、故郷には戻らなかった。アデレードには看護師の勉強をしに来た若いマレーシア人女性が母の他にも大勢いて、彼女は生涯の友を得た。あるパーティーで、フレアスカートと縞《しま》模様のタートルネックを纏った母は、父と出会った。父は母の唇の形に目がいった。弓形の唇だったんだ、と父は私に語った。これがきっかけだった。母と父は私が生まれる数年前にシドニーに移住し、母はロイヤル・ノースショア病院で働き始めた。私は院内の託児所に通い、職員用のプールで泳ぐ練習をしたことを覚えている。母は職場から使い捨ての医療用ガウンを持ち帰り、炒《いた》め物を作るときにはそれを着て、油はねから服を守っていた。病院はいつも私たちの生活の一部だった。

そうした環境だったので、子どもが欲しくても叶《かな》わないと知ったとき、ふたりが職場の専門家に頼ったのも自然なことだった。

両親が頼ったのは、公立ロイヤル・ノースショア病院のヒト生殖部門という、当時国内でも主要な不妊治療クリニックのひとつだった。その部門は「クリニック20」という名で知られていた。この名は私には不吉に響く。これが1982年のことだ。この年、クリニック20はニューサウスウェールズ州で初めて体外受精による妊娠を実現した。オーストラリアは深刻な干ばつに見舞われ、アルゼンチンと英国はフォークランド紛争に突入し、マイケル・ジャクソンは〈スリラー〉を発表した。米国やヨーロッパでは、若い男性が新種の病気ですでに亡くなっていた。エイズである。同年、オーストラリアで初めてのHIV感染者が報告された。

私は自分がどのように、そして誰によって作られたかを調べるため、まずクリニック20に連絡を取ろうと考えた。診療記録、あるいは名簿が残っているだろうし、職員から手がかりが得られるかもしれない。何かしら私が何者かを教えてくれるものがあるはずだと思ったのだ。だが、ここで最初の問題にぶつかった。

調査を開始した２０１１年の時点で、ロイヤル・ノースショア病院のクリニック20はなくなっていた。文字通り消滅してしまったかのようだった。

クリニック20はニューサウスウェールズ州で最大の規模と権威を誇る病院の一部門として設立され、税金で運営されていた。それが設立から17年後、不妊治療の歴史が最も革新的な時期を迎えた頃に、民間部門に姿を変えていたのだ。

クリニック20は１９７７年、ダグラス・サンダース教授によってロイヤル・ノースショア病院内に設立され、１９９４年まで運営された。クリニックではドナーの生殖細胞を使い、妊娠できない異性カップルに治療を施していた。クリニック20で何人のDC児が作られたのかをニューサウスウェールズ州政府に尋ねたが、回答は得られなかった。調べたければ有料で情報開示請求をすることもできると言われた。だが、その情報が実在する保証はない。[1]

１９９４年、その公的機関は突然、ノースショアA.R.T.またはNSART（ARTはassisted reproductive technology＝生殖補助医療の略）と呼ばれる免税非公開株式会社になった。NSARTを所有していたのはクリニック20の運営者、ダグラス・サンダースとその配偶者だった。[2]彼らは、税金で運営されていた組織をいつの間にか私物化していた。NSARTはその後2年間、公立病院内の敷地に留《とど》まっていたようだ。彼らはまた、シドニー郊外にあるハンターズ・ヒルの個人病院でも診療をしていたらしい。[3]そして１９９６年、NSARTはチャッツウッドの私有地に移転した。

この民営化につき、私はニューサウスウェールズ州保健省にいくつか基本的な質問をぶつけてみた。2カ月後、回答が届いた。「当省では、当該の生殖補助医療技術《ART》クリニックの売却およびリース取引に関するいかなる電子記録も確認できませんでした。ただしそのARTクリニックに関する紙媒体のファイルが特定できたため、現在資料を請求しています」。それから2週間近くが経ち、情報が更新された。紙ファイルには「そのARTクリニックのリースまたは売却に関する詳細は記載されていませんでした」とあった。

公的機関であるクリニック20がなぜ売却されたのかという情報は、保健省の誰からも得られなかった。いくらで売られたのかも。誰が承認したのかさえも。

サンダースがどのように民営化を成し遂げたのかは不明だが、この非常に疑わしい動きの中、新会社のNSARTはクリニックの診療記録をすべてコピーし、それを持ち出して起業した――治療した女性やその夫の情報という、極めて私的な情報を持ったまま。この中には、健康状態、膣や卵巣の状態、精子の数、検査結果、生まれた赤ん坊、その赤ん坊の精密検査の結果といった記録がすべて含まれる。そのすべてが新たな民間会社の資産として保有されたのだ。NSARTはまた、ドナーに関する唯一の情報源、つまりクリニック20に精子を提供した男性の記録も一部持ち出した。例えば、各精液に関する注記、封入されたストローの本数、使用時期などだ。政府が運営する公立病院には精子ドナーのこうした情報はいずれも残っておらず、コピーすらない。

２００２年、NSARTとその事業は他の３つのクリニックとともに、より規模の大きなIVFオーストラリアに吸収された。[4] その後２００８年、IVFオーストラリアはクイーンズランド州を拠点とするIVFホールディングス・グループの傘下に入り、同グループはその後、クイーンズランド州、ニューサウスウェールズ州、ビクトリア州の他のクリニックと併せて、メルボルン最大規模のクリニック、メルボルンIVFを買収。社名をバータスヘルスと改め、[5] ２０１３年にオーストラリア証券取引所に上場した。[6]

バータスヘルスは今日、不妊治療事業で国内随一の規模を誇る。２０２０年3月にＩＢＩＳワールドが発表した業界レポートによれば、同社の収益は2億１９８０万ドルに上るという。これはオーストラリアの不妊治療産業全体の収益の38パーセントに相当する。[7]

オーストラリアの不妊治療事業で高いシェアを持つ大手3社――バータスヘルス、モナッシュＩＶＦ、ジネア――は、国外でも事業を営んでいる。ベビービジネスは世界中で急成長を遂げ、投資家の注目を集めているのだ。バータスは、英国、シンガポール、デンマーク、アイルランドに、モナッシュＩＶＦはマレーシアと中国に、ジネアはニュージーランド、タイ、香港、英国、米国にそれぞれ拠点を持つ。オーストラリアは不妊治療を世界に輸出し、世界は高い関心とともに、それを受け入れているというわけだ。『エコノミスト』誌は２０１９年、不妊治療産業の世界的な年間収益は２５０億米ドルに上っていると報じた。しかもこの数字は今後7年以内に４１０億米ドルに達するとも予測している。[8]

クリニック20と自らの起源を探る私の調査は、早くも巨大企業にぶつかった。私を作った公的なクリニックの買収先、その買収先の買収先をたどると、親会社のバータスヘルスに行き着いた。私は自分の出生に関するささやかな真実を求めて、大企業のバータスヘルスに情報を請求しなければならないのだ。

私はＩＶＦオーストラリアのオフィスに電話をかけた。取り次いだ女性は私のような、つまり、成長したＤＣ児からの問い合わせを担っていた。彼女をこの本ではメアリーと呼ぶ。メアリーは私の詳細を確認してこう告げた。私が受胎された1982年は「法律が異なっていた」ため、おそらくドナーの名前を知ることはできないだろう、と。

続いて、とても信じられないような話が飛び出した。それは、クリニック20が公的機関だった頃の運営についてだった。

1982年当時、ニューサウスウェールズ州ではまだDCに関する法律が制定されていなかった。だが、法律がないからといって社会的な慣行を抑制する理由にはならず、税金で運営されている病院にも同じことが言えた。クリニック20では男性は匿名を前提に精子を提供し、生まれた子どもは決してドナーを探せない契約だった、とメアリーは言う。

クリニック20はドナーの匿名性を確保するため、精子ドナーの一人ひとりにドナーコードを割り当てていた。オーストラリアの多くの不妊治療クリニックがこの方法を採用していたが、他の方法もあったという。コードには大抵、アルファベットと数字が含まれていた。Tで始まる姓を持つドナーは〝T4〟になるなど、ドナーの実名から取られたものもあれば、ランダムに割り振られただけのものもある。私の生まれたロイヤル・ノースショア病院では、BXQ、LMDのように3文字のコードが使われたという。

IVFオーストラリアのメアリーは電話越しに、私のドナーコードを探すことは可能だが、コードから得られる実父の詳細はごくわずかしかないと告げた。それこそがコードシステムの目的だった。母の診療記録、つまり私が確認できそうなあらゆるファイルには、ドナーを特定できる情報がドナーコードしかない。クリニックはそのコードを頼りにドナーと紐付《ひもづ》け、個人が特定されない家族歴（家族や親族の健康状態や病気の記録。既往歴とも）だけを探すのだ。それ以外は、生物学的な父の名前も、写真も、私の好物であるオリーブを彼が好きかも分からない。

メアリーはこうも言った。私が生物学的な父の名前を知ることができるのは、ドナーがいつかクリニックを再訪して明確に同意した場合のみである。そして、その可能性は極めて低いことを理解しておかなければならないと。意外ではなかったが、がっかりした。それでもなお、残っている情報を得たかった。特に家族歴を知りたかった。

メアリーは2週間後に電話で情報を伝えると言った。私は緊張しながら待った。あのイースターのディナーを境に、私だと思っていた私はすべてばらばらに砕け散った。だからこの情報はおぼろげながらも希望の光だった。こんな恐怖は終わりにして、新しい現実を歩きたかった。メアリーから得られるわずかな情報を頼りに、自分をゆっくりと再構築するつもりだった。

だが2週間が過ぎても何の音沙汰もなかった。私は冷静になろうと努めた。一言もないまま丸1カ月が経った。私はIVFオーストラリアに電話をかけた。その2週間の間、メアリーは私の問い合わせに何の労力も費やさず、その後、休暇で海外に飛んでいた。IVFオーストラリアの職員は口先だけ達者で、誰もメアリーの作業を引き継いでいなかった。

私がやり取りをしている相手は、お金と引き換えに作り出した命にまったく関心のない企業だった。これが、そのことを示す最初の警告だった。

ようやくメアリーが出社し、私に電話をかけてきた。私のファイルが見つかった――そしてドナーの情報が書かれた欄は、クリニックが意図的に切り取り、破棄していたとのことだった。

そう聞いたときの感情をどう表現すればいいのか分からない。

破棄された記録はドナーの名前ではない。名前は初めから母の診療記録には書かれていなかった。

破棄された記録とは、3文字のドナーコードの記述である。

だが出自の記録にドナーコードがなければ、私はどこにもたどり着けない。生物学上の父や半分きょうだい（同じドナーから生まれた異母・異父きょうだい）を探せる可能性はゼロになる。こうした意図的な情報破棄が、公立の病院で行われたというのだ。

古いファイルではドナーコードが破棄されていることがたまにあるのだとメアリーは言った（その滑らかな声の調子は明らかに、今回が初めてでないことを告げていた）。なぜなら、「当時は状況が違っていた」からだそうだ。

私はこの言葉をその後の数週間、数カ月、数年で何度も繰り返し聞くことになる。今でさえこの言葉を耳にする。医療制度、親、クリニック、医師の誰に答えを求めても、そう言えばあらゆる責任から逃れられるとでもいうように、彼らはこの言葉を繰り返す。だが、それはばかげた話だ。これは1980年代のことであり、社会の秩序が乱れた中世のことではない。診療記録は法的責任に関わる問題だ。医師やクリニック、病院、まして公的な病院が患者への処置を隠蔽するために切り取るなど、時代に関係なく誠実な行為のはずがない。

電話ではメアリーがまだ話していた。記録に手が入ってドナーコードは破棄されており、その上、母の許可なくファイルを閲覧する権利は私にはないと彼女は言った。記録の「保有者」は母だからだという。法的には、患者は母のほうだった。

私には何もなかった。出自に関する何の情報を知る権利もない。その権利が与えられることもない。私を作ったにもかかわらず、彼らは私の存在を認めなかった。

私は母のもとへ行き、ファイルへのアクセスを許可してほしいと訴えた。母はそれを拒んだ。

クリニックは母が妊娠したとき、そしてその後何年もの間、両親に対してこの経緯を決して口外しないように念押しした。子どもは自分たちの実の子どもであり、自然に妊娠したふりをするようにとも告げていた。

80年代はクリニック20や他の多くの病院でも、親が精子ドナーを選ぶことはなかった。大抵は、医師が女性のパートナーの身体的特徴（身長や目の色など）を考慮して、カップルにドナーを割り当てていた。嘘を強化し、〝恥ずべき〟事実ができるだけ露呈しないようにするためだ。母が生涯で真実を話した相手は、ほんの一握りに過ぎない。そして、そのほぼ全員が数年前までに亡くなっていた。

# 6　法の不在

調査で知ったことだが、オーストラリアのみならず世界中のDC児の多くが、医療情報へのアクセスを拒否されている。成人しているにもかかわらず、親の同意が得られないという理由で、文字通り生まれながらに持つ権利にアクセスできずにいるのだ。一方、オーストラリアの養子縁組では状況が異なる。養子には生物学的な親の情報を知る法的権利が与えられている。何十年にも及ぶ悲痛な思いが認められ、法が改正されたのだ。

公務員であるクリニック20の職員はドナーコードを破棄したが、これはニューサウスウェールズ州保健省が定めた最低基準を破ったように思われる。1976年8月、保健省は「病院の診療記録」に関する書状を公布した。この指針には、病院が「患者の法的利益を保護するため」、「医師が患者に効果的な治療を継続的に行い、重要な情報をすべて十分詳細に記載することで、いかなる場合も他のすべての医師が患者の治療を担えるように」すること、また「記録には診断と治療の正当性を証明できる十分な情報を含めて……正確な結果を残す必要がある」と書かれていた。また、次のようにも追記されている。「記録された情報を、紛失または権限のない者が使用しないように保護することは病院の責務である。主治医以外の者に医療情報を開示する場合、書面による患者の同意または裁判所の召喚状を必要とする」[1]

だがニューサウスウェールズ州保健省によれば「この書状が保健省の政策指令となったのは、2005年1月以降」だという。つまりそれ以前、この仰々《ぎょうぎょう》しい言い回しの最低基準はすべて任意だったようなのだ。不可解なことである。

さらに、クリニック20はドナーコードを破棄したが、特定の法を破ったことにはならないようだ。当時も今も、これを違法とする法律は見つからない。だが記録が意図的に破棄されたことで、私は家族歴という、個人を特定できない基本情報すら得られなくなった。[2]

実際、DCに関して言えば、法律は今もほとんど存在しない。

母が私を妊娠したのは、DCによる妊娠を認めるかどうか、またどのように行うかについての州法が整備されるずっと前だ。1982年当時、オーストラリアの州や準州には、人工授精であれ体外受精であれ、DCに関する法律はなかった。一方、オーストラリアの医師たちはそれ以前から何十年にもわたってDCを行い、人工的に赤ん坊を作り出し、結果を医学雑誌に発表していた。州や準州に法律がなかったとしても、国には何かあったはずだと思うだろうか。第三者から生まれた赤ん坊に関する何らかの法律が。何らかのルールが。あるいは、そのすべてを監督する機関が。何もなかったのだ。

1977年、オーストラリア法改革委員会が、対策の必要性を呼びかけたことがある。だがそれから40年以上が経ち、本書を執筆している今もなお、国としてはDCに——営利目的の人間の製造に——関して何の法律も制定していない。また今日に至るまで、不妊治療そのものに関する連邦法もない。

連邦政府が州や準州に不妊治療産業の規制を委ねることで、基本的人権にまつわる大きな矛盾が生じる。それは生まれた場所による不公平だ。なぜメルボルンで生まれた場合は実父の名前を知る権利があり、ホバートで生まれた場合は知る権利がないのかということだ。

とはいえ、最大の問題はこの矛盾ではない。オーストラリア連邦憲法は、医療を規制する権限を各州に与えている。だが本書の執筆時点で生殖補助医療技術に関する何らかの法律が定められているのは、準州を含むオーストラリア全州の半分に過ぎない。しかもそのいずれの法体制も完全とはいえない。残り半分には、生殖補助医療技術に関する法律が1つもない（具体的には、オーストラリア首都特別地域、北部準州、クイーンズランド州、タスマニア州だ）。単にDCに関する法律がないというだけでなく、そもそも不妊治療に関する法律が存在しないのだ。

2010年、束《つか》の間の希望が訪れた。上院がDCや不妊治療業界に関して8カ月に及ぶ調査を行い、DC児の権利についての検討を行った。その際、DCに関して全国的に一律の規制を設けること、ドナーとDC児の全国的な登録システムを設けること、DC児がドナーを特定できるようにすることなど、的確な提言がいくつか挙がった。専門家から調査チームに寄せられた意見の中には、連邦政府がどのように関与するかについての提言もあった。そのひとつが、対外的権限の行使（連邦政府が国際条約を履行するため法律を適用すること）で、従来は州の領域とされていた問題にも連邦政府が介入できるというものだった。[3]

2012年、連邦政府がこれに回答した。16ページにわたる回答の内容は、主に〝介入しない〟という一言で表せる。

連邦政府は憲法上、この分野で立法を行う権限を有さない立場である、よってすべてを州と準州に差し戻す、という趣旨だった。

「私たちの責任範囲ではない」というマニュアル通りの回答が、私には恐ろしく感じられた。要は、連邦政府は商業的な方法で意図的に作られた人たちに対して何の義務もない、と聞こえたからだ。連邦政府には間違いなく、行動する倫理的義務がある。州や準州の半分がその義務を怠っているならなおさらだ。さらに連邦政府が多額の資金を不妊治療産業に投入しているのだから、なお一層のことである。IBISワールドの市場調査によれば、オーストラリアはこの分野に「かなりの政府資金」を投じる、世界でも数少ない先進国のひとつだそうだ。2017〜18年の直近データによれば、業界には不妊治療に適用されたメディケア（オーストラリアの公的医療保障制度）の払い戻しとして、2億4900万ドルが支払われていた。[4]

お金は配るのは問題ないが、その使い方への規制はないようだ。

調査の過程で、ＤＣ児の大多数は生物学的な親の情報をできる限り知ろうとしていることに気がついた。自分がどこから来たのか知りたい、自分の血縁について何か知りたいと思うのは、人としてあまりに自然な欲求だ。

多くの場合、最初のステップは当然、自分が作られたクリニックに連絡することだ。だが明快な回答が得られる可能性は極めて低い。クリニックはすでに売却や閉院、または合併され、そこで作られたＤＣ児の情報が病院から失われている可能性があるからだ。また情報が破棄されていたり、そもそも保管されていなかったりする可能性もある。

近年はほとんどの人が、ＤＣ児にはドナーの身元情報にアクセスする権利があるに違いないと思っていることだろう。実際は、法制度は国によって、また国の中でもさまざまだ。世界中の大多数のＤＣ児に関して言えば、生物学的な親を知る権利は今日もまだ存在しない。たとえ成人であっても、子どもであっても、昨日生まれた赤ん坊であってもだ。

オーストラリアで最も先進的といえるのはビクトリア州だが、それでも完璧には程遠い。同州では18歳以上のＤＣ児はドナーを特定できる情報を（存在すればだが）取得できる。だが同じ血縁であっても、半分きょうだいの情報を取得する権利は存在しない。

ニューサウスウェールズ州では２０１０年１月１日以降に生まれたＤＣ児のみ、ドナーを特定できる情報にアクセス可能になった。西オーストラリア州では２００４年以降に生まれたＤＣ児が16歳に達した場合、ドナー情報にアクセスできる。南オーストラリア州では２０１０年７月１日以降に生まれ、18歳の誕生日を迎えたＤＣ児が――また州政府のある文書によれば、そのＤＣ児が十分に「成熟」していると判断されればそれ以前でも――アクセスできる。[5] 差別的で、少なからず横柄であり、不公平な法律だ。

不妊治療に関する法制度がない州や準州では、不妊治療医は国の〝倫理ガイドライン〟と業界規則に従うことになっている。膨大な利益を生む不妊治療業界は、オーストラリア生殖医療学会《FSA》を通じて自主規制を行う。不妊治療専門家の全国的な組織であるFSAには、生殖技術認定委員会《RTAC》という小委員会があり、そこで不妊治療クリニックが守るべき一定基準が決められる。彼らはまた、不妊治療クリニックがコンプライアンスを遵守しているかも監査する。監査されるすべてのクリニックは、FSAに認可料を支払っている。両者が利益相反の関係にあるのは明らかだ。

「臨床および研究における生殖補助医療技術の使用に関する倫理ガイドライン」は、国立保健医療《NHM》研究評議会《RC》によって定められている。この倫理ガイドラインは1996年に初めて公布されたが、生殖補助医療技術によって生まれた人との正式な協議の内容は、一度も盛り込まれたことがない。まるでオーストラリア先住民に一度も相談せず先住民政策を練るような、あるいは養子に出される人の意見を一言も聞かずに養子縁組法を成立させるようなものである。中身を見ればそれがよく分かる。

政府や当局はガイドラインの基盤として、国連の「児童の権利に関する条約（子どもの権利条約）」を何より参照するべきだった。[6] これは歴史上最も広く批准され、ほぼ全世界で受け入れられている人権条約だ。DC児が実の親や兄弟姉妹を知る権利を保障する条項も、1つではなく複数盛り込まれている。例えば第7条では、すべての子どもはできる限りその父母を知り、かつその父母に養育される権利を有するとある。さらに国連の「子どもの権利委員会」は近年、力強くも、養子が実親を見つけられないようにする法律に異議を唱えた。このとき具体的に言及されたのが、この第7条だった。

　第8条では、すべての子どもは国籍や家族関係を含むアイデンティティーを保持する権利と、そのアイデンティティーが一部でも奪われた場合は、国から回復のための援助が与えられる権利を有すると定められている。第9条では、すべての子どもが定期的に両親と人的な関係および直接の接触を維持する権利を尊重される旨が、第35条ではすべての子どもが売買または取引されない権利を有する旨が定められている。そして何より条約の第3条では、子どもに関するすべての措置には、子どもの最善の利益が主に考慮されなければならないと定められている。国連・子どもの権利委員会は、「子どもの利益は強く主張しなければ見過ごされることが多い」、「子どもにとって最善と思われる対応がより重視されなければならない」と注意を呼びかけている。

　では、不妊治療産業ではどうだろうか。

　ＮＨＭＲＣの倫理ガイドラインには、生殖補助医療技術《ART》で生まれた子どもの利益と幸福は「最も重要な考慮事項」ではなく、「重要な考慮事項」と記載されている。また、「ＡＲＴを必要とする人々が、不要な障害に直面することがあってはならない」とも書かれている。

　つまり、倫理ガイドラインは子どもの最善の利益を第一に考える代わりに、競合するさまざまな利益を考慮すると言っているのだ。そこには実際に生まれる子どもだけでなく、不妊治療を依頼する親、配偶子や胚のドナー、代理母候補者の利益などが含まれる。親になりたい人々が自分たちの配偶子で不妊治療をして出産するなら、これはそれほど大きな問題ではない。だが第三者の配偶子や身体が関わった途端、問題が浮き彫りになる。この国で不妊治療に関する倫理ガイドラインと呼ばれるものは、初めから「子どもの権利条約」の最低基準を満たしていないのだ。

生物学的な親を知るという点について、子どもが2004年以前に受胎された場合、クリニックはドナーの身元を特定できる情報を提供しなければならないと、この倫理ガイドラインは定めている。ただし、ドナーの同意があればという条件付きだ。これにはいくつかの問題がある。まず、ドナーは同意していないかもしれない。契約の履行後に再び同意について尋ねられたら、同意していたかもしれない。それに、住所が変わってクリニックが彼らに連絡できなくなっているかもしれない。あるいは、私が直面したように、クリニック自体が意図的に記録を破棄し、どの配偶子が誰に使われたかを隠蔽したかもしれない。そうすればドナーへの連絡も、再考の機会を与える必要もないからだ。

2005年以降の受胎についてはどうか。倫理ガイドラインによれば、2005年以降はドナーが生まれた子どもに身元情報を提供する同意をしなければ、クリニックはそのドナーによる配偶子を使用できないことになっている。だが、ガイドラインで保障されているからといって、果たして必ずそうなっていると信頼できるのか。不妊治療クリニックがこのガイドラインに抵触した場合はどうなるのか。それは誰にも分からない。残念ながら、このガイドラインを公布した機関が取り締まっていないからだ。「ARTに関するガイドラインが遵守されているかについて、NHMRCは不妊治療クリニックを監視する責任を負っていません」とNHMRCは私に言った。彼らは代わりに、不妊治療産業の自主規制システムに責任を委ねている。

倫理ガイドラインにはまた、「ドナーの配偶子（つまり精子や卵子）から生まれた者は、その遺伝的起源を詳細に知る権利を有する」と記載されている。聞こえはいいが、もう一度よく読んでほしい。「実の親を知る権利」とは書かれていない。肝心なことは何も書かれていないのだ。この権利では実際、どのような「詳細」を知ることができるのか。また、誰が教えてくれるのか。

誤解を避けるために述べておくと、自分がＤＣ児だという情報だけでも非常に重要なのは確かだ。これはＤＣ児の大部分とまでは言わないまでも、多くが知らない大事なポイントだ。オーストラリアの倫理ガイドラインには、提供配偶子のレシピエント（配偶子を受け取り、親になることを望む顧客）には、子どもにＤＣ児である事実を「告知する義務はない」と書かれている。要は、子どもは遺伝的起源の「詳細」を「知る権利」があるが、親が真実を告げたくなければ、不妊治療クリニックにできることは何もないということだ。倫理ガイドラインには「配偶子のレシピエントが遺伝的起源を子どもに告知するようクリニックで推奨すべき」という記載はあるが、「推奨」とは具体的にどういうことか。受付にパンフレットでも置くのだろうか。

だが、提供精子や卵子を受け取る場合には、レシピエントはいくつかの項目に同意しなければならないとガイドラインは定めている。やはり重要なのは大人のようだ。子どもが生まれた場合、レシピエントはそのドナーに（子どもではなく）、個人を特定できない子どもの情報、例えば年齢、性別、人数などを開示する。クリニックはこれに対する明確な同意をレシピエントから得る必要がある。つまり、レシピエントはドナーに対する（子どもにではなく）責任を認め、同意する必要があるということだ。[7] 大人は大人に対する責任を認めなければならない一方で、生まれた子どもには自由に出自の嘘をつけるのだ。

はっきりさせておこう。あなたがＤＣ児だったとする。レシピエントである親から告知されなければ、あなたは一生それを知らないままかもしれない。クリニックは教えてくれない。政府も教えてくれない。生物学的な親であるドナーはあなたの名前を知る権利がない。こうして、あなたはこの嘘とともに生涯を送ることになる。あるいは、かなり不穏当かつ不快な方法で知ることになるかもしれない。親の言い争い（比較的よくあることだ）、高校での遺伝の授業、近所の人から何気なく聞かされるなど、これらはすべて実際にあった例である。

あなたの出生証明書には、社会的な親、つまり、あなたを育てたレシピエントだけが記載されている。国内の養子縁組の場合、現在はどの養子にも出生証明書の原本の他に、養親が記載された2通目の出生証明書、あるいは実親と養親が記載された単一の証明書が発行される。DC児には、事実を記したこうした記録は発行されない。

DC児の場合、両親が異性または同性のカップルであれば、3人以上の親がいることになる。社会的な親と生物学的な親。親のうち1人はその両方かもしれない。同様に、独身者（多くは女性）に育てられたDC児には2人以上の親がいる。どこかに生物学的な父がいるかもしれないし、生物学的な母がいるかもしれない。提供胚が使われた場合は、生物学的な父と母がいることもある。こうした生物学的な親を〝お父さん〟〝お母さん〟〝両親〟と呼ばない選択をすることはできる。だが本来、これは生まれた子どもが決めることだ。彼らから生物学的な親の事実や身元情報を取り上げることはできないはずだ。

育ての親以外に親がいるという状況は、難解でも目新しいものでもない。継父や継母のいる子どもには3人以上の親がいる。実親を知る権利を持つ養子の多くも、自分には3人以上の親がいると感じている。これがDC児になると、社会がなぜ情報の隠蔽に加担するのか私には分からない。社会は私たちが完全かつ奇跡的な方法で生まれたと主張する。私たちに生物学的な親は不要だと、なぜみんなして早々に決めつけてしまうのだろうか。

重要なのは実の親を知ることだけではない。私たちには半分きょうだいを知る必要もある。存在する全員を知るべきだが、これは想像以上に大変な作業となってくる。

オーストラリアでは現在、兄弟姉妹となるDC児の数を制限しようとする動きがいくらか見られる。だがこうした法的制限が導入されているのは、オーストラリアの州と準州8つのうち、不妊治療に関する法を持つ4州だけだ。

一方、私たちは全国に存在する。

1982年、提供精子による人工授精で生まれた15歳未満の子どもは、オーストラリア国内で約1万人と推定された（15歳以上のDC児が何名いたかは分かるはずもない）。2010年の上院の調査では、「オーストラリアのDC児は推計6万人を超えるという結果もある」と報告された。[8]

これは10年以上前の数値だ。今日のオーストラリアには8万人いるかもしれないし、10万人、ひょっとするとそれ以上の可能性もある。そして、オーストラリアは人口で見れば小さな国だ。

私はオーストラリア全土で数百人、海外でもさらに数百人のDC児と連絡を取り合っている。だが不妊治療クリニックで作られたDC児のうち、「異母・異父きょうだいを全員知っている」と自信を持って答えられる人は1人もいなかった。中にはきょうだいが何十人といる人も、何百人といる人もいる。この状況を考えてみてほしい。その恐怖と影響の大きさを想像してほしい。誰が兄弟姉妹か分からないのに、そのうちの誰かとキスしたことがあるかなど、どうしたら分かるというのか？　彼らの誰かと寝たことはないか？　彼らの2人以上とキスをしたり寝たりしたことがある可能性はないか？　その人たちとの間に子どもを作ったことはないといえるのか？

なぜ近親相姦《そうかん》が現実的なリスクとなってしまうのか。簡単なことだ。誰の父親が誰で、誰の母親が誰なのか、どのクリニックでも、どの州でも、誰にも分からないからだ。

提供精子や卵子、胚から生まれた子どもの声は上院議員に届いている。それにもかかわらず、ドナーを登録する全国的なシステムはオーストラリアに存在しない。これは少なくとも、倫理ガイドラインの課題と見るのが妥当だろう。だがいずれにしても、今後もドナーのあらゆるデータはクリニックが収集することになっている。国の倫理ガイドラインがそう定めているからだ。なぜすべての情報を国が収集して一元管理しないのか？

残念ながら、国の重要事項であるこの課題に対して、ＮＨＭＲＣはオーストラリア政府のやり方に倣っている。ＮＨＭＲＣの倫理ガイドラインは「登録システムの確立は本倫理ガイドラインの権限の範囲外である」と述べている。[9]

ＤＣの登録システムがなければ、それによって生まれた子どもは社会的災害から逃れる術《すべ》がない。ドナーは国中のさまざまなクリニックで、繰り返し精子を提供できる。さらにクリニックはその精子を州外に送付する。誰が何度提供したかの合計は、誰にも分からない。その行為が一律で管理されることはないからだ。これは根拠のない懸念ではない。

ビクトリア州の例を基に説明しよう。ビクトリア州では、精子ドナーが子どもを作れるのは10名の女性との間までという制限がある。子どもが10名まではない。女性が10名までである。そしてその一人ひとりが複数の子どもを持つ可能性がある。例えば、レシピエント（依頼人の女性とそのパートナー）が子どもを全員きょうだいにしたいと望んだとしよう。彼らは同じドナーに依頼しようと考える。そのアイデア自体はいいだろう。だが依頼した10名の女性がそれぞれ2人ずつ、あるいは3人ずつ子どもを持つとする。すると突然30人の兄弟姉妹が誕生することになる。子どもたちは皆お互いを知ることができるのだろうか。答えはノーだ。というのも、次のような問題があるからだ。仮に身元の分かる情報が保管され、全国的なシステムに登録され、一部の子どもが制度の存在を知り、お互いに自分の情報が知られることに正式に同意したとする。だがどのレシピエントも、子どもがDCで生まれたという事実に嘘をつける。そのため、嘘をつかれた子どもはそもそも登録システムにアクセスしようとすら思わないからだ。

ビクトリア州では、この10名以下の女性という制限の中には、ドナーの現在および過去のパートナーも含まれる。その女性との間に子どもがいる可能性がある場合、10名のうちの1名に数えられるのだ。では、ドナーが精子提供後にパートナーと別れた場合はどうなるか。また、ドナーが別の相手と関係を持ち、子どもを作った場合はどうなるか。その相手が2人、あるいはそれ以上いたとしたらどうなるか。その場合、このドナーには突如として12以上の家族ができ、各家庭の子どもは半分きょうだいということになる。そして、ドナーに育てられた子どもが別の家庭で育った半分きょうだいを知る保証は限りなく低い。では、ドナーが州を越えて精子を提供した場合はどうなるのだろう。全国的な登録システムがない状態で、ドナーが10名の女性という制限に達したかどうかをどう判断するというのだろう。

DCがすべてを解決するとはよく言われる。だが、その真実と子どもの権利の話になると、誰もが責任を転嫁する。連邦政府は州と準州に。州と準州は不妊治療産業に。不妊治療の専門医はレシピエントに。そしてレシピエントは自分たちのしたいようにする。分別を持った大人は誰もいないのだ。お金が動く。私たちが作られ、生まれ、大勢いる私たち同士にも分からないよう真実を隠したまま育てられる。国は養子にはある程度の配慮と責任を認めているが、私のような人間には何も認めてはくれない。

# 7 養子縁組制度とDC

ある晴れた日、私はシドニーの名所、ボンダイ・ビーチの広くて静かな裏通りを車で走っていた。ボンダイはいつも観光客で賑《にぎ》わっているが、それには理由がある。黄金色の曲線を描いて輝く壮観な砂浜。安定した波。ビーチの一端では歴史あるオーシャンプール（波がプールに流れ込むよう造られたプール。オーストラリアの海岸線でよく見られる）が素晴らしい景観を呈している。優雅な人たちはタオルの上で日光浴にふけるが、もう一端の岩場でシュノーケリングや飛び込みに興じて、彼らとは違う楽しみを満喫するのもいい。

この日、私は緊張しながらボンダイのある場所を訪ねた。

ビーチから奥まり、イチジク類の大木が並ぶ広い通りに面した広大な敷地に立つスカバハウスは、歴史的建造物にも指定されているビクトリア調の邸宅だ。

スカバハウスは慈善団体ベネボレント・ソサエティーが70年近くの間、つまり20世紀のほぼ大半を、赤ん坊と子どものための施設として利用した。施設の出身者は3万人から4万人に上るが、その多くが施設でつらい思いをしたそうだ。

私が訪れた時点で、スカバハウスはその形態を大きく変えていた。ベネボレント・ソサエティーのポスト・アダプション・リソース・センター《PARC》となっていたのだ。PARCでは養子縁組のトラウマを抱えた人々に、カウンセリングサービスを行っている。この建物では、かつて多くの子どもたちが苦しんだ。現在はカウンセラーがその苦しみを癒やすため、養子が幼少期に負った喪失感、深い悲しみ、トラウマ、アイデンティティーの問題を解決できるように支援していた。

私は父を失い、もう１人の父を得た。スカバハウスを訪れた頃に分かっていたのは、この問題はひとりで抱えるには大きすぎたということだ。身体の深刻な痛みがそう告げていた。鏡を見るたびに頭が真っ白になり何も考えられなくなっていたのも、もう１つの大きな危険信号だった。意図的な記録の破棄が決定打となり、私は自分を失った。

ＤＣ児は世界で自分だけではないことも分かっていたが、専門的な支援を受けられるとは思えなかった。支援団体はほとんどなく、当時のニューサウスウェールズ州では皆無だった。以前は、ＤＣ児の親が組織した「ド《D》ナー・コ《C》ンセプション・サ《S》ポート・グ《G》ループ」という団体が、長年活発に活動していた。ＤＣＳＧの活動を主に率いていたのはキャロライン・ロルバッハとレオニー・ヒューイットという２人のタフな女性だ。彼らは、子どもたちには社会的な親だけでなく、実の親や兄弟姉妹の情報を得る権利があり、あらゆる医療情報にアクセスする資格があるという信念を持っていた。その実現のため、政治家に働きかけ、国内の公的機関に申し立てを行った。また、ＤＣ児の家族や、実子の詳細を知りたいというドナーのため、情報拠点や支援サービスとしての役割も引き受けた。こうした活動はすべてボランティアで、精力的に展開された。

残念ながら、私が支援を探し始めた時点で彼らの意欲はすでに燃え尽きていた。私はキャロラインの電話番号を探し出して連絡した。激動の数ヵ月間と無益な会話を経た私にとって、彼女は初めて出自のことを相談できた相手だった。彼女は親切で、自分の言動に責任を持っていた。ＤＣＳＧ

は二度と活動しないわけではないにせよ、休止中ではあることは強調しながら、できる限りのアドバイスをしてくれた。

その気持ちがありがたかった。とはいえ、私にはまだ助けが必要だった。２０１１年当時、私にはどう見ても、周囲にはほぼＤＣ児がいないように思えたのだ。おそらく唯一と思われるオンラインフォーラムにたどり着くと、そこでは数えるほどのＤＣ児が、時折思い出したように世界中から投稿するという状態が数年続いていた。似た境遇の人たちから話を聞けるのは良かったが、このフォーラムはほこりを被《かぶ》った過去の遺物と化していた。

私に必要なのは、自分の住む町で直接誰かと会って何かを得ることだった。スカバハウスのＰＡＲＣを訪れたのはそのためだ。ＰＡＲＣは養子縁組のためのサービスには違いない。だが養子縁組ということは、少なくともその類いに特化したサービスではあると思ったのだ。

カウンセラーは親切だった。彼女は英国人で、ここではケイトと呼ぶことにする。ケイトはきっともう何年も、養子となった子どもたちの悲痛な話を聞いてきたのだろう。だが私のような人間に会うのはまったく初めてのようだった。私がＤＣという言葉を出しても、彼女はその意味を分かっていなかった。

この対話で感情を吐き出すことはできたが、解決策はまったく得られなかった。ケイトは養子縁組の専門家であり、ＤＣの制度についてはまったく知らなかったのだ。詳しく教えてほしいと言われたので、実は制度は存在しない、私には何の権利もないと説明した。

期待していた理由とは違ったが、結果としてケイトに会えたのは有益だった。あるパターンができあがったからだ。ＤＣについて我慢できないことがあったときには、ケイトに話す。私はＤＣがいかに混迷を極めたものであるかということを、事あるごとに逐一報告するのだ。実際、それは連綿と続くレポートとして蓄積された。また、ジャーナリストが皆そうであるように、私も話を楽しむほうなので、ときには愉快な気分にもなった。やがて面白くなってきた。明らかに悪趣味な冗談も言った。私が「先週は何を発見したと思う？」と切り出すと、ケイトは大げさに驚くふりをするのだった。

しばらく経つと、私はケイトのもとへは行かなくなった。自分を取り戻したからだ。悪趣味な冗談も役立った。集中して考えられるようになってくると、「DCはなぜこんなことになっているのだろうか？　私は現状を変えられるだろうか？」とも思うようになっていた。

勝算はないに等しかった。私の前に立ちはだかっていたのは、不妊治療産業、公的医療制度、法律、1世紀以上にわたってDCにはびこる秘密主義と嘘、DCという文脈においての社会、そして、私がこの件について何かするには精子のことを口にしなければならないという、個人的な嫌悪感。敵が多すぎた。

私が何かを変えられるとは、当時は到底思えなかった。だが一方で、法の不在の中、医師が利益目的で大量の子どもを作るというようなことはあってはならない、まして自分たちがしたことの証拠を隠滅するような状況ではなおさらだと思う気持ちは確かにあった。それに、社会の在り方を根底から覆すための闘いという点では、多数の類似点を持つ大きな前例があった。養子縁組の例である。

20世紀の間、世界中の養子とその実の家族（主に母親）は、クローズド・アダプション（秘密厳守と匿名性を原則とする養子縁組の形態）と闘ってきた。この形態は、養子に出された子どもには養親だけが載った出生証明書が新たに発行され、実親が載った元の出生証明書は永久に見られなくなるというものだ。

彼らは多くの地域で大勝利を収めた。今日ではオーストラリア、英国、米国、その他多くの国々で、養子縁組の記録が開示されている。養子は実の家族を知ることができるようになったのだ。オーストラリア全土では、生まれた年に関係なく、すべての養子に大きな変化がもたらされた。保健法の専門家ソニア・アラン博士が書いているように、「すべての州・準州の法により、養子縁組をした子どもには生みの親の身元を知る権利が与えられる。これには元の出生証明書の閲覧も含まれる」[1]。ただし、個人の安全が脅かされる懸念があると判断された場合は開示が差し止められるなど、論争を呼ぶ但し書きも一部の法域にはまだ存在する。だが法律は確かに制定された[2]。イングランドとウェールズでは１９７５年、養子縁組の記録の開示を定めた初の法律が国会を通過した。スコットランドでは１９３０年代、17歳以上のすべての養子に、養子縁組の記録と元の出生証明書の全容を入手できる権利が与えられた。米国では州によって法律が異なるが、州のほとんどが条件付き、または無条件でのアクセスを認めている。元の出生証明書は非開示のままという州もわずかにあるが、裁判所に申し立てれば開示されることもある[3]。

ＤＣと同様、養子縁組の制度はまだ複雑だ。決して問題がなくなったわけではない。だが、養子縁組への考え方は根本的な変化を遂げている。何十年にもわたって声を上げてきたおかげで、養子縁組における実の家族の重要性は、社会的な見方と法律の両方で、以前よりはるかに広く受け入れられている。実の家族が簡単に切り捨てられたり、抹消されたり、痕跡を消されるようなことはあってはならない。むしろ、それによって大きな悪影響が生じることを私たちは知っている。世界にはいまだにクローズド・アダプションに固執する人々もいるが、彼らは歴史の流れに逆行しているに過ぎない。少しずつ、ゆっくりと、ドミノは倒れ、連鎖は続いている。記録は開示され、記録の開示に付随した但し書きは廃止され、再会を望む養子と実の家族のための支援サービスは発展し続けているのだ。

　社会はようやく重い腰を上げ、養子に与えた傷を回復させようとしている。その一方で、何百、何千、何万ものＤＣ児をまだ同じ方法で傷つけているのは奇妙なことだ。

　オーストラリアでは１９７０年代まで、養子縁組は妊娠が難しいカップルにとって人気の選択肢だった。市場におけるこの需要の高さは不穏な現実を生み出した。研究者のデニス・カスパートとパトリシア・フロネックによれば、親になりたいと思う人々の欲望は「養子縁組ビジネスが養親の利益を追求することにつながった。その結果、主に産業を支えるシングルマザーとその子どもたちへの搾取かつ虐待的な扱い」が常態化したという。養子制度で重視されたのは養親と彼らの欲望で、養子やその実親のためではなかった。[4]

　１９７０年代は第2波フェミニズムが台頭し、シングルマザーが社会的に広く受け入れられるようになるなど社会が大きく変化した。これを経て、地域における養子の供給は劇的に鈍化した。カスパートとフロネックによれば、１９７１～７2年には養子縁組に出された赤ん坊だけで最大1万人に上ったという。だがオーストラリア保健福祉研究所の数値では、１９９４～９５年時点での養子はオーストラリア全土で６３１人にまで減少。２０１８～１９年にはわずか２５３人にまで低下した。[5]

こうして国内での供給は枯渇した。だが需要は枯渇しなかった。メルボルンＩＶＦで体外受精チームのパイオニアのひとりとして国際的に知られるアラン・トロンソンは２００１年、ＡＢＣの番組でこう回想する。「女性の妊娠中絶が認められたことで、養子に出される赤ん坊は突然、ゼロとまではいかなくても、比較的少なくなりました。私たちは別の方法を開発する必要に迫られました。当時女性の不妊治療をしていた医師には、解決策へのプレッシャーが大いにかかっていたのです。こうして、この特定のニーズから開発されたのが体外受精です」。ある供給源が断たれても、市場は別の供給源に切り替えるだけというわけだ。[6]

国内で養子に出される赤ん坊が減少するにつれ、オーストラリアの不妊治療産業は活気を帯びた。ＤＣという新たな展望もあった。だが不妊治療の〝解決策〟となり得るこのＤＣに、前例は活《い》かされなかった。養子縁組制度での学びが注目されていたにもかかわらず、ＤＣはこれを無視して開発が進められた。人権活動家、政治家、社会学の専門家、養子やその実の親たちは、クローズド・アダプションをめぐって活発に議論し、こうした慣行は有害だと証明した一方で、不妊治療医らは匿名のＤＣをはっきりと推奨し、実行に移していたのだ。

皮肉にも、ビクトリア州が出自を知る権利を養子に認めたその年、隣接するニューサウスウェールズ州ではＤＣ児の実親を抹消するための法律、１９８４年人工妊娠法が可決された。人工妊娠法はその包括的な名前とは裏腹に、複雑多岐にわたるＤＣの一面に言及するだけだった。目的は、ドナーをその子どもから隠すこと。この法律は人工授精やドナーの精子で受精した胚によって女性が妊娠した場合、その精液を提供した男性は「妊娠の原因と見なされず、妊娠の結果生まれた子どもの父親とも見なされないものとする」と定めているのだ。これには驚いた。

養子縁組とDCは違うという人もいるかもしれない。養子縁組では子どもは実の両親2人から引き離されるが、DCでは通常、親の片方とは遺伝的なつながりが残されているからだ。だが、DCでは実親が2人ともドナーというケースもある。育ての親は提供精子と提供卵子を使ったかもしれないし、受精済みの提供胚を使った可能性もある。あるいは、このいずれかを利用し、さらに代理母出産をしているかもしれない。どのケースでも、子どもはDC児となる。たとえドナーが1人であっても、ドナーの人体組織を使って生まれた子はDC児だ。そもそもドナーが2人ではなく1人だからといって、匿名によるDCが許容されるわけではない。

養子縁組の改革に携わる人々の一部は、当時ですら歴史が繰り返されることを予期していた。クリス・シドティーもそのひとりだ。彼は1987年から92年までオーストラリア人権および機会均等委員会の理事を務め、その後1992年から95年までオーストラリア法改革委員会の委員長として、1995年から2000年まではオーストラリア人権委員の委員長として活動した。「私を含め、養子への情報開示について討議してきた人々の多くは、DC児への情報開示についても強く懸念していました」と彼は私に語った。「この問題は当時から浮上していました。それは間違いありません。ですが大きくは扱われなかった。それに、不妊治療クリニックに関わる医師たちは完全に反対していました」

「その理由については誰か尋ねたのでしょうか?」私は訊いた。

「ええ。(彼らが反対するのは)主に営利的な理由だという議論が交わされました」と彼は答えた。

「それについてはどのような反応がありましたか?」

「そうですね」と、彼は小さく笑った。「反対派は意見を変えませんでした。分かりきったことですが、その一部は『提供精子による人工授精には需要がある。これは合法だ。だから阻止されるべきではないし、制限されてはならない』というものでした。つまり、州は制限していない、というものです」

クリス・シドティーは1997年、匿名の提供精子を使うことは「社会的な時限爆弾」を作っているようなものだとクイーンズランド州の新聞『クーリエ・メイル』紙に語った。1999年にはDCSGに手紙も書いている。

「あらゆる人権の中で最も基本的な権利のひとつは、アイデンティティーを持つ権利です。自分は何者なのか、どこから来たのかという自己のアイデンティティーを形成できないままでは、人は人としての真の可能性を発揮できません……この権利を否定されれば、計り知れない苦しみや苦痛、疎外感を味わうことにもつながります。盗まれた世代（1910～70年頃、豪政府が白人社会に同化させる目的で親から引き離した、白人と豪先住民の間に生まれた子ども。先住民の親権は否定された）の被害者である先住民の子どもたちは、人が自分のルーツや背景、祖先から受け継いだものを知る術を奪われたとき、いかに大きなものが踏みにじられるかを物語っています。それにもかかわらず、自分が何者かを知らないまま大人にならざるを得ない子どもはまだ大勢います。政府、メディア、社会全体はいまだに、ドナーから生まれた子どものつらい立場に払われるべき関心に目を向けていないのです」[7]

クリス・シドティーは現在、国際人権コンサルタントとして活動している。DCに関する見解は今でも変わっていない。

「（子どもの権利）条約は何を伝えているのでしょう」と彼は問う。「条約は、子どもには自分の親を知る権利があると述べています。この親という概念を定義するとき、事実を曲げることはできないと私は考えます。例えば養父母、あるいは人工授精で妊娠した親も親であるというように、概念を広げることはできます。しかし、実際の状態を無視して定義することはできないと思います。これは法的判断というよりも、事実上の判断です」

養子縁組法がこれに類似すると彼は再度述べている。「養親は事実上、実親が子どもとの関係で有していた権利だけでなく責任も有することになりますが、このことが実親を親の定義から外すことにはなりません。すでにお話ししたように、養子縁組法では実親の存在が引き続き十分に認められています。そして、子どもが彼らの情報を知る権利も認められているのです」

生物学的な事実は、人間の法律では消せないということだ。

DC児と養子の間には重要な違いがある。数少ない違いだが、この違いが及ぼす影響は甚大だ。つらい事実だが、養子縁組はまず対象ありきで物事が進む。子どもがいて初めて養子縁組が行われるということだ。体外受精のパイオニアであるアラン・トロンソンが述べていたように、多くの女性が中絶を受けられるようになったことは、養子に出される赤ん坊が激減した一因だ。この因果関係は偶然ではない。

一方、DC児は出産という事実の後にだけ物事に関係するわけではない。奇妙なことだが、私たちはその前から始まっている。私たちが養子と決定的に違うのは、DC児は常に意図して作られたということだ。生まれるまでの過程は極めて計画的で、また――たとえクリニックで作られた場合も、そうでない場合の多くも――実質的には取引だ。依頼があって私たちが作られる。不妊治療産業のサービスを利用、ときにはフェイスブックで見知らぬ人の提供精子や卵子を購入してまで私たちを作るという意思が明確に示され、金銭授受が発生する。規制を作るのに最適な場であるはずのクリニックでは、私たちを作るという目的のもと、人体組織が集められ、取引され、検査され、選別され、処理され、移植される。お金と引き換えに人体組織を使えるという法的契約書が、私たちの意思とは関係なく作られる。こうした一連の、唯一の目的のための行為を経て初めて、私たちが誕生する。このすべてに人の意図が介在するのだ。こうした準備段階すべてが大きな影響をもたらす行為であり、厳しく監視、規制される必要がある。

DCに関するあらゆる合意、特に書面での合意では、〝子どもの最善の利益〟という原則が何より優先されるべきだと私は強く思っている。これは子どもの誕生前のみならず、妊娠前――激しい議論を呼ぶ妊娠中絶の話よりもっと前段階――で確約されるべきものだ。この原則は1人の女性だけでなく、医師、クリニック、レシピエント、ドナー、代理母にとっても一番の優先事項であり、精子、卵子、胚の提供について定めたあらゆる契約書によって、妊娠前に擁護されなければならない。またこのアプローチには、不正な取引や搾取の予防策も含める必要がある。同時に、意図して作られた子どもの福祉、実の家族を知る権利、そして、健康と安全の最大限の確保に、最も高い価値が置かれなければならない。

オーストラリアではすべての州や準州で妊娠中絶が合法化されている。中絶は安全で、良心的な費用で、利用しやすく、そして合法的な女性の権利だ。私はこの権利を侵害するつもりはないということは述べておきたい。

妊娠中絶の合法性と、生まれてくる子どもの最善の利益を認めることは背反しない。実際、この2つを法で認める事例はすでに多数存在する。

例えば、ニューサウスウェールズ州では、医師の過失や不作為によって妊娠前や胎内において被害が生じた場合、生まれた子どもは損害賠償を支払われる権利があると裁判所が認めている。

またビクトリア州では、生殖補助医療の利用について述べた法律で、「この法律で規制された医療を行う場合、治療の結果生まれた、あるいは生まれてくる子どもの福祉と利益が最も重要とされる」と定められている。

いい言葉だ。正しい言葉である。だが、そう言ってうなずくだけでは不十分だ。

# 8　声を上げるDC児たち

私は自分がDCで生まれたという疑念を持ったことは少しもなかった。母はそんな私に真実を告げたことをずっと後悔していたと思う。母はなぜ積み上げてきた生活を壊すような真似《まね》をしたのだろう。

「こんなこと聞きたくなかったわよね?」と、この件に関する数少ないやり取りの中で、母から言われたことがある。だが、そうは思っていなかっただろう。内心はもどかしく、はやる気持ちでいっぱいだったはずだ。「私が何も言わなければどうだったというのか? 私が心の中に秘めていればどうだったというのか? すべてはうまくいっていたと思うのか?」と。

だが私に言わせれば、その質問自体が問題の起点を見誤っている。私にとっての問題は、なぜ27歳にもなった私にわざわざ真実を告げたかということではなく、なぜ初めから真実を告げなかったのかということだ。考えてほしかったのは27歳の娘をより幸せにする方法ではなく、娘の一生をより幸せにする方法だ。幼い頃に真実を知っていれば、それがどのようなものでも、ありのまま受け入れて過ごせるはずなのだ。

母と父は当時クリニック20から、DCはなかったものとして振る舞い、私に父の実の子どもだと思わせるよう、何年も忠告を受けていた。私がそんなことを何も知らずに成長を遂げた15年の間に、彼らがひとりで、あるいはふたりでどれだけ悩んできたかは誰にも分からない。そして父が亡くなり、母は父の分も秘密を背負わなければならなくなった。

あなたの子どもがDCで生まれた場合、あなた以外の誰かがその子に真実を告げる可能性は低い。だが、もし第三者から真実が伝わるとすれば、おそらくその子にとっては解決が難しく、心に傷を負いかねない伝わり方となるだろう。

養子縁組では、出生時、生後数カ月、5歳、あるいは法で決められた成年年齢に達するまでの（ときに達した後でも）どの時点においても、養子になることが認められる。だがDCで生まれた子どもには、発生したときから常に依頼人である親がいる。その母親は、精子ドナーを父親に持つ子ども、卵子ドナーである別の女性を実の母に持つ子どもを産むことができる。提供胚を使った場合、依頼人である母親は自分とも、考えられるすべてのパートナーとも遺伝的にまったくつながりのない子どもを産むこともできる。代理母に依頼する場合、依頼した親は、遺伝的にはまったくつながりのない新生児を抱き上げることができる。子どもは生物学的起源、あるいは妊娠の起源である親から、生まれた瞬間に完全に切り離されるのだ。

こうして依頼人である親たちは、初めから嘘をつけるようになる。

DCで生まれた場合、生物学的な（または妊娠期間中の）親は出生証明書の原本に記載されない。そうした子どものため、オーストラリアの州や準州には、DCの状況や生物学的な親の記録を保存する登録システムが利用できる地域もある。だがビクトリア州を除けば、このシステムに登録されているのは近年生まれた人々だけだ。彼らは18歳に達しなければ、この身元情報にアクセスできない。そして問題は、自分がDCで生まれたと知らなければ、どの登録システムにも関われないということだ。彼らは自分がDC児だと考えたことさえないかもしれない。そもそもDCが何か分かっていないかもしれない。18歳、あるいは規定の年齢に達した場合に自動で通知が届き、自分がDC児であると知らせてくれるような制度は、どの機関にも存在しない。[1] 制度の不在のせいで、DC児は親の嘘に乗っからざるを得なくなる。私たちは生まれながらに、こうした環境に置かれている。

一番の嘘つきは、異性同士のカップルだ。彼らは嘘をつける状況だからだ。一方、シングルマザーや同性同士のカップルの場合、そうはいかない。彼らは自分ひとりの子だとか、自分とパートナーの子だとか言うことはできない。生物学的な親がどこかに必ずもう1人いるからだ。もちろん、一夜限りの関係などと嘘をつくかもしれない。だがそこには、わずかなりとも真実が含まれる。

異性同士のカップルになると、真実を話す必要に迫られる理由がない。だから彼らは思うままに嘘をつくし、実際についている。その結果、子どもが心に傷を負う。

2013年、オックスフォード・ジャーナル発行の学術誌『ヒューマン・リプロダクション』に、フィンランドの学者によるある興味深い研究が掲載された。[2] 世界各国の研究結果を基にしたこの論文によれば、数値は国によって異なるものの、DCで子どもをもうけた親がその子どもに事実を知らせたいと思う割合は、10〜35パーセントが一般的とのことだった。言い換えれば、DC児の最大90パーセントまでが欺かれることになる。研究が行われたフィンランドでは、異性カップルの親を持つ1歳から22歳までの子どものうち、事実を聞かされた割合は16・5パーセントだった。ニュージーランドでは1985年からクリニックが情報開示を奨励するようになり、2004年からはドナーに身元情報の登録が義務付けられるようになった。だがこうした保護施策があるにもかかわらず、２００９年の調査結果は振るわなかった。同国で精子提供による人工授精で生まれた17歳から21歳までの人々のうち、異性カップルの親から真実を告げられた割合は、約3分の1に過ぎなかったのだ。

２０１６年の『ヒューマン・リプロダクション』誌に掲載されたある論文は、もともと子どもに真実を伝えるつもりがあった親も、実際にはそうしなかったと報告した。「匿名の提供精子や卵子によって妊娠した異性カップルのほとんどが、告知を断念したか、告知を迷っているか、または告知の意思を報告してはいるが、その大半が実行されない」とのことだ。[3]

「嘘はつかない」と言ったとしても、ついてしまうのだ。

自分がＤＣで生まれたと知ることが、なぜ重要なのか。

第一に、家族やアイデンティティーを持つのは基本的な人権だ。この権利ほど重要なものはない。

第二に、精神的な健康のためだ。

ＤＣで生まれた子どもにその出生について伝えるのが早ければ早いほど、子どもにとって有益であるという結果は多数の研究で示されている。だがこの研究結果は限定的にならざるを得ないとも言っておく必要がある。そもそも自分がＤＣで生まれたという事実を知らなければ、その感情を尋ねる調査には参加できない。また、各国の政府が自国で誕生したＤＣ児をすべて把握できていないのに、コミュニティーの規模を知り、まして正確な数値を出すことはできないからだ。

２００９年、ＤＣで生まれた人々への調査結果が『ヒューマン・リプロダクション』誌に掲載された。対象は13歳から61歳までの165名で、大多数が米国人だった。自分がDC児であると知っていた人が100パーセントだった。[4]

この調査ではDCで生まれた人々に、出生の事実を告げられたのは何歳のときか、またそれについてどう感じたかを尋ねている。回答者の半数近くは17歳以下のとき、もう半数が18歳を過ぎてからと答えた。また、58パーセントが異性のカップルに、23パーセントがシングルマザーに、15パーセントがレズビアンのカップルに育てられたと回答している。

また、異性カップルに育てられた人の3分の1は、19歳以上になって初めて事実を告げられたことが分かっている。一方、シングルマザーやレズビアンのカップルに育てられた大多数が、かなり早い段階で、遅くとも15歳までには全員が出自を知らされていた。調査によれば、3歳になるまでに告知された割合は、異性カップルの家庭ではわずか9パーセント（9人）であった一方、シングルマザーの家庭では63パーセント、レズビアンカップルの家庭では56パーセントだった。

告知された年齢によってどのような反応を示すのかも、3歳未満で告知された人を除いて調査された。幼い頃に告げられた場合（16パーセント）より、大人になってから事実を告げられたほうが3倍ほど（44パーセント）動揺する可能性が高かった。また子どもの頃に告げられた場合（12パーセント）より、大人になってから事実を告げられたほうが3倍ほど（38パーセント）怒りを感じる傾向が強かった。興味深かったのは、事実を知って安心したと答えた割合は、大人になってから事実を告げられた人が38パーセントだったのに対し、子どもの頃に告げられた場合はわずか6パーセントだったことだ。前者のほうが約6倍も高いというこの結果は、家庭におけるDCの秘密が複雑な環境の中で膨れ上がって、不安を生んでいることを示唆しているのかもしれない。

この研究では参加者全員に、告知した親（多くが母親）に対するそのときの感情を尋ねている。「告知された年齢と、嘘をつかれたことに怒りを覚えたり裏切られたと感じたりする割合には、有意な関連性が認められた。幼い頃に告知された場合、こうした感情を抱いたと報告する傾向は低かった」と著者らは述べる。

これとは別に、近年、DCで生まれた人々を対象にした興味深いオンライン調査が行われるようになり、存在感を増している。年次で実施されるこの調査の回答者は、大部分が米国人とカナダ人だが、オーストラリア、南アフリカ、ベルギー、ノルウェー、英国の人々の意見も含まれる。

調査の発案者はエリン・ジャクソンというDCで生まれた米国人だ。エリンが自分の出自を知ったのは35歳のときだという。どう考えても遅い。

「母から聞きました」とエリンは言う。「そのときに出た最初の言葉のひとつは『やっぱり』という一言でした。まるで考える間もなく口をついて出てきたんです」

DCで生まれたとはそれまで思いもよらなかったが、自分は養子かもしれないとは常々感じていたという。「私はただ、自分がなぜここにいるかを知りたかったんです。母と父の要素をすべて合わせても、私にはならなかったから」と彼女は言う。「別の不確定要素があると感じていました。だから母に教えられたとき、すべてがつながったのです。私の個性にも納得がいきました。顔や、見た目にも。実の父は半分アシュケナージ系ユダヤ人（ユダヤ人の系統のうち、東欧諸国に移住した人々とその子孫）の血を引いており、私にも間違いなくその遺伝子の多くが受け継がれているのだと分かりました」

ついに真実を告げられたとき、彼女は興奮を抑えられなかったという。「とてもすてきで、奇妙で、そして不思議なことだと感じました。書くことを生業とし、本を読む人間として、〝すごい、これまで聞いた中でも最高のストーリー。まるで信じられない〟と思いました」

私はエリンのようにすぐに事実を受け入れられたわけではなかったが、私たちは似たような思考プロセスを経てきたようだ。「私は実際、（真実を知ったことを）性格やアイデンティティーを考え直す機会だと捉えました。それは素晴らしい体験でした」とエリンは言う。「好きになれない部分は切り捨てました。両親の期待に応えられなかった自分を許し……そして、私が私であるのには理由がある、と感じました。〝私は常に自分になるべくしてなっているのだ〟と」

また、自分は初めからずっと正しかったという確信も持てたという。「家族が私に何か隠しているのは気づいていましたが、そう思う自分のほうがおかしいのだと思っていました。だから、正しいのは自分だったと知って、完璧な答え合わせができました」

だがエリンは、この経験は他人と比べてどうなのかを知りたかった。「自分の感じ方は普通なのかを知りたかったのです。他の人たちも同じように感じるものかということを」。彼女は文献を調べたが、答えは得られなかった。「利用できる資料は、あまり納得いくものではありませんでした。幼い子どもを対象にした研究が多く、もっぱら親が子どもの代わりに答えているようなケースもあったからです」

そこでエリンは「We Are Donor Conceived（私たちはDC児）」という調査プロジェクトを発足し、後に年次の活動に発展させた。初回の調査は２０１７年。他の調査との違いはすでにお分かりの通り、DC児が運営しているという点だ。ウェブサイトの他に、DC児に限定されたフェイスブック上のグループもある。２０２０年に行われた直近の調査では、15カ国から４８０人のDC児の意見が集まった。回答者の年齢は13歳から74歳と幅広い一方で、20歳から40歳の人々が87パーセントを占めた。全体の95パーセントが提供精子によって生まれたという回答は、精子提供《D》による人工授精《I》が長年広く利用されてきた状況を反映しているのだろう。異性の両親に育てられた人が78パーセントと最も多く、回答者の86パーセントは女性だった[5]（私の経験上、男性よりも女性のDC児のほうが、この問題についてオープンな傾向がある）。

異性の親はまたしても、子どもが幼いうちは事実を語らない選択をしたか、その後も語ろうとさえしなかったようだ。調査によれば、「告知における唯一最大の予測要因は家族構成である。シングルマザーや同性の親に育てられた回答者の76パーセントが、幼児や乳児のときにDCで生まれたことを告げられた。これに対して異性の両親に育てられた回答者のうち、自分が幼児や乳児のときに事実を告げられた回答者は9パーセントしかいなかった」とある。また、全回答者のうち少なくとも34パーセントは、親から告知されたわけではないようだ。

この調査結果の根底には、アイデンティティーと家族がある。「ドナーは私の半分を占めていると思うか」という質問に同意した回答者は、全体の77パーセントを占めた。91パーセントもの回答者がドナーと何らかの関係を築きたいと考え、96パーセントの回答者が、家族の病歴を完全に把握することが重要だと答えている。また94パーセントが、すべてのDC児にはドナーの身元を知る選択権が与えられるべきだと答え、83パーセントが半分きょうだいの身元を知る権利が欲しいと答えている。匿名によるDCは倫理に反すると答えた回答者は74パーセントだった。そして、「受胎の経緯によって苦痛や怒り、悲しみを感じることがある」と答えた回答者は71パーセントに上るという、痛ましい結果もある。

エリン・ジャクソンが前年と比べて顕著だと感じた点は、DC児の経験や考え方が似通っていることだった。「住んでいる国にかかわらず、私たちの体験には多くの共通点があるように感じます」。この傾向は調査だけでなく、現在世界中から２０００人以上のＤＣ児が参加する「We Are Donor Conceived」のオンライン・ディスカッショングループでも見られるという。「ＤＣ児であることをどう捉え、その現実をどう感じているかについては、皆似たような意見を持っています」。何を望み、どう変えていくべきかについての意見も同様だそうだ。

重要なのは、幼い頃に事実を告げられたグループと、かなり後に告げられたグループが、同じような意見を持っていることです、とエリン・ジャクソンは指摘する。

「幼い頃に事実を知った人は、幼すぎて覚えていないという人と同様、ＤＣ児であることへの苦痛や怒り、悲しみをあまり感じない傾向があります」と彼女は言う。「だからといって、彼らが匿名提供の廃止や、ドナー１人あたりの子どもの数を制限する政策を必要としないわけではありません」

「不妊治療産業には、それを利用して生まれた人々に最善の利益を提供すべく行動する責任がある」という項目には、92パーセントの人が同意した。これは前年の調査を受けて作成された項目で、その前年には「精子バンクやクリニックは、ＤＣで生まれた子どもが感情面で何を必要としているかを十分に理解・尊重していない」という項目があり、回答者の86パーセントが同意していた。

つまり、ＤＣで生まれた全世界の回答者の５人に４人以上が、自分たちは不妊治療産業から大切に扱われていないと言っているのだ。

私が調査を開始した２０１１年、自分に似た境遇の人は見つからなかった。今でもＤＣ児についてはよく知らないという人もいるだろう。また私たちが養子の人々と同じように社会をひっくり返した場面など、見たことがない人ばかりだろう。私たちがほとんど知られていないのは、あまりに多くのＤＣ児が自分の事実を知らないからだ。私たちが沈黙しているのは、親が実の親ではないとは思いもせず、ＤＣ児に基本的人権はないと他人に決められたからだ。私たちは予防し得る病気で死に、そうと気づかず兄弟姉妹と子どもを作る。家庭に潜む有害で大きな秘密の中心に据えられ、その秘密を知ることなく生き続ける。それは、無知による幸福を享受しているのではない。ただ危険なだけだ。

告知をしなくてもやり過ごすことができ、生物学的に完全な親のふりが〝可能〟な異性カップルの場合、嘘をつきたいという衝動が特に強くなるようだ。だが親であること、すなわち、良い親であるということは、子どものために勇気を出し、より強い心を持ち、私欲を抑えられるということだ。子どものためを思って、本当はしたくないことをするということだ。子どもと子どもの未来を第一に考えるということだ。

それは、子どもに出生の真実、また家族全員に関する真実を告げ、その上でつながりを大切にするということだ。子どもを持つために した自分たちの行為に誠実であるということだ。

## 9　リスクとともに生きる

秘密を生み出すためには、時間、エネルギー、運が必要だ。だがこの3つは大抵の場合、秘密を解き明かすときのほうが、その何倍も必要になってくる。

IVFオーストラリアに保管された私の妊娠記録を私が見るには、母の許可が必要だった。許可がなくては何も見られなかった。治療を受ける女性は患者だが、その治療で生まれた子どもは患者ではないということだ。もうたくさんだった。

私はIVFオーストラリアに電話をかけ、メディカル・ディレクターであるピーター・イリングワース准教授にどうにか連絡を取った。ドナーコードを破棄しておいて、探している情報はないと答えるだけでは済まされないと伝えたのだ。その後彼から、話し合う場を設けたと私（と担当のメアリー）にメールがあった。

2011年9月29日、私はIVFオーストラリアのシドニー本社に足を踏み入れた。ガラスに覆われて輝くビルは、郊外のローワー・ノースショアを走る国道沿いに立っていた。道路を挟んだすぐ向かいはロイヤル・ノースショア病院だ。私を作ったクリニック20がかつてそこにあり、母は今でもそこで働いている。この道路を少し行ったところに、私が生まれてからの6年間を過ごした小さな集合住宅がある。当時は気づかなかったが、自分の秘密はずっとこんなに近くにあったのだ。私の生物学的な父の名前は、このビルのどこかにある。

白で統一されたガラス張りの部屋で、ピーター・イリングワースと対面した。会話中はメモを取るようにした。サポート役として、当時の恋人にも同席してもらった。

「この件に関してお役に立てるよう、できる限りのことをしたいと思っています」と彼が切り出した。「最大限の情報を収集できるよう、許される範囲で調査するつもりです。同時に、私たちは他の人々の利益にも配慮しなければなりません。彼らにはプライバシーの権利があるからです。当時、取り決めが交わされ、法律や医療現場、社会はそのときの正しい行為としてその取り決めを受け入れていたのです」

いや、そうでもないだろう。すでに述べたが、私が生まれた当時、法律は存在しなかった。

「今、私たちはその多くが間違っていたと認識しています」イリングワースはよどみなく続ける。「こうした行為が起こることは二度とありません。私たちに今できるのは、あなたができるだけ多くの情報を集められるように協力することだけです」

私は一呼吸した。「メアリーが私に言ったのは」と話し出す。「何らかの理由で、ドナーコードが私の記録から破棄されたということです。そして、その記録は私には開示されない。なぜならそれは私について書かれたものであっても、私のものではないからです。要するに、私は記録を閲覧できず、どのみちドナーコードも記録には存在しないということです。具体的にはどのような協力をしてもらえるのでしょうか?」

「そうですね、あなたにファイルを開示できるよう、まずお母様が書面で許可し、それをこちらに送っていただけると助かります」とイリングワースは言った。

「ですが、ドナーコードがなければ意味がないのでは？」私は言った。答えのないものを扱うのが私の仕事だ。

「ええ、私たちはドナーコードの記録をすべて洗い出すことで、どのドナーが関わっていたのかを特定しようとしています。確かなことは分からないでしょう。ですが、おおよその推測はできるかもしれません。その状況を踏まえて、当時何が起きていたかを時間軸に沿ってご説明します。お母様が治療に使ったドナーは、匿名での提供が条件でした」とイリングワースは言った。それが理由で、母のような女性の記録には名前でなくドナーコードが使われているのだと。だが、どこかの時点でクリニックのスタッフが過去の記録に手を加え、その一つひとつからドナーコードに関する情報をすべて削除した。

「お母様が治療を受けた期間を含めて、1年ほどの間に起きたと思われます」。イリングワースは平然と言う。

「それは法的に見てどうなのですか？」

「実は、当時は違法ではなかったのです。その頃、こうした行為を禁じる法律はありませんでした」

それでも診療記録に穴を開けるという行為は、ニューサウスウェールズ州保健省が定めた最低基準に背く行為だ。書状には病院の診療記録について明記されていた。それに、違法でないからといって、それが正しいわけではない。

彼はまた、こうも語った。私が受胎されて生まれた当時、提供精子は凍結されて精子バンクで保管されるか、あるいはドナーが来院して新鮮な精子を提供し、その日のうちに治療に使われていたのだと。心の中で私は叫んだ。新鮮な状態で採取され、数時間、あるいは数分のうちに使われる精子に、どのようなスクリーニング検査ができるというのだ？　だが彼の話は続いていた。

「そして、この時代の直後にエイズが突然出現して広がっていきました。実はシドニーでも同じ頃、精子提供によって数名の女性がエイズウイルスに感染して亡くなった例があるのです」

女性が死んだ。ＨＩＶ陽性の精子で。轟音《ごうおん》が頭の中に鳴り響く。

「西シドニーのウェストミード病院でのことでした。以来、クリニックではドナーの記録を一切削除しなくなりました。これを境に、提供はすべて慎重に記録されるようになったのです」。彼はそこまで話し終えると、しばらく黙った。

「それでは、法律やガイドラインや規定では、ドナーコードの削除は必須ではなかったということですか？」と私は切り込む。

「当時、そうした決まりはありませんでした」と彼は言った。

「当時クリニックにいた誰かが、自分たちで記録を管理すると決めただけということですか？」

「その通りです」

「では、誰が決めたのですか？」と私は尋ねた。

「それはクリニック全体で決めたことで、当時関与していたスタッフたちです。皆とっくに病院を去っています」とイリングワースは言った。

「具体的に誰だったという記録はありますか？」

「そうですね、調べれば分かるかと。ですが、今は全員退職しています。皆だいぶ前にいなくなりました」

「でもこの世からではないですよね」

「何を――」

「冗談です」。私は冷ややかに言った。「1人の男性の精子を何度使うのですか？」

「何度も使うこともあれば、それほど使わないこともあります。当時は1人のドナーから20家族が作られたこともあります」

20家族？　20人の子どもではなく――20家族を作ったというのだろうか？

「どのような検査をしていたのですか？　誰もエイズウイルスに感染していなかったと断言できますか？」

「いいえ、そうとは言いきれません。当時はエイズウイルスの検査が始められたばかりでした。ですが、問題は当時も今も、感染初期に検査をしても病原体の数が少なく、陰性になる可能性があるということです。そのため、今日では提供精子を使う場合は凍結して3カ月から6カ月の検疫期間を設けています。その後、感染症の再検査を受けた精子しか使いません。ただ、当時はその問題が知られていませんでした」

「何らかの検査は実施していましたか？」

「全体的な健康状態を調べる検査をいくつか行い、一般的な健康体であることを確認していました。重大な病歴や遺伝的な問題のある男性は通常、精子ドナーになることは認められませんでした」

「それはどのように確認するのですか？」

「医師がドナーを診察する際、病歴を確認しました」

「嘘をつくこともできたのでは？」

「それも可能ですが、人はいつでも、あらゆる局面で嘘をつくことが可能です。嘘を申告する人々に対しては、私たちも何もできません」と、イリングワースは私をなだめるように言った。

「もし私がエイズウイルスに感染していた場合」と私は言った。「今なら検査で分かるはずですか？」

「今なら分かるでしょう。ええ、今なら分かるはずですので安心してください」と彼は言った。

「遅すぎますね」。私は言った。ふたりとも黙り込んだ。


私がドナーからウイルスに感染していたとして、今ならそうと分かるだろう。そうと分かる前に死んでいた可能性だってある。母にとっても同じことだ。私が受胎された１９８２年（それから90年代半ばになるまでの長い間）、ＨＩＶ陽性であることは死の宣告と同じだった。ＨＩＶは末期のエイズに進行する。患者は驚くほど衰弱する。重い病気にも軽い病気にもかかりやすくなる。そして、時を経ずして死に至る。

不妊治療クリニックは、ドナーに遺伝性の疾患がないと保証するには問診で十分だと考えていた。それが私には信じられなかった。だがどういうわけか、それで十分だった。次第に需要の増えてきたＤＣを提供するため、ドナーに精子提供をさせたかったという背景もあるだろう。そこで、基本的に誰にでもゴーサインが出るやり方が取られていたというわけだ。

ある週末、ドナー《D》・コンセプション《C》・サポート《S》・グループ《G》の共同創設者であるキャロライン・ロルバッハの自宅に昼食に招かれた。キャロラインとその夫の間にはDCで生まれた3人の子どもがおり、今は皆成人しているそうだ。車でシドニー西部にある彼女の家へと向かった。居心地の良い家には明るいダイニングルームがあり、テーブルの準備も調っていた。昼食の合間、彼女はあるものを見せてくれた。今はDCSGの活動をしていないので、古い資料やノートを整理していたのだという。新聞の切り抜き、議会への意見書や書状もあった。中身を見てみるかと訊かれたので、当然見せてもらった。

正方形の紙に、ある男がDCSGに宛てた、要領を得ない話が長々と書かれていた。その多くは意味が通らず、しかもひどく露骨だった。男は「大量のガキ」についてわめき立て、また女性やその身体の部位について、丁寧に言うなら、非常に軽蔑的な言葉で書き捨てていた。余白いっぱいに落書きがあり、その絵は悪夢のようだった。悪魔の赤ん坊、怪物、歯の生えた女性器、そして悪魔と怪物と歯の生えた女性器が入り混じったようなたくさんの絵。精神疾患を持つ人間が興奮して描いたことは明らかだった。この男はどうやらオーストラリアの精子ドナーのひとりらしい。DCSGに手紙を寄こしたのもそれが理由だった。

だがこの男が精子を提供したかどうか、またその精子から子どもが生まれたかどうかを、DCSGは何一つとして確認できなかった。その情報はまたしてもクリニックが保有し、開示されなかったからだ。私は恐ろしくなった。これが男の頭の中を表しているのなら、彼は一体どのように問診を受けたのだろうか。受付の人間は彼の異変に気づいていたのだろうか。看護師は？　不妊治療医は？　それとも彼の精子を採取したいがために、皆が見ぬふりをしたのだろうか？

この男が自分の父親だと知ったらどう感じるかを想像してみてほしい。私は恐ろしかった。対価を払う客として、あなたは不妊治療クリニックにどのような信頼を寄せるだろうか。それは、ドナーが――あなたの体内に入り、未来の子どもの身体の一部となる遺伝子を提供するドナーが――感染症に感染していないという信頼だ。また、その男性が暴力的でないこと、性犯罪者でないこと、それ以外の重大な罪を犯していないこと、精神疾患を有していないことも前提となるだろう。だが、例えばオーストラリアではどの州も準州も、精子や卵子の提供前に警察証明《ポリスチェック》を提示し、犯罪歴の有無を示す義務はない。それなのに、クリニックを確実に信頼できるとなぜ言えるのだろうか。

もう1通、DCSGに宛てられた手紙が目に留まった。老婦人の繊細な筆跡で書かれ、差出人はタスマニア州在住のシャーリー・ロックという女性だった。私は彼女を捜そうとしたが、見つからなかった。手紙にはDCSG用に書類のコピーを同封する旨が記載されている。その書類は彼女がニューサウスウェールズ州の人工生殖技術に関する調査に〝やや遅れて〟提出したものだった。1998年と記載されていた。

「このようにして受胎された人々は、自らの遺伝的背景や**父親**の記録を知りたいと強く願っています。私がこの議論に関心を持ったのは、そのためです」と彼女は書いていた（強調はシャーリー・ロック自身によるもの）。

「私は1982年3月から正看護師としてキャンベラに勤務しながら、ときに個人診療所（婦人科）で正看護師の〝代役〟も務めていました。その手術では人工授精《AI》の指示を受け、使用する精液がドナーと〝夫〟の混合物であると知らされました」

精液を混合？　この説明は、レシピエントの社会的不安を取り除くためにされることがあるが、通常はでまかせ以外の何物でもない。確かに、もし〝夫〟の精液が混ざっていれば、レシピエントにとっては生まれた子どもが夫の生物学的な子どもかもしれないという、一縷《いちる》の望みにすがることも可能だ。だが純粋な医学的観点から見れば、異なる男性の精液が混合され配偶子が入り混じった精液を女性に注入するなど、資格のある医師の行為とは到底思えない。もし1人ではなく複数のドナーの精子が混ざっている場合はどうなるのか。またドナーが1人か複数かにかかわらず、別の問題もある。クリニックがそうした混合物を作っていたとして、彼らは一体、誰から何人の赤ん坊が生まれ、誰の家族歴がどの赤ん坊と関係していて、どの赤ん坊がDCで生まれたかをどう証明するつもりなのだろう。

「したがって、人が自分の遺伝的なルーツを探求したいという正当な欲求は、綿密な記録と遺伝子検査がなければ社会的にも科学的にも難しいと思われます。精液の混合というこの慣行（あるいはかつての慣行）は、十分認識されているのでしょうか？」1998年、シャーリー・ロックはこう記している。

私は、当時ニューサウスウェールズ州の保健相だったアンドリュー・リフショージジュに話を聞いた。彼はシャーリー・ロックからの驚くような手紙と質問は覚えているが、調査されたかは分からないと述べた。

キャロラインの家からの帰り道、私はシャーリー・ロックを忘れないよう、頭の中のリストに追加した。「目を見開き、嵐から目を逸《そ》らさなかった人々」とラベルをつけた。

# 10　ずさんな医療記録

レシピエントが異性同士のカップルの場合、多数の親は子どもに真実を告げないが、少なくとも他の人々には告げている。他の大人にだ。私の母と父、つまり母と社会的な父は、人生で3人の人たちに真実を告げていた。私はもちろんその中に含まれていない。父方の祖母と祖父は含まれていた。

だが愛情という点で、祖父母にとって真実はずっと大した問題ではなかった。私は幸運だった。というのも、血がつながっていないという事実は社会的な家族との間に何の亀裂も生むことなく、アデレードの祖父母は私を無条件で愛してくれたからだ（これ以外の点では、彼らは同世代の人々とほぼ同じ思考の持ち主だった）。私は彼らの家族であり、私も彼らを愛していた。祖母は私がまだ数歳の頃に亡くなったが、この愛情ははっきりと覚えている。祖父は私が10代の頃、父が病院のベッドで息を引き取ってからわずか半年で亡くなった。

母方のおじのひとりも私の出生を知っていたが、状況は少し違っていたように思う。祖父母と違い、おじは母を通して私と遺伝的につながっているからだ。もしかすると、こうしたことすべてを、親戚内での懸念として、わずかながらも問題に感じていたのかもしれない。だがいずれにせよ、このおじも決して私に事実を伝えなかった。

両親とこの3人は真実を知りながら私に隠していたが、そのことへの怒りはない。育ててくれた父への怒りもないし、感じたこともない。私が15歳の頃に亡くなってさえいなければ、いつか本当のことを話してくれたかもしれない。話さなかったかもしれない。誰にも分からない。だが、父は私を実の子どものように愛してくれたことは真実だ。母以外では私を誰より愛していた。そして、母から事実を知らされたときは衝撃を受けたし、怒りも覚えた。それは確かだ。だが哀れな母にもう怒りは感じていない。母は結果的に告知したというだけで、このいきさつすべての責任を負わされただけなのだ。

告知からの数カ月間、私はＩＶＦオーストラリアに保管された私の受胎記録について、閲覧許可を与えてほしいと母に懇願し続けた。だがそのたびに断られた。世界中のレシピエントと同様、母もまた、このことは忘れて何もなかったふりをするようクリニックから言われていたからだ。人工授精のプロセスには、女性の体内に侵入する行為が伴う。患者は傷を負いやすい。担当医にさえ「これは恥ずべきことだ、秘密にして口外しないほうがいい」と言われたときの心の痛みは容易に想像できるだろう。そしてその助言に従ったとする。ほぼ30年間抱え込み、深く根付いた羞恥心をどう克服すればいいのだろうか。当時、母は私が記録を調査するのを嫌がっていた。何が起きたかを調べて明らかにするようなことは望んでいなかった。母にとって、真実の瞬間は十分すぎるほどの苦痛だったのだ。

心変わりのきっかけは、がんだった。母の胸にしこりが見つかったのは、これで2度目だった。しこりは初め、小さく良性と思われ、見通しも良いとのことだった。だが乳がんの治療となれば、時は一刻を争う。すぐさま手術が行われ、術後の回復、放射線治療、リハビリという数ヵ月が経過した。

母に尋ねた。「もしドナーの家系に乳がんの人がいたらどう思う？　それも1人じゃなかったら？　お母さん、私はそのことを知らなきゃいけない。リスクを知っておく必要があるの」

母は息を吐いた。「分かった、いいわ」と言った。それだけだった。

それで十分だった。私はクリニック宛てのメールを作成し、母がそれに署名した。

初回の訪問から数ヵ月後、私は再度IVFオーストラリアにやってきた。これは記念日だった。たとえ一部が切り取られていたとしても、私がどのようにして生まれたかという記録が今日、ついに私の手に渡されるのだ。

それまでに、いくらかの希望もあった。最初の話し合いから1ヵ月後、メアリーから電話があった。彼らはダグラス・サンダースに――つまりクリニック20を運営し、NSARTという民間病院にしたその人に連絡を取ろうとした。メアリーからは、あいにくサンダースは国内にはいないとだけ聞いていた。

また、IVFオーストラリアにはもう1つ、やはり多くの条件が伴うものの、私のドナーを割り出せそうな手段があるとのことだった。女性は1周期の治療（女性の排卵周期による）を通じて、子宮に何度か精子を注入する。IVFオーストラリアは、母が私を妊娠した周期のうち、注入が行われた日付をすべて調べるという。それから、その日に精子が使われたドナーを探す。もし一致する男性がいれば、関係者全員の許可を得た上で遺伝子鑑定をすれば、それが唯一確認できる手だてになるとのことだった。手がかりはゼロではなかった。

母は私を妊娠した周期に5回治療を受けていた。つまり5日間。どのドナーが私の生物学的な父かを知る手がかりの数だ。

「では」とピーター・イリングワースが始めた。メアリーも同席していた。「これがその記録です。問題と、状況が難航している旨をご説明します」。心が重たくなった。

初めに関連資料が差し出された。分厚い紙の束のうち、2枚だけが私の受胎に関する資料だった。私が受胎された治療周期の記録は2枚しかなかったのだ。A4の用紙にはそれぞれ4列から成る表が書かれている。日付、人工授精の担当者（およびスタッフのイニシャル）、運動率、そして、コードだ。ドナーコードの記録である。

この貴重な2ページの「コード」項目の下には空白があるだけだ。この列は丸ごと切り取られ、その穴を塞ぐようにして別の紙が粘着テープで貼りつけられている。コードが切り取られた用紙をコピーし、そのコピーを記録として保管すれば、答えは永久に見つからなくなるというわけだ。

「医療の面からすれば、通常はご法度です」。イリングワースはあっさりと言った。「そのため、正直に申し上げれば普通はまず遭遇しないケースです」。彼は前回、ドナーのプライバシー保護は法律でも医療現場でも社会でも、取り決めとして受け入れられていたと言ったことを忘れているようだった。

「データ破棄の対象となったのは、1982年の記録のはずです。というのも、他の年の記録を見ても、こうした状況はほとんど見られないからです」

「何年ほど遡ったんですか？」私は訊いた。

「まあ、ある程度です」

「では、ドナーはいつ頃削除されたんですか？」

「１９８３年か８４年頃だと思います。スタッフは過去に遡って、だから――」彼は一瞬自制し、続けた。「当時、ドナーのプライバシーが脅かされたのでしょう。初めから破棄すべきだったという声もあったに違いありません。当時のスタッフには破棄する権限がありましたし、その行為は違法ではありませんでした。今でこそ重大な行為だったと分かりますが、当時についてはひどいことが起きた、としか言えないのです」

「では、８２年、８３年、８４年はドナーの記録を中止し、８５年から再開したということですか？」と私は訊いた。彼らの話では、ドナーコードは記録されたが、後から切り取られたということらしい。ならいつからコードを記録に残すようにしたのかを知りたかったのだ。

「まあ、そうですね」

１９８５年はオーストラリアで一斉に、献血と提供精子に対するＨＩＶスクリーニング検査が始まった年だった。医学的処置によるＨＩＶウイルスへの感染が急増するという恐ろしい事態を受け、検査が導入されたのだ。クリニック20がその時点までのコードを削除していたとすれば、彼らはＨＩＶ陽性の精子ドナーと感染した母親、その子どもをつなげる情報をすべて破棄したことになる。

この2度目の話し合いまでに、イリングワースはクリニック20の創設者、ダグラス・サンダース教授と連絡を取ることに成功していた。サンダースもまたベビービジネスのパイオニアである。彼はオーストラリア生殖医療学会《FSA》の共同創設者だ。シドニー大学の産婦人科主任を務め、２００１年には不妊症の研究でオーストラリア勲章を受章している。

「彼（サンダース）はこの決定について覚えていませんでした。ですが、ドナーのプライバシーを脅かすようなことがあったはずだと記憶していました」とイリングワースは言った。

「では、彼がこの決定の責任者で、決定をした張本人ということですか？」と私は尋ねた。

「当時の部門で成された決定です」

「彼によって？」

「分かりません、彼は決定について何も覚えていないそうです」

「その部門を指揮していたのは彼ですか？」

「当時は、そうでした」

イリングワースは前回、私が受胎された頃のクリニック20では凍結精子と新鮮な精子が使われていたと言っていた。だが今日の話では、サンダースは1982年末に使われていた精子が、すべて6カ月間隔離された凍結精子であったと「明確に」覚えていたという。イリングワースは前回1人のドナーから最大20家族が作られることもあると言っていた。今日は1人のドナーからは最大10人の半分きょうだいしか作られないと言っている。

「それは規制によるものですか？」と私は訊いた。

「クリニックでは当時、確かにそう規制されていました」。イリングワースは答えた。

「その規制が破られることはなかったのですか？」

「それはありません」

この答えも結局は誤っていた。

私がイリングワースと対面する6年前の２００５年、ダグラス・サンダース教授はＡＢＣ局の時事報道番組『フォー・コーナーズ』に出演したことがある。「父親探しの旅」という、時代を先取りした特集だった。

その中で、ＡＢＣのジャーナリストであるジャニー・コーエンは「ダグラス・サンダース教授は現在、不妊治療業界における認可団体の会長を務めていますが……彼自身が非難を浴びています」と報じた。

サンダースは生殖技術認定委員会《RTAC》の委員長を5年も務めた不妊治療産業の権威だ。オーストラリアの不妊治療産業には自主規制が働いていると前述したが、ＲＴＡＣは、ＦＳＡ――ベビービジネスの専門家団体ともいえる――の一機関として、国内すべてのクリニックがその実施基準に準拠しているかの監査を行っていた。

ＲＴＡＣがこの監査をすべて実施していた時代、サンダースはその委員長を務めていた。監査はその後、外部機関に委託されるようになった。

ダグラス・サンダースがＲＴＡＣの委員長だった当時、委員会の実施基準には、いかなるクリニックも1人のドナーが作れるのは10家族までと書かれていた。

「父親探しの旅」で、ジャニー・コーエンははっきりとこう告げている。「『フォー・コーナーズ』は1通の手紙のコピーを入手しました。１９９７年に書かれたこの手紙は、ある一家がサンダース教授に彼の運営するクリニックへの苦情を訴えたものです。差出人の女性はこのクリニックの患者で、自分のドナーが少なくとも11の家族に貢献したことを知ったと言います。クリニックは最大で10家族までと請け合っていたにもかかわらずです」

コーエンは問いただした。「10家族までという基準が守られないままで、RTACのガイドラインは機能しているといえるのでしょうか？　あなたがガイドラインや基準を守れないのに、なぜ皆は守っているはずだ、守っているだろうと言えるのですか？」

「それについては」とサンダースは言う。「善処します。できるのはそれだけです」

「このような事例を踏まえて、RTACは業界の監視機関として適切だと思われますか？」コーエンはさらに言った。

「RTACは長年にわたって効果的に機能してきたと確信しています。それは今も変わりません。長年にわたって不正があったという証拠はありません」とサンダースは言う。

「どのように証明できますか？」とコーエンは訊く。「記録もないのですよ」。彼女の言う〝記録〟とは、DCで生まれた人々のための登録制度のことだ。「どう証明するというのでしょうか？」

「ええ」とサンダースは答える。「そうですね」

サンダースは役職を退き、不妊治療クリニックの監査はRTACから外部機関に委託された。その後もなお、監査そのものは謎に包まれたままだった。
2010年、ピーター・イリングワースはDCの記録管理について証言するため、連邦上院の調査会に出席した。彼は当時、FSAの会長を務めていた。イリングワースは労働党のトリッシュ・クロッシン上院議員の質問に対し、RTACによるクリニックの監査に関する年次報告書は一般に公開されておらず、記録もされていないと回答した。[1]
「最新の年次報告書のコピーを提出していただけますか？」クロッシン上院議員が尋ねた。

「監査は口頭で実施されていると思います」とイリングワースは答えた。また、RTACの役割は実施基準を定めることだとも述べ、「その実施基準なら一般に公開されています」と言った。

「分かりました」と議員は答えた。「しかし、我々が今話しているのは、不妊治療クリニックに対する規制をするかしないかの権限を持ち、この国で生命を創造するかしないかの権限を持つ機関についてです。そうした権限を持ちながら、一般に公開された年次報告書を提出せず、いかなる連邦機関や部局に対しても説明責任を持たず、またいかなる連邦法も適用されない機関についてです。本国の薬務に同じ状況が生じることはありません。違いますか？　医薬品を検査した保健省薬品・医薬品行政局が、ある団体にだけ報告を行い、国には『検査に問題はなかった』とだけ伝えることは認められません」

この調査会から10年以上が経ち、私はRTACのウェブサイトを確認した。本書の執筆時点で、RTACの年次報告書は1ファイルのみ。それも2018～19年の報告書だ。最新ですらなかった。[2]

話をイリングワースとの会議に戻そう。私は気持ちがはやり、この貴重な書類を持って、今すぐその場を立ち去りたかった。自分自身の目で確かめ、隅々まで熟読し、彼らが見落としている情報を見つけたかった。私はこの期に及んで、まだ謎を解く鍵があるかもしれないと思っていた。自分がどうやって生まれたのかを解明できるかもしれないと思っていた。だが、明かされたのは、より不快な事実だった。

調査はメアリーが引き継いでいた。彼女は、母が提供精子による治療を受けて私を妊娠した周期の日付を調べていた。また、妊娠が成功しなかったそれ以前の周期も調べていた。さらに、アンドロロジー（男性学、雄性学。泌尿器科学の専門分野のひとつ）の専門医もすべての精子ドナーの記録を調べ、一致する使用日付を探そうとしたと彼女は言った。それぞれ二度ずつ確認したそうだ。

「一致する日付は見つかりませんでした」と彼女は言った。「その時期の日付と、人工授精が行われた周辺の日付も探したのですが――」

「人工授精は一度も行われなかったということですか？」驚き、そう尋ねた。

「そうなります」と彼女は言う。「はっきりとした理由は分からないのですが。記録は調べましたし、見逃しがないように二度、すべての記録に目を通しました。膨大な数の記録がありましたが、ご説明した通り、そのすべてを確認しました。ですがその日付に一致する記録はありませんでした」

　すぐには頭に入ってこなかった。

「1つも一致しないなんておかしいと思います」と私はきっぱりと言った。「なら、その期間にいずれかの精子が使われたという記録はありますか？」

「いいえ、この期間に精子が使われた記録は1つも見つけられませんでした」とイリングワースは言った。

　母は私を妊娠した周期で5回、別々の日に人工授精を実施した。妊娠に成功しなかったその前の周期では4回治療を受けている。つまり、人工授精治療は合わせて9日間実施されたことになる。だがIVFオーストラリアは、この間にクリニック20で精子が使われた記録は1つもないという。

　それなのに、私はここにいる。

提供精子が使われたという記録が一切ないまま、この9日間で何人の子どもが作られたのだろう。そしてクリニック20はこの9日間の他に、提供精子が使われたという記録が一切ないままで何日治療を続けてきたのだろう。

めまいがした。だが、訊きたいことはいろいろあった。そのためのリストも作ってきた。やり遂げたほうがいいはずだ。そこで出し抜けに話題を変え、当時の男性はなぜ精子を提供したのかとイリングワースに訊いてみた。

「大抵の場合、ドナーの多くは学生でした」と彼は言った。「講義の終わりに教授がこう言います。『精子の提供者が必要だ。諸君、手を挙げてほしい。精子ドナーになってくれた者には10ドルか他の報酬を出す』。すると、教室にいる学生の半分は挙手します」

私はその日から、世界中の不妊治療専門家によくこの質問をするようになった。70年代、80年代のドナーは皆、医学生だった。実際には、必ずしも教室で提供を求められたわけではなかったが、一部の人には当てはまったようだ。私の友人のひとりは実父を探すため、メルボルンにあるモナッシュ大学の卒業アルバムを調べ尽くしたことがある。その他2、3の詳細を手がかりに、3、4年かけて一人ひとりと照合したのだそうだ。

イリングワースの話を聞いて、私はひどく落胆した。例えば、あなたが若い男性だと仮定する。入学した大学は卒業が難しい。ある教授——男性で、それもかなり高位——が受け持つ登録科目の講義に出席し、まさにその講義が終わるとき、彼から頼み事をされる。あなたは成績上位者ではないかもしれない。あるいはそうかもしれないし、そうあり続けたいと思っているかもしれない。若い学生の勧誘に使われたのは、お小遣いだけではなかったという。実際に耳にしたところによれば、それはちょっとした「追加単位」だった。精子の見返りが「単位」だったとは。「大学の頃、私がそう言われたのです」とイリングワースは打ち明けた。「ちなみに、私は提供しませんでした。ですが、体外受精クリニックの院長が『誰か精子ドナーになりたい方はいませんか？』と訊き、3、4人の友人が手を挙げたのを覚えています……でも教授はこの若い学生を守る義務があると感じたのでしょう……」彼は一瞬ためらった。「〝複雑な〟決断からね」

「なぜですか？　彼らはもう大人ですよ」。私は訊いた。

「まあ、昔は違っていたということです」とイリングワースは言った。この言葉を聞いて、とんでもなく疲弊した。ただただ疲れ果てただけだった。

私は切り取られた書類が入った封筒を握りしめ、その場を後にした。

# 11 DCによるHIV感染の実例

その日は国際女性デーだった。太陽が輝き、道路は空《す》いていて、ラジオでは『ガールズ・トゥ・ザ・フロント（女の子は前へ）』という番組が流れていた。ハンドルを握りながら遅めの昼食を取った。

私はある女性に会いに行く途中だった。IVFオーストラリアでピーター・イリングワースと話して以来、その女性が気になっていた。捜すのは困難だった。彼女は成長し、名前も家も変わり、身近な家族も亡くなっていたからだ。だがついに彼女を捜し当てた。ジェシカという名は本名ではないが、ここではそう呼ぶことにする。

家は広くて静かな通りにあり、私は正面に車を停めた。坂を上った場所にポストがあり、レンガの敷かれた私道がその脇から曲線を描いて玄関まで続いている。ノックとほぼ同じタイミングでドアが開いた。「車が停まるのが見えたので」と彼女は言った。

ジェシカはブロンドの髪を高い位置でポニーテールにまとめ、緑地に花柄があしらわれた、ゆったりとしたパンツに、黒のトップスを合わせていた。リビングルームに案内され、大きなL字形のソファーに腰かけた。夫のデイビッド（これも仮名だ）もすでに座っていた。ガラス天板のコーヒーテーブルにはプラスチック製の黒いケースが置かれ、中は新聞の切り抜きでいっぱいだった。ジェシカとデイビッドは私の反応をうかがった。

ジェシカは率直で正直な人柄だった。話をしながら首元の金の十字架をいじることはたまにあったが、それ以外は落ち着いていた。デイビッドは控え目だった。ソファーの背もたれを守るかのように片方の腕を回し、ジェシカの肩の後ろに手を置いていた。私の頭上の壁に飾られた額入りの写真には、まだ幼児のジェシカが両親と写っていた。写真の中でもジェシカはネックレスを握っている。チェーンは母親の首から下がっていた。母親は笑顔で真っすぐにカメラを見つめていた。美しい人だった。

1980年代、ノーリン・クリフと夫のジョージは子作りに励んでいた。ノーリンは早く子どもを産もうと必死だった。彼女の母親はシングルマザーで、彼女を産んですぐ養子に出していた。養護施設で育ったノーリンにとって、家族は特に大切だった。ジョージとノーリンが子作りを始めてから、ほぼ10年が経っていた。

「ふたりは子どもができることだけを望んでいました。特に母にとっては」とジェシカは言った。

医師たちの説明では、問題はジョージにあるとのことだった。そこで彼らが提案したのが精子提供による人工授精プログラムだった。

写真で見るジョージ・クリフは飛行士のような眼鏡をかけ、口ひげと顎ひげを蓄えたロックな風情のある父親だった。自営業で、ギグやクラブでのイベントといった興行ビジネスを営んでいたらしい。彼はノーリンをこよなく愛していた。

クリフ夫妻はウェストミード病院で、当時「ドナーによる人工授精プログラム」と呼ばれた治療を申し込んだ。州でこのプログラムが実施された不妊治療クリニックは、クリニック20に続いてウェストミードが2番目だった。[1] 同病院はロイヤル・ノースショア病院と同じ西シドニーで医療を提供する、大規模な公立病院だ。ウェストミード地区は今日、幅広い分野の専門家が集結する多数の研究機関や主な小児病院の拠点となっている。地区への投資もかなりのものだ。

ノーリン・クリフは数カ月の治療の中で、3名の異なる男性の提供精子を使って3周期の人工授精を行った。最初の妊娠は早期流産だったが、1983年10月頃、ドナー3の精子で再び妊娠した。

1984年5月、ジェシカが小さな身体で誕生した。予定より12週も早い早産だった。ある写真ではノーリンが生まれたばかりの我が子を見つめ、親指と人差し指だけでジェシカの髪を優しくそっとなでている。[2] ジェシカは気管にチューブを通され、小さな身体はモニターパッチや医療器具で覆われていた。それでも頭を横に傾け、すやすや眠っていた。

ジェシカは生まれてすぐ新生児病棟に入院したが、その後着々と体重を増やし、順調に成長していった。ノーリンは彼女を母乳で育てた。9週間の入院生活を経て、ノーリンはようやく子どもを家に連れ帰ることができた。

「母は私を溺愛しました。最初の1年間は私の部屋で寝ていたほどです」とジェシカは言った。ノーリンはずっと灰色の病棟につながれていた我が子から離れられなかったのだ。

今日、成長して私の向かいに座るジェシカは、敬虔《けいけん》なクリスチャンだ。その信仰心は会話にも頻繁に表れた。クリフ一家がたどった道はあまりに強烈だった。彼女は普通ならあり得ないような紆《う》余《よ》曲折を経てきたからこそ、神は自分たちとともにいるのだと信じていた。

「神には神の時間があり、目的があり、方法があります。私が生まれてからの1年間、母が私の部屋で眠らずにあの電話を取っていたら、何か状況が変わっていたかもしれません」とジェシカは言った。

「あの1年間は夢のような時間だった、とジョージは語っていました」とデイビッドも言う。

1991年3月、ジョージ・クリフはニューサウスウェールズ州議会の調査に出席し、証言を行った。医学的処置によるHIVウイルスへの感染に関する調査だった。

ジョージ・クリフはこう証言した。「子どもが生まれて1年近く経った頃、不妊治療クリニックから連絡がありました。軽い口調で『海外でエイズ患者が確認されました』と言うのです。軽薄な印象でした。『検査は患者さん全員に行っているため、ご主人とお子さんとご来院いただけませんか』とのことでした。軽く考えていましたし、問題があるなんて思ってもいませんでした。その段階で、彼らは実際のドナー、つまり、ノーリンのドナーの検査結果を一切話しませんでした。彼の結果は陽性でした」

80年代初頭、HIVは恐ろしいスピードで広がっていた。その主な原因は、男性同士が避妊具なしでセックスすることだった。当時は女性がHIVに感染する可能性は低かったが、その分、HIVを取り巻く社会的スティグマと恐怖は大きく、感染経路についての偏見が蔓延《まんえん》した。握手やハグや、同じコップを使うだけで感染するという噂もあった。

ジョージ・クリフは調査に対して、ノーリンは1985年6月、HIV検査を受けるためにウェストミード病院を訪れたと語った。その2週間後、クリフ夫妻に電話がかかってきた。結果は陽性だった。

ジェシカの生物学的な父親はドナー3だったが、ノーリンは妊娠した数カ月前の周期でドナー1

の精子を使っていた。ジョージがウェストミードのスタッフから聞いた話によれば、ドナー1はその後病院に戻り、自分はバイセクシャルだと告げたという。ドナー1は1982〜84年の間、定期的に精子を提供していたようだ。ノーリンを感染させたのはドナー1だった。このクリニックでは他に3人の女性がドナーの精液を介してHIVに感染したとクリフ一家は聞かされた。その数十年後、HIV陽性の女性患者は実際に4人いたことがウェストミードの不妊治療の責任者により確認された。この4人全員にとって、HIV陽性は死の宣告だった。[3]

被害者の女性患者たちの名はクリフ夫妻には知らされなかった。私も見つけられなかった。感染した他の女性たちが決して名乗り出なかったからだ。皆、自分たちの病気を公言せずに抱え込み、むごい結末を迎えることになった。1988年、『AIDSと産婦人科学』誌に掲載された論文によれば、この4人の女性たちは「無防備な性交にもかかわらず」誰も夫に病気をうつさず、また4人のうち3人はドナーを介して子どもを産んだが、その子どもは感染していなかったとある。[4] だが女性たちは全員、エイズで亡くなった。死の宣告とされていたHIV陽性は、90年代半ば以降は抗HIV療法が進化し、継続的な治療によって進行を抑えられるようになる。だが80年代初頭はまだ致命的だった。そしてウェストミード病院の説明を聞く限り、そんな危険は想像もできなかったとジョージ・クリフは証言した。

「当初、死亡率は10パーセントほどだと聞かされていました」。ジョージ・クリフは調査でそう答えている。また、気にするまでもないと言わんばかりに、自分にもリスクが及ぶ可能性を誰一人として私たちに警告しなかったとジョージは続ける。「将来の感染リスクについても十分には説明されませんでした。そのため、私たちはその後もずっと通常の性生活を続けていたのです。幸いにも……私は感染しませんでしたが」

難を逃れたのはジョージだけではない。生まれた子どももだ。通常、ＨＩＶ陽性の母親が抗ＨＩＶ療法を受けていなければ、生まれた子どもも危険にさらされる。病気は妊娠中、出産時、母乳という3つの経路でも感染することがあるからだ。ユニセフによれば、治療を受けていないＨＩＶ陽性の女性が妊娠した場合、約35パーセントがこの3つのどれかで子どもを感染させてしまうという。そのリスクは、母親が抗ＨＩＶ療法を受けずに母乳を与える期間が長いほど高くなる。[5]

　ノーリンはジェシカを産んだ。ジョージによれば、ノーリンはその後9カ月間、母乳でジェシカを育てた。それでもジェシカは感染を免れたのだった。

　だが、ジェシカの他にも危険にさらされていた赤ん坊がいた。未熟児で生まれた彼女は2カ月以上の入院を余儀なくされたため、ノーリン・クリフの母乳は余っていた。「病院はノーリンの大量の母乳を、他の病棟にいた新生児に分け与えていました」とジョージ・クリフは議会の調査で述べている。早産児や発達支援を必要とする計り知れない数の赤ん坊もまた、危機にさらされていたのだ。ＨＩＶが母乳でも感染する可能性があると分かるのは、その1年後だった。[6]

「他に感染者がいたかどうかはご存じですか？」と、キリスト教民主党の下院議員で聖職者でもあるフレッド・ナイルが訊いた。

「全員異常はなかったと言われました」とジョージ・クリフは答えた。「他の新生児全員が無事だったと。彼らは全員を検査したそうです」

　調査記録に残る答弁がいかにも空虚な響きを持つ。その後ノーリンに起こったことを考えれば、ウェストミードで赤ん坊が1人もＨＩＶに感染しなかったなど到底信じ難い。

検査後、ノーリンがウェストミードから受けた治療は決して理想的とはいえなかったとジョージ・クリフは付け加えた。

「ウェストミード病院から最初の連絡があったのは1985年ですが、その後、症状が目に見えるようになる1986年まで、病院からは何の連絡もありませんでした。1986年半ばに（別の施設である）アルビオン・ストリート・（エイズ）センターに行って初めて、ノーリンはＨＩＶ陽性が何を意味するかをはっきりと理解しました。自分の余命が短いことを医療スタッフから知らされたのです」

妻はまずショック状態に陥り、それから急性の鬱病《うつびょう》を発症したとジョージ・クリフは述べている。さらに悪いことに、ジョージ自身も子どもの頃の百日咳《ひゃくにちぜき》が原因で、気管支炎を患っていた。その後重病に陥り、働けなくなっていた。その間もノーリンの容態は悪化した。体重が急激に落ちた。その後どのエイズ患者もそうであるように、免疫力が低下した。それまで健康そのものだった彼女が、髄膜炎や腕の感染症、水ぼうそうなどのあらゆる病気にかかるようになった。寝汗も始まった。

「ノーリンは数時間ごとに目を覚ますので、私は彼女を着替えさせ、肌着もベッドのシーツも、すべて交換しました。一晩に4、5回にはなったかもしれません」とジョージは続けた。今やノーリンの生活は、ウェストミード病院一色となっていた。あるときは予約のため、あるときは合併症を引き起こして病院を行き来した。ノーリンにとってもジョージにとってもつらい日々で、育児どころではなかった。

「公立病院では他のエイズ患者と一緒に治療を受けなければなりませんでした。患者には刑務所の囚人もいて、その隣には銃を持った体格のいい刑務官が座っていました」。ジョージ・クリフはそう言った。「私たちは同じ待合室で待たされました。子どもも一緒にです。確かその頃は2、3歳でした。待合室で囚人はしょっちゅう汚い言葉を使うし、麻薬常用者も一緒でした。そこで1時間半から3時間は待たされたのです」。ノーリンの容態が悪化した後も依然として待ち時間は予期できず、彼女が亡くなるまでほぼその状態が続いたとジョージは言う。「妻が亡くなる1カ月前にクリニックを訪れたのですが、1時間半も待たされました……彼女はしまいには自力で座ることさえできなくなりました。ようやく診察を受けたときには横になるしかなかったのです」

ノーリン・クリフは何カ月にもわたるウェストミード病院への入院中、病院側の態度にもつらい思いをさせられた。彼女を担当していたスタッフの一部は、彼女のそばに寄るだけでHIVがうつるかのような態度を取ったという。「トレーを部屋まで運びたくないからと、ドアの外に置いていくスタッフにも彼女は耐えなければなりませんでした」とジョージは振り返る。この扱いにノーリンはひどく動揺したという。「私はまだ幼いジェシカと病室を訪れていたのですが、彼らに対して『空調の効いた部屋にただいるだけで小さな子ども含めてエイズウイルスに感染するというなら、私がこの部屋にいるはずがないじゃないですか』と言わずにいられませんでした」

1990年の時点で、クリフ夫妻の貯金はほぼ底をついていた。ノーリンを感染させた公立病院からは何の補償もなく、国からの手当もなかった。ジョージには気管支炎による疾病手当が支払われていたが、彼は「少しでも余分なお金が入ると、ホテルに泊まるなどして使っていました。もう望みがないと分かっているノーリンのために、せめて何かしたかったのです」と議会の調査で答えている。「その数カ月後にお金が必要になったときには、まったく残っていませんでした。けれども、すべてはその瞬間を生きるためにしたことです」

ジョージ・クリフがこの出来事を語ったのは、1991年3月と8月に開かれたニューサウスウェールズ州議会でのことだ。ノーリン・クリフは1990年12月、42歳で亡くなっていた。ウェストミードは彼女の治療を5年ほど担っていた。議会でジョージは、世界中から彼女の死を悼むメッセージをもらったが、ウェストミード病院からは一言もなかった、と述べている。[7]

1994年、『サン・ヘラルド』紙は、自由党のジョン・フェイヒー首相率いるニューサウスウェールズ州政府が、医学的処置によりHIVウイルスに感染した人々への補償を認めたと報じた。[8] 政府は補償をしないという長年の決定を覆し、同州の患者230人に総額3600万ドルを支払った。ニューサウスウェールズ州はオーストラリアで補償を認めた最後の州となった。「1980～85年、輸血によるHIV感染事例は西欧諸国のうちオーストラリアが最も多く、国内で占める割合は、100件以上の事例が発生したニューサウスウェールズ州が最も多い」と同紙は伝えている。ジェシカは、父であるジョージには20万ドルほどが支払われたと考えているが、ジョージは「(ノーリンが)死んだ今となっては、他の人々が受け取ったものと比べてあまりにちっぽけだ」と語っていたという。

ノーリンが亡くなる前、クリフ夫妻はウェストミードを訴えようかとも悩んだが、訴訟の費用と複雑さに躊躇《ちゅうちょ》してしまった。ノーリンの不妊治療記録は、夫妻が訴訟に踏みきる前にウェストミードが完全に破棄してしまったと、ジョージはジェシカに語っていた。

「(父と母はウェストミードを)訴えようとしましたが、(ウェストミードが)不穏な動きを察知して記録を破棄した、と父は言っていました。私たちには何も分からないままでした。何の情報も得られませんでした」。ジェシカはそう言った。

私はウェストミード病院と西シドニー医療地域統括局に取材を申し込んだが、断られた。

ジョージ・クリフは2015年9月、長い闘病生活の末、肺がんで亡くなった。

ジェシカとデイビッドのリビンググルームの壁には、額入りの家族写真が飾られている。80年代風の強いパーマをかけ、頬にチークを入れたノーリンはまだ若かった。この段階で彼女は感染しており、自分でもそのことを知っていた。ジョージは妻と子どもを抱きしめていた。ジョージもノーリンも、満面に笑みを浮かべていた。

ジェシカは6歳で母親を失った。その後、幼いジェシカがHIV感染を免れていたことが分かると、ウェストミードのスタッフは彼女に関心を持つようになった。ジョージ・クリフは義理の息子となるデイビッドを信頼し、後にこう告げている。ウェストミードは、ジェシカの小さな身体にどんな秘密が隠れているかを知りたがっている、と。

「彼らはジェシカにエイズの抗体があると考えました。ジェシカが生き延びたからです。そのため、検査をしたがっていたんです」とデイビッドは言った。これまでのインタビューではほぼ感情を表に出さなかったデイビッドだが、今や声に怒りが滲《にじ》んでいた。「検査は決して実現しませんでした。ジョージが自分たちの暮らしをめちゃめちゃにしたあの病院に戻るわけがありません。よくもそんなことを頼めるものです」。デイビッドは激しい口調で言った。「あれだけのことをしておいてですよ。まったくもって、関係者らの傲慢さが見て取れたわけです」

不妊治療の医療過誤は、子どもの誕生やレシピエントの死で終わるものではない。その影響は後の世代に波及し、人々の生活を歪めてしまう。ノーリンが亡くなると、ジョージ・クリフは酒に溺れ、2年間、無気力状態に陥った。そこから抜け出せた後も、気管支炎のため完全な回復は望めなかった。ジェシカは父親の世話をしながら成長した。彼女にとってはそれが日常だった。

今日もなお、ジェシカがウェストミードの医療施設に立ち入ることはない。ジェシカとデイビッドには2人の子どもがいる。ウェストミードは一家にとって便利な場所にある。だが子どもが病気になると、彼女は車で何キロも離れた民間病院まで連れていき、メディケアが適用されない膨大な額を支払い、救急治療を受けている。

彼女の生物学的な父親であるドナー3は、まだどこかで生きているかもしれない。だがジェシカはノーリンの診療記録にアクセスできないし、彼を探そうとしたこともなければ、そうするだけの心の余裕も持ち得なかった。もっと大きなことが起きていたからだ。ノーリンを感染させたドナー1がエイズで死んだのだ。[9] このことがジェシカの頭を占めていた。この男は母親に病気をうつして殺したが、彼を恨んではいないと心から言えるという。

「(精子提供は) ただお金を得られるという行為のひとつで、彼はそれ以上のことなど考えたこともなかったと思います。自分が感染していることすら知らなかったかもしれません。(HIVに感染していることを) 知っていたとは思えないので、怒りもないのです」とジェシカは言う。

だが、不妊治療業界については話は別だ。

# 12 感染ドナー排除への道のり

ＨＩＶ／エイズの蔓延がＤＣにどう影響したかは、ＤＣそれ自体が不透明であることに加えて規制も不十分なため、現在もほぼ確認できず、死者数もまったく分からない。

エイズは１９８０～８１年、全米のゲイ・コミュニティーの間で急速に広まった。この新しい病気は当初、ゲイ関連免疫不全《GRID》と呼ばれ、原因は同性愛であること、特に複数の性的パートナーがいることだという見方を一部の科学者や権威者は公然と論じていた。[1]

ノーリンのドナー１がウェストミード病院で初めて精子を提供したのは１９８２年だった。米国疾病予防管理センター《CDC》は同年、この病気が異性愛者、特に静注薬物使用者、血友病患者、ハイチ人という危険因子を持つ人々の間でも表面化していると報告した。１９８２年９月までにＣＤＣに報告されたエイズ患者は６００人近くに上り、うち40パーセント以上はすでに死亡していた。[2] オーストラリアでは１９８２年末、シドニーのセントビンセント病院で初めてエイズ患者が公式に確認された。

１９８３年初頭には、「ＣＤＣの調査による疫学的証拠から、エイズは血液や血液製剤を媒介して感染し、また性的接触によっても感染する可能性があることが強く示唆された」と記録されている。[3]

1983年1月、米国血友病財団が、ゲイ男性などリスクの高いドナーからは献血を禁止すべきだと主張したことにより、それ以前から根強い同性愛嫌悪と闘ってきたゲイの権利活動家の怒りに火がついた。[4]

1983年1月と2月、医学誌『ジャーナル・オブ・ジ・アメリカン・メディカル・アソシエーション（JAMA）』と『ニューイングランド・ジャーナル・オブ・メディシン（NEJM）』に、血友病患者へのHIVウイルス感染リスクについてと、献血者にスクリーニング検査を行うべきかという議論が掲載された。[5] 米国公衆衛生局は3月、エイズのリスクが高いグループ――ゲイ男性を含む――の人々は献血すべきではないという立場を取った。米国赤十字社と米国血液銀行協会もこれに従った。[6] この決定が与えた影響は大きく、血液バンクのスタッフの一部は、血液不足を招く対策が取られないかと極端に恐れるようになった。一方、一部の団体はこれに激しく抗議した。「ゲイ団体は、自分たちのコミュニティーの存続を脅かす新たな脅威に直面したばかりでした。その上、ゲイ男性の献血が明示的に禁止されれば、スティグマや同性愛嫌悪に拍車をかけることになると懸念していたのです」とコロンビア大学のロナルド・ベイヤー教授は説明する。[7]

実際の感染経路は、一部の人々が恐れていたような差別的な経路ではないことはすぐに明らかになった。HIVが無防備なセックスで感染するのは確かだが、必ずしもゲイ同士だからというわけではない。セックスをまったくしなくても感染した。1983年の時点で、HIVは米国とオーストラリアの両方で輸血用血液に入り込んでいたのだ[8]――ノーリン・クリフの事例から、オーストラリアでは精液にも含まれていたと今なら分かる（米国で精液からHIVに感染するのは翌年の198

4年、ニューヨークで起きた感染が初の事例とされているようだ）。[9]エイズはあらゆるジェンダー、あらゆる性的指向の人々を死に追いやった。若者も老人も。性的な接触を一切持ったことのない子どもも。赤ん坊も。その危険はあまりに大きかった。

オーストラリアの医師や保健機関が、全米を襲った激変に気づかないままだったとは考えにくい。1983年5月の時点で、その可能性はさらに低くなる。シドニー輸血サービスの責任者であるゴードン・アーチャー博士が、同性愛者は献血をしないように全国放送のテレビで訴えているからだ。[10]アーチャー博士はまた、「エイズウイルスが輸血用血液に入っていることはほぼ間違いない」と公言し、他の州の輸血サービスにも衝撃を与えた。この時点で抗体検査はまだ採用されていなかった。つまり取れる策は予防だけだった。博士の訴えは翌朝、新聞の一面で報道された。メディアも大々的に取り上げた。博士には偏見の塊だというレッテルが貼られ、ゲイの権利活動家はシドニー血液銀行の外で抗議活動を行った。[11]

翌月、6月21日には、ニューサウスウェールズ州のある政治家から、州や連邦政府の閣僚たちに直接電報が送られた。オーストラリア国内でエイズの蔓延を抑制する緊急措置を要請するためだ。[12]その政治家は「同性愛者の献血……また人工授精ドナーサービスへの精子提供の全面禁止」を提言したと、数日後の『ニューカッスル・ヘラルド』紙が報じている。[13]この政治家とは、強硬派のクリスチャンであるフレッド・ナイル牧師で、LGBTIQ＋に極めて強い否定的見解を示していることはそれ以前からよく知られていた（そして現在もそうである）。2週間半後、オーストラリアで最初のエイズによる死亡者が、メルボルンの病院で正式に確認された。[14]

1983年10月、『NEJM』に載った論文が、DCを介したHIV感染リスクに直接言及した。

この論文が明確に指摘していたのは、血液以外の体液、つまり精液を介したＨＩＶ感染の可能性だった。[15]

１９８３年11月、世界中のエイズ専門家がスイスのジュネーブにある世界保健機関《ＷＨＯ》本部に集結し、エイズに関する初の国際会議が開かれた。世界各国から蔓延の報告を受けてのことだった。[16]

１９８４年10月、メルボルン輸血サービスではリスクが疑われる献血者を排除するため、性交渉歴を含めたＨＩＶ感染の可能性を内密の質問と称して献血者に確認するようになった。[17] 11月までには各州の輸血サービスに、献血者用の申告書が導入された——だが、不妊治療クリニックには、州としても国としても、このような取り組みは見られなかった。シドニーのクリニックを含め、一部のクリニックでは依然として新鮮な精子が使われていた。

その年の11月、オーストラリア国民を震撼《しんかん》させる出来事があった。ゲイの献血者から提供された血液により、３人の赤ん坊がＨＩＶウイルスに感染していたとクイーンズランド州当局が発表したのだ。発表時、これらの赤ん坊はすでに死亡していた。クイーンズランド州政府はその24時間後、献血時に同性愛や薬物使用の経歴を偽った献血者には刑事制裁を科すという法を可決した。[18]

一方、精子ドナーに同様の措置を取った州はない。

１９８５年５月、オーストラリア全土で、献血および精子提供の希望者へのスクリーニング検査が導入された。

私の住む町の中心部には、山吹色の砂岩で造られたシドニー大学がある。７名のオーストラリア首相、サッカーチームをいくつか作れるほどの国会議員、多数の実業家、法廷弁護士や裁判官のほか、高等裁判所の判事を含む弁護士を山ほど輩出した大学だ。クリニック20の経営者、ダグラス・サンダースも名誉教授のひとりである。

シドニー大学のサイテック図書館は、一般にも開放された直線的な建物だ。私はそこで赤い装丁の薄い本を見つけた。『*Fertility Society of Australia A history: its "precipitate" birth & the story of IVF*（オーストラリア生殖医療学会史：〝性急な〟誕生と体外受精の物語）』と題された、サンダースの自費出版物だ。[19]

サンダースが引用符で囲んだ単語に目がいった。「precipitate」という形容詞には、「十分な考えや準備がないまま、予想以上に何かが早く行われること」という意味がある。[20]サンダースはおそらく自分が使っている言葉の意味を理解していなかったか、あるいは——より不安なことに——理解していたのかもしれない。

その本の表紙には、「古代ウンブリア（イタリア中部の州の名）における豊穣《ほうじょう》の象徴を様式化」したという、オーストラリア生殖医療学会《FSA》のロゴが描かれている。まるで三重の檻《おり》に入れられた赤ん坊のような図だ。

本そのものは不妊治療界の重鎮たちへのインタビューから成り、1980～90年代に「直面した困難」が広く語られる。章ごとに専門家がそれぞれ登場し、サンダースが行った電話インタビューを基に一人称で書かれている。各章のタイトルはどれも「アラン・トロンソンとの対話」「ジェフ・ドリスコルとの対話」「ガブ・コバックスとの対話」といった形だ。合計27人の証言者の中には、サンダース自身も含まれる（「ダグラス・サンダースとの対話」という奇妙なタイトルだ）。その中で、この産業から生まれた子どもの福祉や利益に触れているのは1人しかいない。数少ない女性専門家によるものだが、言及はわずか2文に過ぎない。

「ジョン・タイラーとの対話――提供精子のリスクとエイズ（ＨＩＶ）」という、息切れしそうなタイトルの章がある。ジョン・タイラーはジェフ・ドリスコルとともに、ウェストミード病院の不妊治療クリニックを設立した人物だ。タイラーは英国で実施した「ハムスターの卵子への精子侵入率テスト」からキャリアをスタートし、その後ハーバード大学で哺乳類の研究に勤《いそ》しんだと語る。その後「動物を扱った経験がヒトの体外受精の土台となった」と結んでいる。彼は患者にＨＩＶ陽性のドナーの精子を用い、その患者を死亡させてしまったことについて3つのパラグラフで述べている。[21]

タイラーは、自分はウェストミードのプログラムに、そうと知らずにバイセクシャルのドナーを採用したと語った。当時はまだＨＩＶのスクリーニング検査の導入前で、精子によってＨＩＶが感染する可能性はどの国でも知られていなかったという。１９８４年、クリニックのある患者の検査結果がＨＩＶ陽性だと分かったとき、感染経路は人工授精に行き着くことが判明した。この報告は、ウェストミードのプログラムに参加した4人の女性がすでに手遅れであることを意味していた、とタイラーは臆面もなく述べる。この4人は全員、またドナー自身もエイズで死亡した。タイラーはその後、この「恐ろしい時期」が自分に与えた影響と、生殖医療のために同クリニックに入院した患者がいかに良い結果を出して退院していったかを語る。そして、この事件が明るみに出た後、24時間以内に不妊治療クリニックはすべて政府によって閉鎖され、患者が恐怖に怯《おび》える中、大規模な検査が実施されたと主張した。

ＩＶＦオーストラリアでピーター・イリングワースと話した際、彼はこの一律的な措置について何も言及しなかった。検索しても、公式な説明はどこにも見当たらなかった。こうした例は公表されないものなのだろうか。

私はニューサウスウェールズ州政府を訪れ、この件について尋ねた。「元不妊治療専門医のジョン・タイラー氏によれば、HIVへの懸念のため、1980年代に政府が不妊治療クリニックをすべて閉鎖したとのことです。これが事実か確認してもらえないでしょうか」。返答は「保健省はこの件に関する情報を保有していないため、研究者のジョン・タイラー氏に直接尋ねることをお勧めします」とのことだった。

まったくあり得ない話ではない。不妊治療でHIV／エイズの女性が死亡した。これを受け、政府が不妊治療クリニックを軒並み閉鎖したという可能性はなくはない。忘れているというのは奇妙な話だが。

私は連邦保健省にも、35年前に全国的な閉鎖命令を出したかどうかを尋ねた。彼らは独立系の医療政策コンサルタントに確認を依頼した。この分野で何十年もの経験を持つそのコンサルタントによれば、これまでにそうした命令やきっかけとなる事例は何も見当たらないとのことだった。

最後に、ジョン・タイラー本人を捜し出した。彼は1987年、ウェストミードから別のクリニックに移っていた。その後ひっそりと引退し、私が彼を見つけたときにはそれからしばらく経っていた。私たちは電話で話をした。彼は警戒していたが、やがて私の質問にメールで返答した。

答えは簡潔だった。またクリフ家の説明とも、州政府、連邦政府の回答とも一致しなかった。

ノーリン・クリフの夫ジョージは、1985年にウェストミードからの「軽薄」な電話で、HIV検査を受けに来るよう告げられたと証言していた。だがタイラーは、「ノーリンが自らクラウン・ストリート・クリニックで検査を受け、私たちに電話をし」てきたときに初めて、ドナーがHIV陽性だと知ったという。タイラーによれば、不妊治療クリニックが全面的に閉鎖されていた期間は覚えていないが、その対象は、政府と共同運営される国内の全クリニックだったとのことだ。また、ウェストミード病院では、不妊治療クリニックに通っていたノーリンなどの患者の記録は、決して破棄していないそうだ。ただし、「HIVが発生する以前」のドナーの記録は「当時の一般的な慣行に従って」破棄された。ドナーもレシピエントもこのことを認識し、また同意していたらしい。「ノーリンのことがあってから、新たなドナーの記録はすべて保管されている」とタイラーは書いていた。

HIV感染の発覚後、ウェストミード病院では感染を防ぐためにどのような措置を講じたのかを尋ねた。「クリニックがかなりの間閉鎖されたこと以外は、実は覚えていません」と彼は答えた。感染の発覚後、ウェストミード病院の不妊治療クリニックにいたスタッフは、懲戒処分、さもなければ取り調べを受けたのかと訊いた。「はい、私だけが」。その取り調べや懲戒処分はどのようなものだったのか。「実際のところ、よく覚えていません。ただ、法務チームが1週間、私の研究室でさまざまな調査を行った後、私が直接責任を負うことはないと判断しました」と彼は答えた。私はまた、1983年の米国やオーストラリアで、献血と提供精子にHIVが混入している懸念が高まっていたことを知っていたかと尋ねた。知らなかったと彼は答えた。では『JAMA』や『NEJM』のような医学雑誌で、ドナーの精液にHIVが混入していたという記事を目にしたことがあるかと尋ねた。ない、と彼は答えた。

私は他にも、ウェストミードのスタッフが患者に、HIV／エイズの致死率はわずか10パーセントだと伝えたのは本当かと訊いた。また感染者には感染経路の可能性を（伝えたとすれば）どのように伝えたのか、新生児病棟でノーリンの母乳を与えられていた赤ん坊は全員検査を受けたのかとも質問した。彼はこのいずれにも「分かりません。私は科学者であり、患者を診ていたわけではありません」と答えた。

彼はメールの最後に「私はジョージ・クリフに訴えられましたが、裁判にはなりませんでした。法務チームが私に責任はないと判断したからです」と書いていた。[22]

図書館の別の資料にも目を通した。１９８４年11月に発行された、ニューサウスウェールズ州法改正委員会の製本された報告書だ。その前年、委員会は州の司法長官から、ヒトの人工授精および不妊治療産業全般（体外受精、代理出産、その他の不妊治療など）に関する法整備の必要性を報告するよう要請されていた。

法改正委員会は、ニューサウスウェールズ州で実施された「人工受胎とヒトの人工授精」に関する報告書を審議資料とした。この資料が発表された１９８４年は、ジョン・タイラーによれば、「ニューサウスウェールズ州で精子提供を受けた女性が事実上の死刑宣告でもあるＨＩＶ陽性だと初めて判明し、政府によるクリニック閉鎖のきっかけとなった年」だった。だが、この報告書にそうしたことは書かれていなかった。この報告書が作成される際、相談役を務めていたのがジョン・タイラーだった。私は彼に「ウェストミードで提供精子によるＨＩＶ感染が起きたことを、法改正委員会に報告しましたか？」と訊いた。

「そのために、私はこの件に関わることになった」と彼は言った。「あるいは、女性週刊誌が私の実施した精子提供《D》による人工《I》授精を調査していたからだったか」

法改正委員会の報告書に携わった相談役の３分の２（13人中９人）は不妊治療の専門家で、そのひとりがダグラス・サンダースだった。そのころ、彼はすでに私を含む多数のドナーコードを破棄したと見られるクリニックを創設していた。彼も相談役のひとりだったのだ。

　こうした状況を踏まえれば、委員会の判断にも合点がいく。彼らは「ドナーによる人工授精の倫理的かつ効果的な実施を、医療専門医に委ねることは正当である」と報告した。つまり、ＤＣに法の介入は不要ということだ。「ドナーによる人工授精の実施に関して、社会が細かな規制を導入するのは控えるべきである。当委員会は、病院や医療関係者による人工授精について、社会的に容認できないと見なされる慣行や行為はないと認識している」。法改正委員会はこう結論づけていた。[23]

　不妊治療中の女性をＨＩＶウイルスに感染させたのは、オーストラリアの医師だけではなかった。数年後に『ＪＡＭＡ』に掲載された新たな論文によれば、１９８６年以前、米国とカナダの５つのクリニックだけで数百人の女性が、ＨＩＶ陽性のドナーの精子で治療を受けていたそうだ。具体的にはカリフォルニア州、アリゾナ州、バンクーバーだ。ＨＩＶ陽性の５人のドナーが、これらの州や都市のクリニックに精子を提供していたということだ（この数字は論文の引用であり、実際にクリニックに精子を提供したＨＩＶ陽性のドナーの合計、あるいは提供精子にＨＩＶが検出されたクリニックの合計とは限らない）。これらＨＩＶ陽性の５名のドナーだけでも、彼らの精子で人工授精を行った女性は２３０名に上る。平均して１人のドナーから46名の女性が授精した計算だ。この２３０名の女性のうち、ＨＩＶ検査に同意したのは１９９名だという。そのうち７名が１９９５年の時点でＨ

ＩＶ陽性だった。[24] 検査を受けなかった31名の中で、すでに亡くなっていた女性、その後亡くなった女性はいなかったのだろうかと考えてしまう。

ＨＩＶ陽性となった7名のうち、人工授精で子どもを作った女性はいなかった。

この論文は、提供精子によるＨＩＶ感染が「女性にとって深刻な脅威となり得る」と結論づけていた。また、公的な保健政策には「１９８６年以前に遡及し、ＨＩＶに感染していた精子ドナーおよび人工授精を受けた女性の特定を義務付ける……ことを慣例とすべきである」と提言されていた。

私はクリニック20での母の治療履歴を調べていた。ロイヤル・ノースショア病院から持ち帰ったものだ。ほとんど何も書かれていないページが目に入った。だがまったくの白紙というわけではない。それは別の施設であるシドニーのカトリック系病院、セントビンセント病院免疫科の書類だった。上部の小さな表には、母の名前とその専門医である、ダグラス・サンダース教授からの説明が書かれている。日付は１９８５年7月。母は「レトロウイルス（ＨＩＶウイルス）」の検査を受けていた。ノーリン・クリフがＨＩＶ検査を受けた1カ月後、母も検査を受けていたのだ。結果は陰性だった。

ダグラス・サンダースは自著の1ページ目に、ある作品を引用していた。彼はＦＳＡの歴史の冒頭に、ノーベル賞作家ウィリアム・フォークナーの有名な一節を選んでいた。

そこにはこう書かれていた。「過去は決して死なない。過ぎ去ってすらいない」

# 13　記録破棄と金銭の授受

そのとき私は3歳だった。紺青のベルベットのワンピースは胸元が明るい色の刺繍《ししゅう》で飾られている。豊かな髪が顔にかからないよう、リボンでまとめられている。これは結果的に良い選択だった。私は前かがみになり、誕生日ケーキのろうそくを吹き消していたからだ。

その瞬間、私の視線はカメラから逸れ、子どもらしく目の前のごちそうに目を奪われていた。テーブルを囲む他の子たちも皆同じだ。私の後ろには数名の大人が笑みを浮かべて座っており、母もそのひとりだった。そして、私のドナーコードを破棄した看護師もその中にいた。

ダイアナ・クレイブンは、ロイヤル・ノースショア病院内にあるクリニック20の看護師だった。私が生まれた１９８３年まで、彼女は実はクリニックで唯一の看護師だった。[1] 彼女と母は仲が良かった。そもそもふたりは同じ病院の看護師だったし、母はその病院の不妊治療クリニックに通っていたからだ。クレイブンはその日の別の写真にも写っている。髪はダイアナ妃に似たショートカット。淡いクリーム色のタートルネックに、グレーのコーデュロイのオーバーオールを合わせていた。あの日、ケーキとプレゼント交換の包みの陰には秘密があっただなんて、まるで昼のメロドラマだ。

母は私が不妊治療の記録にアクセスするのを許可しただけでなく、手がかりになりそうな情報も与えてくれた。ダイアナ・クレイブンのことを教えてくれたのは母だった。おぼろげにだが、彼女は親切な人だったという記憶がある。そこで電話番号をたどることにした。クリニック20はドナーコードを完全に破棄してしまったのか、それとも詳細を知るための別のルートはないのかを訊こうと思ったのだ。また、彼女が何らかの情報を覚えていないかも知りたかった。子どもの頃以来クレイブンとは話していなかったが、彼女ならきっと助けてくれるだろうと思っていた。この気持ちは成長を見守ってくれた近所のおばさんや、または親の親しい友人に寄せる信頼に似ている。

覚悟を決めるまでには時間が必要だった。母から出生の事実を告げられた8カ月後、２０１１年の最終日に、クレイブンに電話をかけた。彼女は電話に出た。

クレイブンは思いやりのある人だった。私はなぜ電話をかけたのかを慎重に説明した。彼女が助けてくれることを願っていた。クリニック20のドナーコードはすでに破棄されているが、何か覚えていないだろうか？　たとえわずかであっても、手がかりをもらえないだろうか？

「いつかこんな電話がかかってくるんじゃないかと思っていましたよ」とダイアナ・クレイブンは言った。「親しかった他の女の子たち（クリニック20の患者のことだ）も数名、同じ状況でしたから」

ダイアナ・クレイブンは私の電話には驚かなかった。この日を見通していた。コードが破棄されていたことも、それが間違っていることも知っていたのだ。

「当時は情報を保持しないのが最善だと思われていたんです」と彼女は言った。私は黙ったままだった。「それが正しくないと思う人々もいましたが」。クレイブンはそう打ち明ける。ここから興味深い話が始まった。「あなたのお母さんが治療を受けたとき、私がドナーを選んだのです」と彼女は言った。

私の誕生日にサンドイッチに手を伸ばしていた女性が、私を作っていた。選んだのは両親ではなかった。彼女がストローを選択して私だけの遺伝子が作られた。彼女が組み合わせを選択し、あらゆるサラという可能性から私という組み合わせが生まれていた。私は衝撃を受けた。ダイアナ・クレイブンは、自分がどれだけ重要なことを話しているかに気づいてすらいなかった。

もし私のような人間が大量生産される心配がなく、予防し得る病気で死ぬ心配もなく、半分きょうだいと寝る心配もなく、精神衛生上の心配もなかったら――つまり、自分の真実に重大な危険が潜んでいなければ――第三者であり、育ての親ではないドナーに会うべきではないと私も思っていただろう。だが実際は心配だらけだ。あらゆる可能性の中から自分を作り、自分という存在を確かにするその人に、私たちは会ってはならないことになっている。私たちがどんなにドナーを必要としても、ドナーが同じように私たちを必要とすることはない。

ダイアナ・クレイブンはまだ話していた。「私たちは（社会的な）お父さんの身体的特徴を基に（ドナーを選択）しました。当時、ドナーは皆、医学生か大学生でした。現代のドナーとは違います」と彼女は言った。またこの話だ。慰めのつもりなのだろう。だが自分の実の父親が繁殖用のエリート集団から選ばれたと知るのは、本当に嬉《うれ》しいことなのか――私にはよく分からない。「数名、可能性のあるドナーがいます」。ダイアナは考え込むように言った。「そのうちの1人があなたの探している人かもしれません」。彼女はある言葉を出さなかった。彼らは決してその言葉を使わない。誰一人として、「実の父」「実の母」とは言おうとしない。皆「ドナー」という言葉を使う。だがそれは真っ赤な嘘だ。お金をもらっているなら、〝寄付者《ドナー》〟とはいえないからだ。

「彼らには対価が支払われました。1回の提供で20ドル、60ドルだったかしら、いえ、確か10ドルでしたね」とダイアナ・クレイブンは言う。対価が支払われても〝ドナー〟なのだから紛らわしい。
「だから妥当な金額なのです。お金は報酬ではなく〝費用〟として支払われていました。今もそうじゃないかしら」

その通りだ。

オーストラリア準備銀行のインフレ計算機によれば、当時はたとえ10ドルとはいえ小銭以上の額だった。１９８２年の10豪ドルは２０２０年のレートで換算すると36豪ドルに相当する。パブでビールが数杯飲める金額だ。貧乏学生なら友人と一晩過ごすこともできる。また１９８２年の60豪ドルは、２０２０年なら２１７豪ドルになる。家賃の安い学生向けシェアハウスなら、全額とまではいかないまでも、ほぼ１週間分の金額を賄える。１人の男性がオーガズムに達しただけだというのにだ。

今日の相場は、精子と卵子のどちらを提供するかで変わる。またクリニックや国によってもまちまちだ。例えばオーストラリアでは、２００６年に精子を10回提供したという男性と前に話をしたところ、毎回１００ドルが支払われていたという。２０１５年には、オーストラリアの不妊治療ビジネス、シティー・ファーティリティー・センターが、卵子ドナーに一律５０００ドルを支払っていたと報じられた。〝寄付〟というには大きすぎるこの金額に、提供を促す〝餌〟になりかねないという懸念が上がった。[2]

米国のある研究によれば、卵子〝ドナー〟に最大10万ドルを提示する広告もあるという。卵子への支払いは、米内国歳入庁《IRS》の課税対象だ。[3] 卵子は精子や血液と異なり、体内で定期的に作られるわけではない。女性は赤ん坊として生まれたときに最も多くの卵子を持つが、その数は年を経るごとに減少する。米国政府はＩＲＳを通じて、女性がかけがえのない人体組織を売ることから、じかに分け前を得ているのだ。

こうした産業の産物である私から言わせれば、問題は、金銭はすべて餌になるということだ。額の大小は関係ない。また自分のＤＮＡに値札がついていると知って、いい気分がするＤＣ児は当然いない。子どもは売買されるものではない。それにはＤＣではなく、人身売買という言葉がある。配偶子を提供したいなら、必要な知識を得て同意したひとりの大人として提供すればいい。ただし、金銭の見返りを期待するべきではない。そのヒントは〝寄付者《ドナー》〟という名前にある。オーストラリアでは、献血に金銭は支払われない。それが人の命を救うものであってもだ。これは「最も安全な献血とは、リスクの少ない人々による自発的な無償供血である」というＷＨＯの方針とも合致する。[4]この勧告は決して新しいものではない。ＷＨＯは１９７５年以来、すべての献血を自発的な無償供血で得られるよう、世界各国に呼びかけている。

オーストラリアでは血液は人体組織と見なされる。採取後にビスケット2、3枚くらいはもらえるかもしれないが、それ以上はなんであれ、問題が生じる。献血が無償だというなら、同じ理屈でＤＮＡも無償であるべきだ。もし自分のＤＮＡや子どもを金銭的な報酬なしで手放すことが財布や健康に大きな痛手を与えるというなら、すべきではない。これらは完全に任意の行動なのだから。

２００２年に国内で制定された「ヒト生殖クローニング禁止法」によれば、卵子や精子、胚の提供への「有価の対価」は支払いが禁じられている一方で、ドナーに発生した「合理的な費用」の支払いは認められている。[5]「合理的な費用」の定義は明確でなく、金額の上限もない。また各州には、人体組織法（人体組織の取引について定めた法律）という法律もある。オーストラリア法改革委員会によれば、条項は各州とも「実質的に類似」しているようだ。[6] ニューサウスウェールズ州の人体組織法でも、ドナーは自分の人体組織を売買してはならないと規定しているが、「その組織の摘出に伴う」「費用」の払い戻しは認めている。[7] 精子ドナーの場合、ポルノを見たり自慰行為をしたりすることに何の費用が発生するかは理解に苦しむ。

　これらの法は、費用の払い戻しとドナーへの報酬は違うと主張しているが、ここにもやはり穴がある。国立保健医療研究評議会《NHMRC》がDCの費用に何を含めているかを知れば、その主張はますます怪しいものに見えてくる。NHMRCの倫理ガイドラインには、またしても憂慮すべき抜け穴が含まれるからだ。

「オーストラリアでは現状、配偶子の提供は利他的でなければならず、ヒトの配偶子の商業取引または、直接的あるいは間接的な誘引を図ることは法により禁止されている。これはドナー（特に卵子ドナー）からの搾取という潜在的な懸念および、あらゆる当事者にとっての潜在的なリスクを考慮したためである」と倫理ガイドラインに書いてある。一見、悪くはなさそうだ。だがよく見てほしい。

「直接的あるいは間接的な誘引は法によって禁じられているが、提供に直接関わる費用を自己負担したことを証明できる場合は、払い戻しをすることが合理的である」とも書かれている。[8] これには精子や卵子を提供する前後の医療費や、カウンセリング費用も含まれる。また、国内への旅費や宿泊費も含まれる。配偶子提供ツアーでもするのだろうか？

２０１０年、オーストラリア上院は、実際にオルベリー生殖医療というクリニックが精子の提供と引き換えに、往復分の航空費、2週間分の宿泊費、そして1日150ドルの手当を含む費用一式をカナダ人男性に提供したと報告した。[9] 報告書によれば、「費用は当時の総額で約7000ドル相当と推定される」。問題は、NHMRCそのものが「この費用提供を倫理的に監督する立場に関与していた」ことだ。NHMRCは6カ月に及ぶ「調査」の後、これを容認したと『オーストラリアン』紙は報じている。[10]

さらに異様なのは、配偶子の〝ドナー〟(というにはますます滑稽になっているが)が提供のために無給休暇を取得した場合、収入の損失が補償されるということだ。NHMRCの倫理ガイドラインにそう書いてある。つまり、ドナーが治療や検査、採卵、精子の採取、カウンセリングなどを行っている間、実質的には不妊治療業界が給与を支払うことになる。不妊治療は業界で唯一の国家的ガイドラインの中で、ドナーの雇用者になることが認められているというわけだ。私には、これは州法や連邦法の禁止事項に極めて近いグレーゾーンのように思われる。

オーストラリア政府は米国政府のように、人体組織を提供した個人に支払われた費用に課税しているのだろうか。人体組織の売買を(米国と異なり)国で禁じているにもかかわらず、これを財源としているのだろうか。オーストラリア国税庁がこれを監視しているかも気になったため、じかに問い合わせた。同庁の広報担当者は感じが良く、私の質問にもまったく驚かなかった。彼が各担当に問い合わせてくれたおかげで、興味深い回答を得られた。

「払い戻しについては、配偶子のドナーとそのレシピエント間での取り決めとなります」と国税庁の担当者は答えた。[11] あきれた話だ。個人間の取り決めだとすれば、クリニックがドナーに給与補償をするよりもさらに不透明で、規制もされにくくなっているだろう。お金が個人から個人に渡る

——その流れを果たして誰かが監視しているのだろうか。

話題はその後、国税庁の得意分野である所得報告に移った。

正式な雇用主からの給与と異なり、それ以外の他者から無給休暇の補償を受け取る場合は源泉徴収されないそうだ。したがって、「休暇による減額分の払い戻しの場合、支払われた金額は通常の所得として扱われます。ドナーは所得税の申告に含める必要があります」と担当者は説明する。

オーストラリアで配偶子提供から得たお金を所得税の申告に含めたというドナーには、男女を問わず一度も会ったことがない。

クリニック20の元看護師であるダイアナ・クレイブンは——少なくとも最初の電話で話したときには——あらゆる質問に答えてくれた。

「赤ちゃんが健康に生まれたと分かったら、ドナーコードはすぐに破棄されていましたね」と彼女は事も無げに言った。「身元を特定できないよう、切り取りました。いい結果にはならないと、情報を削除するべきではないと、心の底では分かっていました。（でも）ドナー側とも身元は特定されないという約束があったんです」

それから、彼女は記憶から掘り起こしたドナーコードを教えてくれた。彼女の記憶には2つのコードがあった。そのどちらかを私の記録から切り取ったかもしれないと思ったそうだ。

「AFH」と彼女は言った。「彼は髪の色があなたのお父さんと似ていたんです。理系の学生で、20代前半の若い子でしたね。もう1人、ADZという候補もいるけれど、可能性は低そうです。彼が別の友人のドナーなのは確実なんです。今でもよく覚えています。（でも）より可能性が高いのはＡＦＨですね。彼の名前は思い出せないのだけれど」

ＡＦＨ。彼がドナーなのだろうか。この文字には何か意味があるのだろうか。アンドリュー(Andrew)、または姓がハリス（Harris）だったのかもしれない。クリニック20のコードはランダムで、名前とは何ら関係ないことは分かっていた。だが文字から浮かんでくる連想は抑えられるものではない。ＡＤＺ？　アダム（Adam）なんとかだろうか？　2つのコードを夢中で書いた。「Ｚ」がはっきりしないのがやや気になったが、紙に穴が開かないのが不思議なくらいに何度も何度も書いた。その後、湧き上がる感情はすべて脇に置き、再び質問リストに話を戻した。ダイアナはなんでも話してくれそうだった。他に何を訊けばいいだろう？

「コードの破棄は誰の指示だったんですか？」

「サンダース教授がコードを破棄するよう指示していたと思います」とダイアナ・クレイブンは言った。「でも当時のオーストラリアではどこでも行われていましたよ」。これには驚いた。

「サンダース教授は素晴らしい方ですよ。私から電話して、コードについて訊いてみましょうか。それならドナーコードの一覧も見られるかもしれませんし……コードを確認できれば、おそらく（育ての父親の）身長や髪の色と照合できると思います」

「彼は許可するでしょうか？」おそらく無理だろうと思いながら尋ねた。

「私は今でもダグと連絡を取り合っているんですが」と彼女は落ち着き払って言った。「私たちはいい関係を維持しています。私から尋ねれば、誠実に答えてくれるでしょう。数週間ほど待っていてもらえますか。できるだけ早く連絡しますね」

「お願いします」と、さも期待しているかのように私は言った。実際はサンダースが歓迎するような話とも思えなかったが、そこまで言うつもりはなかった。

「私とダグはさまざまな経験をしながら、長い道のりを共にしてきました」と彼女は言う。「もう以前のようにはいきませんが、昔は耳を塞いで問題が過ぎ去るのをただ願っているような、おめでたい時代だったのです」

だが当然、問題は過ぎ去らなかったし、私という存在が消えたりもしなかった。


ダイアナ・クレイブンは、オーストラリア中のクリニックがドナーコードを破棄していたと言っていた。一体なぜその事実が明るみに出なかったのか。では、コードはさらに広い範囲で破棄されていたということだろうか。赤ちゃん製造工場が――そしてその多くは公的な施設であるのに――誰をどれだけ繁殖させてきたか、なぜ世間から隠し通せたのだろう。なぜこうした人々がずっと医療に携わり、崇拝され続けてきたのだろう。なぜ国の不祥事にならなかったのだろう。

だが、問題はオーストラリアのクリニックに留まらなかった。状況は昔も今も、さらにひどい。

私は現在、DCで生まれた世界中の人々とつながっている。米国、英国、ニュージーランド、カナダ、南アフリカ、オランダ、ベルギー、ポルトガルなど、その数は数千人にも上る。私たちは皆成人している。このグループには、近年ニーズの高まる輸入先に頼って生まれた若いDC児は含まれない――ネパールやウクライナ、メキシコ、インド、カンボジア、タイ、ギリシアなどの比較的貧しい国々は、裕福な外国人がDNAや身体の一部を採取する格好の対象となっている。

私はまた、世界には多数の類似点があることを発見した。国は違っても、不妊治療クリニックはどこも同じような対応をするということだ。疑わしい話からほぼ嘘だと分かる作り話まで、皆が同じような言い訳をされていたのだ。

私はある日、DC児のオンライングループで質問した。「この中で自分の記録を破棄されたという人はいますか？　その場合、いつ、どのように破棄されたかは分かりますか？（焼却／水没／シュレッダーなどのすべてを対象とします）」

多数の回答が押し寄せた。

ずっと昔にすべての記録を破棄されたという人、またさらに不幸なことに、不妊治療医が初めから何の記録も残していなかったという人もいた。

「クリニックはあえて記録を残さないようにしていたので、破棄されるような記録もありませんでした……両親は医師に自分たちの要求を伝え、医師は社会的な父に似た私を作ることで、まるで全能の神のような役を演じていました」――米国、ミズーリ州。

「彼らはドナーの記録をほぼすべて削除し、それについて何の説明もしませんでした。私は情報を得ようとして2年前に彼らに連絡しましたが、記録がないと認めたのは1年以上が経ってからでした……最終的にはドナー登録書の手書きの原本が見つかりました。ドナーが書いたものです。でもそれ以外は、彼の手がかりも私の出生記録も何もありませんでした」――ニュージーランド、オークランド。

「記録があっても、ごくわずかと聞いていました。仮にあったとしても、今頃はとっくに破棄されているでしょう……両親は2人とも、精子提供のことなど何も知らないと言っていました。あたかも自分たち2人が私を生んだものと思い込もうとしていたんです」――米国、ミシガン州。（育ての親が2人して嘘をつくことは珍しくない）

DCの記録がないことについて、もう1つのよくある、そして世界共通の説明が焼失である。

「クリニックが不正行為で調査されているとき、記録を保管していた部屋で〝火事〟がありました……私はその火事の報告書と調査書のコピーを入手しました。報告書は電気系統の問題から発火した可能性があると主張していますが、結局よく分からなかったようです。2003年の出来事です。調査がどうなったのかも不明なままです」――米国、ロサンゼルス。

「不妊治療医が退職した後、彼の妻がファイルを破棄していました。焼却処分です。その医師は開業医でした（医師の妻もその病院で働いていました）……病院の元助手から聞いたのですが、彼がまだ勤めていた頃、医師は自分たちに（事故など）何かあったら、記録をすぐに破棄するように指示していたそうです」――ベルギー、アントワープ。

「（不妊治療医が）退職してから数年後、彼に問い詰めました。彼は記録のほとんどを暖炉で燃やしたことを認めました」――オランダ、ロッテルダム。

世界中の貴重な文書が炎に包まれている。だが、業界が見舞われる災難は火だけではないようだ。反対に、水の問題もある。

「私がDCで生まれたと知る前に、（不妊治療医は）不幸にも亡くなっていました。彼の妻と話したところ、記録は車庫で水浸しになってしまったと言われました」――オーストラリア、メルボルン。

「私の記録は浸水して台無しになり、ごみ捨て場行きになったそうです……高等法院裁判官は、医師のこの発言を疑わしいと思っていたようですが。これはロンドンのハーレー街52番地での出来事です」――この英国の医師は、DCの支援者として名高いジョー・ローズだった（ハーレー街は一流の開業医が多いことで有名）。

それから、これら3つを兼ね備えた言い訳もある。

「1996年の数カ月でクリニックに3回電話をしたのですが、それぞれ、火事があった、洪水があった、そして『保管する理由がないため、15年後に破棄した』と言われました。でも2013年に医師のもとを訪れたら、記録は取り出しておいた、何も破棄していないし、ここにある、と言うんです。私の記録はそこにあったのです（私に渡してはくれませんでしたが）」――オーストラリア、ブリスベン。

「私も」と、同じくブリスベンに住む別の女性が発言した。

「あなたもクリニックで矛盾した返答をされたんですか？　火事だ、洪水だ……いや、ここにある、と？」と彼女に尋ねた。

「ええ。あとは『あなたは私たちの患者ではないので、何もお答えできません』という、予想通りの答えでした」


こうした出来事はいずれも、地理的には遠く離れた場所で起きている。それなのに、記録をなかったことにしようとする手段はどれも似ていて、まるで同じ町かと思うほどだった。

私としては、何か裏があるというより、手違いだと思いたい気持ちがずっとあった。だがめったにないはずの、それなのに各国共通の〝原因〟がこうも多発し、かたくなに自分たちが作った赤ん坊の記録を開示しようとしない不妊治療医を見ると、その気持ちが揺らぐことがある。彼らは互いに情報交換でもしたのだろうか？　繁殖の効率を上げ、書類仕事を最小限にするやり口でも学び合ったのだろうか？　今日も同じことをしている医師がいるのだろうか？

私はダイアナ・クレイブンから、ダグラス・サンダースとドナーコードの話をしたという電話がくるのを待った。待ち続けた。せっつくのは嫌だった。

数カ月後、とうとう耐えきれなくなり、また私から電話をかけた。クレイブンは電話に出なかった。その後、彼女が留守番電話に残したメッセージに私は困惑した。彼女は自分の勘違いだと言っていた。AFHもADZも私のコードではない、IVFオーストラリアが私のために最善を尽くしてくれていることを信じなさい、と告げていたのだ。

彼らがそう伝えるように仕向けたのだろう。まさに予想通りだった。

だがこれで前にも後ろにも進めなくなった。そこで、私が直接話せば、留守番電話よりはまともな情報を聞けるはずだと信じることにした。最初の電話から4カ月半後、再び彼女に電話がつながった。忘れないように、質問もメモしていた。サンダースはなんと言ったのか？　コードはしっかり覚えていたようだが、発言を覆したのはなぜなのか？　もしまともな会話が成立しないと感じたら、こう訊くつもりだった。私があなたの娘だったら、このことをどう感じるのか、と。

私はまず、ドナーコードを勘違いした理由から尋ねた。彼女は「私の中では、あのコードのどちらかがドナーだと思っていたんです。でも彼らの記録を調べて、彼らのはずがないと分かったんです」と答えた。

「なぜですか？」

「調べてくれた女性と話しました。あなたも話したことがあるんじゃないかしら」

メアリーのことだった。私がIVFオーストラリアで最初に話した人物だ。

「関連する日付を彼女がすべて確認したところ、私が考えていたドナーがそのいずれの日にも使われていないと分かったんです」

「ああ、分かりました。でもこれは伝えておきたいのですが」と私はきっぱりと言った。「私は彼らから、私が受胎された日は1人のドナーも使われていなかったと聞きました。彼らはそもそも記録していないんです」

「そう、その記録が彼女の……彼女が探していたものなんです」。ダイアナは口ごもった。「私たちが精子サンプルを使ったときは、用紙に記録するようになっていたんです。銀行が在庫管理をするようなものですよ。サンプルは在庫から使われますからね」。よくここまで言葉が出てくるものだ。「彼女が調べたときはそれらの用紙が何らかの理由で、多分配置換えなどで違う場所に置かれてしまって、確認できなかったんです。でも、また連絡してくれると言っていましたよ」

メアリーはそうは言っていなかった。彼女は調べた書類に漏れがあったとは言わなかった。彼女は自分と泌尿器科の専門医とで、二度の治療周期に含まれるすべての日付の書類を、二度調べたと言っていたのだ。「もしメアリーがその日付に対応する記録を何か見つけたら」とダイアナは続ける。「直接見ないと分からないので、私が彼女のもとに行って記録を確認し、署名が（精子の使用契約を締結した）私のものかを確かめようと思います」

「候補は何人くらいになりそうですか?」と私は尋ねた。もしさらに多くの用紙が発見され、ダイアナ・クレイブンがそこに自分の署名を見つけた場合、絞り込むのがより難しくなるのではないかと思ったのだ。「3人、4人、5人ほど?」

「そうね、4、5人ほどかしら」とダイアナは言った。

「なるほど。それでその後は？」

「私たちは消去法で探していくつもりです」とダイアナは言った。「私が署名を確認したら、彼らがドナーに連絡します。もしドナーが――」

「ええ、分かっています」。私は話を遮った。「すべての決定権はドナーにあるんですよね。よく聞いています」

「そうね、彼らは精子を提供した時点で、そう言われていましたから。この先決して――」

「それも聞いています」。私は再度口を挟んだ。理解し難い言い訳をされたところでどうにもならない。そんな話を何度も聞く時間はない。「つまり、メアリーはもうすべて探したと言っていましたが、あとは彼女が何を見つけられるかにかかっているということですよね」

「そう、その通りよ」。ダイアナ・クレイブンはにこやかに言った。「今、力を尽くしてくれているはずよ」

「サンダース教授と話すともおっしゃってましたが」と、私はさり気なく言った。「彼はなんと言っていましたか？」

「ええ、話しました。メアリーを紹介してくれたのは彼です」

「では、彼自身は何も言わなかったのですか？」

「彼は、メアリーがすべての調査を担っていると言っていました」

「ダグラス・サンダース教授は、私がドナーを探すのに前向きな様子でしたか？」と私は訊いた。

「ええ」と、ダイアナは力強く言った。「とても前向きでしたよ。ですが、あなたも知っている通り、彼らが拒否すれば接触できないことになっています。その場合、教授には何もできません。これは当時に決められた約束なの」。これは大きな抜け道だ。彼らが本当にドナーに尋ねたかどうかはもちろん、公正な方法で尋ねたかどうかは私には分からない。これまでの経緯があるのに、彼らを信用できるはずがない。

「メアリーはいつまでに連絡するか、期限を決めていましたか?」

「いいえ。でも彼女は最善を尽くしてくれています。連絡が来たら――あら、ちょっと待っていてね」とダイアナは言った。少しの間があって、また電話に戻ってきた。「ごめんなさいね、サラ」

「そろそろ失礼することにします。お忙しいでしょうから」と私は言った。この会話からはこれ以上何も得られないことは明らかだった。

ダイアナは何か分かったらすぐに連絡すると言った。彼女からその言葉を聞くのは、これで2度目だった。

## 14 機能しないマッチングシステム

ＩＶＦオーストラリアからは回答を得られない。ダイアナ・クレイブンの経路は断たれた。他に何ができるだろうか？

ニューサウスウェールズ州政府には〝登録〟というシステムがあり、その中には〝任意登録〟もあることが分かった。

任意登録は、ニューサウスウェールズ州で２００９年12月31日以前に生まれたＤＣ児のための制度だ（これには私たちの大部分が含まれる）。２０１０年以降は、同州で生まれたＤＣ児の精子・卵子・胚ドナーの身元情報が一律で登録システムに記録され、州政府によって管理されることになっている。情報を提供するのは、不妊治療クリニックだ。運良く２０１０年以降にＤＣで生まれた子どもは、18歳以上になれば登録システムでドナーの身元情報にアクセスできる。つまり、本書刊行の２０２１年時点では、ＤＣ児が登録システムに問い合わせた回数はゼロである。

２０１０年より前に生まれた私たちが使えるのは、任意登録のみだ。

あなたが２００９年12月31日以前に生まれたＤＣ児だと知った場合、申請用紙に記入すれば任意登録ができる。するとニューサウスウェールズ州がその情報を不妊治療クリニックに〝確認〟し、彼らにドナー情報を要請する。このとき、一致するドナー情報がクリニックに残っている場合は運がいい。一致する情報がない場合は申請者の情報だけが登録システムに残る。そこから家族とつながる見込みはあまりない。それどころか、ほぼ皆無と言っていい。

とはいえ、もしドナーが任意登録のことを知り、自分も登録しようと行動を起こし、実子かもしれない人物との接触に前向きだったとする。その場合、政府職員がドナーとDC児をマッチさせ、何らかの形でのコミュニケーションが実現する可能性もある。DCで生まれた半分きょうだいの場合も同じだ。

私は任意登録のことを知ったとき、警戒すべき事項もあるとは思いつつ、それでも重要な制度だと思った。生産的だし、公的な制度だし、それに自分で行動できるからだ。私は申請用紙に詳細を記入した。ペニシリンアレルギーと軽い喘息《ぜんそく》を患っていることも書いた。「AFH」というドナーコードも載せ、「記録管理がずさんだったため不正確な可能性があります」と書き添えた。2012年12月、州政府から正式な受領通知が送られてきた。その後は音沙汰なしだった。

これと同じ時期、IVFオーストラリアのウェブサイトを調べてみた。不妊治療の大手企業であるので、倫理委員会が設置されている。委員会は「不妊治療の臨床について、倫理的側面からIVFオーストラリアに提言を行い」、また「地域社会の視点に寄り添って患者への処置と自社の研究が行われる」ことを保証するそうだ。

IVFオーストラリアの倫理委員会を構成するひとりが、ダグラス・サンダース教授だった。ダイアナ・クレイブンの名もあった。

２年後の２０１４年、ニューサウスウェールズ州保健省の官僚と話をした。気さくな人だった。彼女に、私が以前、保健省の任意登録に申請書類を送っていることを伝えた。受領通知には、州政府が私の生まれた不妊治療クリニック（現ＩＶＦオーストラリア）に詳細を送り、一致するドナーがクリニックにいるかどうか、他の情報はないかを確認すると書かれていた。[1] その後は何も連絡がない。政府はＩＶＦオーストラリアから私についての情報を受け取っているのだろうか。

彼女が確認したところ、妙な答えが返ってきた。

「ドナー情報を請求するあなたの申請書は未開封のまま、送り先不明として（ＩＶＦオーストラリアから）返送されていました」と彼女は言った。申請書が送られた先は、あの国道沿いの輝く大きなビルで間違いないかと訊いた。間違いないそうだ。ＩＶＦオーストラリアはずっとそこに立っていた。移転もしていない。保健省は彼らの連絡先を知っていた。それなのに、なぜ申請書が返送されてしまうのか。[2]

「保健省では再確認をしなかったため、申請書も再送しなかったのです。受領連絡の後に続報がなかったのもそのためです。あなたの情報をシステムに登録する手続きが滞っていたようなのです。２年も経っているというのに進展がなく、申し訳ありません」と彼女は言った。

身元の特定をめぐるこのオーウェルのディストピア的情報操作にしばらく対処していると、しまいには皆が疑わしく思われてくる。誰だってそうだ。

すでに２年が経っていた。私が家族を探すために利用できる唯一の公的制度は、何の役にも立たないどころか、肝となる登録業務さえ行っていなかった。しかも政府は、私が確認したからそれに気づいただけなのだ。今から何ができるかと彼女に尋ねた。IVFオーストラリアからの確認がなくても、私を登録してもらうことは可能だろうか？

「申請書を受け取ったばかりということにして、もう一度IVFオーストラリアに送付します」と彼女は言った。「任意登録はされます。但し書きのあるドナーコードも一緒に」

2015年、私はABC局で、ある調査ドキュメンタリーを制作した。『バックグラウンド・ブリーフィング』というラジオ番組の企画で、「ドナー探偵」というタイトルだ。公的制度や医療専門家が十分な義務を果たしていない中で、オーストラリアのDC児が実親や兄弟姉妹をいかに独特な方法で突き止めるかを追った内容だ。この結果はオックスフォード・ジャーナルの学術誌『ヒューマン・リプロダクション』で言及された[3]（番組が取り上げたのは私ではなく他の人たちだが、話の中ではDCで生まれた私の経歴も公表した）。

この番組で、ケイ・デッカーという、DCで生まれた西オーストラリア州の女性にインタビューを行った。西オーストラリア州は、2015年の時点ですでに任意登録システムがあった3つの州のひとつだった。

ケイの情報はすでに任意登録されていたが、10年間、誰ともマッチしなかった。自分が生まれたクリニックと不妊治療医の名を知るのみだった。記録はすでに破棄されていたからだ。その後、彼女はDC児のためのオンラインフォーラムにたどり着く。サイトの運営者はアダム・クインリバンという、同じ西オーストラリア州の男性だった。

「その後アダムからメッセージがありました。担当医がコリン・ダグラス・スミス医師だったという子どもは多くないので連絡した、君の情報を聞かせて、と言われました」。ケイはそう語った。

「基本的な情報を伝えた後、たわいない会話が続きました。私たちの情報はよく似ていて、それが私たちの知るすべてでした。そこでアダムが、『DNA鑑定を受ける気はない？』と訊いてきたんです。彼はもう受けていました」

こうして彼女はDNA鑑定を受けた。その結果、アダムとケイが半分血のつながったきょうだいだと判明した。ふたりはまったくわけが分からなかったという。お互いの年齢は5カ月しか違わない。それだけではない。アダムとケイは知り合う前から、同じ西オーストラリア州で任意登録済みだった。そこで14年間、誰ともマッチしていなかったのだ。ふたりとも、不妊治療クリニックからはマッチングに有効な情報を1つも提供されていなかった。つまり、政府としても何もできないということになる。ケイとアダムの情報は、10年以上もただデータベースに並んだままだった。

行政の積極的な働きかけがなければ登録する意義もないのでは、とケイもアダムも疑問視する。ケイによれば、ふたりがお互いを見つけた後でさえ、状況は変わらなかったそうだ。「（州の登録担当者によれば）もし新しく誰かが登録され、アダムや私の情報と類似点があったとしても、私たちをつなげることは決してないそうです」

「つまり、もしあなたの別のきょうだいが任意登録しても、情報が似ているというだけでは担当者はマッチングさせないということですか？」

「その通りです」とケイは言った。

記録が不十分だったり破棄されたりしていたとすれば、さらに望みが薄くなる。

私は仮定を見直すことにした。こうした任意登録が何らかの役には立っているという仮定だ。そこで、2010年より前に生まれた何千、あるいは何万というDC児にとっての唯一の公的なマッチング機関であるニューサウスウェールズ州政府に、これまでにマッチした任意登録の件数を尋ねた。

答えは1件とのことだった。制度が開始されてから1件である。私は番組内でもこのことを報道した。

私の状況から可能性を考えて、任意登録の件は忘れることにした。

数年後にこの本を執筆するにあたり、好奇心から再度、任意登録についてニューサウスウェールズ州保健省に尋ねた。

2010年より前に配偶子を提供したドナーのうち、任意登録者は何人いるのか、また、2010年より前にDCで誕生した人は何人が登録しているのかと訊いた。

2010年より前に同州で生まれた数千人のDC児のうち、2019年の時点で州に登録されている正確な任意登録者は、100人とのことだった。

わずかな数ではあるが、唯一の救いは、この数がドナーの登録者数（85人）と近かったことだ。実の子どもに身元を知らせたいと思うドナーもこれだけいたのだ。

任意登録に関する保健省への最後の質問は、これまでにドナーと子ども、または2人の半分きょうだいが何件マッチしたかということだ。「ドナー探偵」の放送から5年が過ぎた。今なら「1件」という数字が更新されているだろうと思っていた。

だが、政府は把握していなかった。

彼らの回答はこうだった。「ドナーとその子どものマッチング件数は、省で統計的に記録しているわけではありません。マッチングが成立した場合は関係者に通知され、彼らの同意に基づいて情報共有が行われます」

個人の公務員を責め立てたいわけではない。だが、マッチングのために設立された登録システムなら、マッチングが何件成立したかが業績評価の重要な指標なのではないか。

また、それならなぜ２０１５年には、これまで１件しかマッチングしなかったと答えられたのか。私は絶望した。生涯をかけてＤＣのどんな面を追跡したとしても、明確な答え、納得のいく答えが得られることはないだろう。

州政府は積極的に登録を呼びかけるでもマッチングをするわけでもない。中央政府が記録を照合するわけでもない。私には記録もない。支援者や味方もいない。できるのは、ひとりで手あたり次第に調査をすることだけだ。だから私は自分で精子ドナーを探すことにした。面白そうな響きだが、少しぞっとする。いざ始めてみると、精神的に疲弊した。

まず取るべき行動を決めると、その後２、３カ月は他に何もできなくなった。電話番号のある名前を１つ、２つ探し当てるものの、なかなか電話に踏みきれなかった。養子が実親を探すとき、独立した支援サービスやカウンセリング、正式な情報提供窓口が用意されているにはそれだけの理由がある。実の親かもしれない誰かの名前を探すには、心の準備が必要だからだ。その名前が書かれた恐ろしい紙や画面を直視するだけの強さもなければならない。ジャーナリストが誰かの物語を解き明かしていくのとは違う。知人に代わってドナーを探していると言うこともできない。こうしたことを確かめるには、自分の個人情報を見知らぬ誰かに明かさなければならない――それは大抵、かなり踏み込んだ個人情報だ。その情報をさらすということは、それだけリスクも高まるということなのだ。

あるとき、雑多なオンライン掲示板で、ひとりの男性を見つけた。彼は私が作られた頃、クリニック20に精子を提供したことがあるそうだ。彼が覚えていたドナーコードは、ダイアナ・クレイブンの記憶にあったコードと類似していた。だが、彼女が若干思い違いをしていた可能性はあるし、彼が間違っている可能性もある。それでも私は覚悟を決めた。彼に電話をかけ、さらに詳細を教えてもらうことにした。彼のことはポールと呼ぶ。

ポールによれば、彼は1978年と1979年に精子を提供したそうだ。「その後はエイズが原因で、80年代は提供が中止されたんだ」。彼は憤慨していた。「あれは恐怖に駆られた過剰反応だった。やつらは提供精子を全部捨てたんだ」

ポールは医学生ではなかった。工学を学び、その後はバスの運転手になったと言っていた。「昔、ロイヤル・ノースショア病院では精子を交換してたんだ」。彼はそう話した。

「交換」が何を意味しているのかは分からない。だが私に分かるのは、もしある男性の精子が本来とは別の場所で治療に使われ、それが一元的な記録で管理されていなければ、家族数の上限に達しても分からないということだ。ロイヤル・ノースショア病院では州外のクリニックにも精子を送っていたと聞いている。州によって家族数の上限に関する〝ルール〟(もともといい加減だが)は違う。たとえある州でそのルールに従っていたとしても、別の州では破っているかもしれない。その場合は言うまでもなく、兄弟姉妹をすべて追うのは不可能に近い。

「それで、心底不安になった。俺はあり得ないくらい浅はかだったんだ」と彼は言った。

だがいずれにしても、ポールは提供するのをやめなかった。10年ほど前に、また精子を提供するようになったのだ。クリニックとは関係のない、いわゆるフリーランスのようなやり方で、あるレズビアンのカップルに提供したのだそうだ。その後また別のカップルにも提供した。電話で話したとき、彼はレズビアンのカップルとの間に13人の子どもがいると言っていた――しかも、彼にはすでに不妊治療クリニック経由で生まれた子どもも大勢いる。彼の実子はロイヤル・ノースショア病院とフリーランスでの行為を合わせて、合計40人から200人になるとポールは見積もっていた。私は気分が悪くなった。話を終えて電話を切った。[4]

ポールがロイヤル・ノースショア病院に精子を提供した日付を考慮し、その当時は新鮮な精子しか使われていなかったと仮定した（イリングワースの説明は最初と2度目で内容が異なっていた）。結論として、ポールが私の生物学的な父親である可能性は低そうだった。ポールは、自分の子どもは皆、彼のことを知る権利があると考え、情報開示にも積極的だった。だが私はなお動揺した。その後しばらくの間、個人的なドナー探しを中止した。

# 15　ナレル・グレッチのストーリー

ニューサウスウェールズ州では、どこを見ても壁だらけだった。だが州境の向こうでは、私のような人々にとっての活路が開けていた。

先進的と言われるビクトリア州では、DCで生まれた人々が何度か大きな前進を遂げてきた。1984年には世界で初めて、DC児とそのドナーの情報を登録する制度を法で制定。[1] 1988年以降に生まれた子どもに適用された。この1984年法では、ドナーの匿名提供は廃止に至らなかった（身元情報は当事者の同意があった場合のみ開示される）。だが、これは大きな一歩だった。

1995年、ビクトリア州はニューサウスウェールズ州に15年先駆けて、匿名による卵子や精子の提供を禁止した。[2] この制度は、1998年以降のすべての配偶子提供に適用された。同じく大きな一歩だった。

こうして、1998年以降のビクトリア州ではDC児という集団に対して、3つのルールが併存することになった。1988年より前に生まれたDC児には何の権利もなく、ほぼ何の情報も得られなかった。1988年から1997年までにドナーの配偶子を使って生まれたDC児は、ドナーの身元を特定できない情報であればアクセスできた。またドナーが同意すれば、身元を特定できる情報にもアクセスできた。１９９８年以降にドナーの配偶子を使って生まれたＤＣ児は、ドナーの同意がなくてもドナーの身元を特定できる情報にアクセスできた（ただし、半分きょうだいの情報はこれに含まれない）。

その後ビクトリア州がたどった経緯は、実に興味深い。ＤＣ児とその家族へのルールに違いがあるのは差別的だ、いつ生まれたかに関係なく全員に同じルールが適用されるべきだという議論が起きたのだ。ビクトリア州議会はこれを受け、２０１０年に州法改正委員会に調査を依頼。生年月日に関係なく、州のすべてのＤＣ児がドナーの身元を特定できる情報にアクセスできる権利を持つべきか否かが検討された。

もし全員がアクセスできるとなれば、新たな法を遡及的に適用する必要がある。これはつまり、自分たちが同意しない限りは法で匿名性が保障されるはずのドナーの権利を奪うということだ。法の遡及適用は、弁護士、国会議員、政策立案者の全員にとってひどく頭の痛い問題だ。対象がなんであれ、法の遡及適用は本質的に不当だと見なす人もいるからだ。[3] 米国では民法の遡及適用は認められているが、刑法の遡及適用は禁止されている。英国では、民法と刑法共に新法の遡及適用が認められているが、極めて稀である。[4] オーストラリアは英国と同様、法の遡及適用を認めている。だからといって、頻繁に行うわけではない。

舌戦は過熱した。法の遡及に反対する人々の中には、当然ながら精子ドナーも含まれた。だが、保健法の教授であるソニア・アラン博士が書いているように、彼らは「多数派ではなさそうだった」。博士は自著『*Donor Conception and the Search for Information*（ドナーの提供配偶子による懐胎と情報の追求）』で、当時のビクトリア州の議論についてこう述べている。「ビクトリア州では１２０人以上の精子ドナーが任意登録をしており、その多くが情報開示を支持していたのは注目に値する」[5]。一方で、この調査で法の遡及に反対したドナーは3人しかいなかった[6]。そのうちの1人は、自分の主な懸念は身元情報の開示ではなく、その後のあらゆる接触だと明言している。

この2つの違いは重要だ。ドナーが誰かを知ることと、実際に彼らと会ったり話したりすることとは別なのだ。養子縁組の場合はすでに「接触拒否権」という妥協案が存在する。司法は養子縁組の記録を過去に遡って開示することを認めており、接触拒否権も世界中の養子縁組関係者に与えられている。実際に行使されることは稀だが、制度としては存在するということだ。

例えば、ニューサウスウェールズ州では、養子には実親の身元を知る権利がある。だが、もしその親が接触を望まなければ、条件によって(1990年10月より前に養子縁組の決定が行われた場合)は接触拒否権を主張できることになっている。養子も実親の身元を知る権利と引き換えに、彼らに接触しないという契約書に同意しなければならない。一方、接触拒否権は子どもにもある。1990年10月より前に養子に出された子どもは、実親に対する接触拒否権の申し立てが可能だ。この権利には法的拘束力がある。

今日のオーストラリアで、接触拒否権の申し立てが起こることはめったにない。2018年から19年にかけて、養子縁組関連の身元情報開示には2468件の申請があった。では同年に接触拒否権が主張された件数は何件かというと、合計で3件だ。そのうち2件は養子から実親への申し立て、1件が実親(母親)から実子への申し立てだった[7]。

もしビクトリア州が過去に遡って法を適用し、同州で生まれたすべてのDC児にドナーの身元を知る権利を与えたとする。その場合は接触拒否権が信頼の置ける確立された妥協案のひとつになるだろう。

匿名提供の廃止に関する州の調査には３名のドナーが異議を唱えた一方で、さらに強く反対したのが不妊治療界の有力な組織や専門家たちだった。その中にはオーストラリア生殖医療学会《FSA》、オーストラリア医師会ビクトリア州支部、メルボルンＩＶＦ、ビクトリア州不妊カウンセリング団体《VICG》、そしてビクトリア州における不妊治療界の〝重要人物〟であるガブ・コバックス教授とデイビッド・ドゥ・クレッツァー教授（２０１１年ビクトリア州総督を退任）などが含まれる。この錚々《そうそう》たるメンバーは、ドナーが自らの行為の結果に安全を脅かされてはならないと主張した。だが、より大規模なドナー集団からこうした主張が聞かれなかったことは注目に値する。

オーストラリア医師会ビクトリア州支部とＦＳＡは、情報開示要求に同意するかどうかを含めて、これまでのドナーには一切連絡すべきではないと主張した。ドナーは選択肢すら与えられないということだ。

医療専門家はなぜここまで強く反対するのだろうか。まったくのところ、それが疑問である。精子ドナーの中には、匿名提供の廃止を公に支持する人も少なくない。彼らは子どもがその家族に接触する権利を受け入れ、子ども自身の選択と福祉が最優先に置かれるべきだと述べている。本来、それが良い親というものだ。つまり、子どもの基本的な権利を自分自身のそれより優先するという、利他的な考えを持つ親のことだ。

私はイアン・スミスという精子ドナーに会い、何度か話したことがある。州の調査の時点で、彼は自分に７人のＤＣ児がいると知っていた。その全員が１９８８年より前の精子提供で生まれていた。つまり、彼らにはドナーについて知る権利が一切ないということだ。イアン自身は子どもたちについて知りたいと思っていたが、彼のほうでも7人の子どもの情報は一切得られなかった。「何か分かればと切実に思っていますし、せめて一度会いたいです。でも、決して実現しないでしょう。もし機会があれば会いたいのはもちろんですが」。スミスは調査でそう答えたが、気持ちを押しつけるようなことはしないと強調した。「子どもを守らなければいけない、というのが私の意見です。仮に法律が変わって私が連絡できるようになっても、私から連絡するのはかなりためらわれます。連絡したい、会いたいと切実に思いますが、この件の中心は子どもであり、最も重要なのは彼らの人権だというのが私の哲学だからです[8]」

他のドナーも同じように感じていた。マイケル・リンデンという男性は、私の友人であるマイファンウィ・カマーフォードのドナーだ。マイファンウィはビクトリア州で活動するDC児の支援者として知られている。彼女は私より数年早くドナーを探し始めたが、やはり徒労に終わっていた。事態が好転したのは、大胆にも『オーストラリアン』紙に連絡を取ったことだった。彼女の大きな写真と記事は一面を飾った。マイケルはその日たまたまセブンイレブンに立ち寄り、『オーストラリアン』を購入した。他の手段はすべて失敗したが、国で唯一の日刊一般全国紙（しかも一面）への掲載が、ドナーを見つける手段となったのだ。今日でもマイファンウィとマイケルは交流を続け、定期的に連絡を取り合っている。

マイケルには他にもDCで生まれた子どもが4人いるが、そのうち3人の情報は調査の時点では分からなかったという。「養子縁組と照らして考えれば、私の状況は子どもを養子に出した親と同じだと感じています。なんとしても子どもたちと連絡を取りたいです。それと同じくらい、彼らがどこに住み、どう育ってきたかを知りたいと思っています。私が匿名性に同意したからといって、この思いを簡単に否定するのは間違いだと思います」。彼は調査でそう語っている。だが接触するかどうかに関しては、「連絡を待ちます。私から連絡することはありません」と子どもへの敬意を簡潔に示していた。[9]

私がこの緊迫した議論に出くわしたのは、ビクトリア州議会の調査が終わりに近づいた頃だった。この議論はジャーナリストとしての私に火をつけた。DCは、人間であることの本質を突く問題だ。命はどのようにして作られ、誰がその決定を下すのか？　遺伝はどこまで関係し、育ちはどこまで関係するのか？　人間でいるため、そして健全であるために、一個人にはどのような権利が与えられるべきなのか？

調査報告書が公開されたら、きっといい記事が書けると思った。レルに会ったのはこの頃だった。

ナレル・グレッチ。大きな茶色の瞳。弾《はじ》けるような笑顔。腰まであるドレッドヘア。最期まで闘い続けた人。州議会の調査が1人のために行われたといえるなら、そのすべては彼女のためだと思うようになった。私たちは同い年だった。彼女は15歳で自分がDC児だと知った。そして、活動家になった。

「匿名ドナーの精子で生まれることがどのようなことかを書き始めたら、世界中の言葉をもってしても足りません……もちろん生まれたことには感謝していますが、残酷な呪いであるともよく感じます」。２０１０年、成長したレルはそう書いている。[10]

10代の頃、レルはごくわずかな情報しか得られなかった。生物学的な父親の身長は約１７０センチで髪は茶色、血液型はO型、それだけだった。

「当然、私の関心は深まり、それ以上の情報を求めるようになりましたが、思いやりのない態度で激しく反対されました。反対したのはまさに私が生まれる手助けをした、その教授と組織です」と彼女は書いている。この教授とは、後にビクトリア州の調査で反対派となったガブ・コバックス教授その人だった。「〝ドナー〟の名は明かせないとのことでした。私の親もドナーも皆がこの匿名性に同意したのだから、私もそれを受け入れ、現実と折り合いをつけるべきだと言われたのです」

「生物学的な父親ときょうだいの名前、より詳しい情報がメルボルンの書類棚のどこかにあるというのに、アクセスする手段はありません。これによって私がいかに人間性を奪われ、自分が無力だと感じるかは、とても言葉で言い表せません」[11]

　このドナー探しはレルの人生を劇的に変えることになる。「ＤＣのコミュニティーで活動するようになり、この情熱すべてを生涯の活動に捧《ささ》げることが、変化を起こす方法のひとつだと気づきました。それがいつか同じ境遇の人々の助けになるはずです」と彼女は言った。彼女は社会福祉の学位を取得し、里親制度と児童福祉に関わる職に就いた。[12]

　レルは精力的に活動した。主張を繰り返し、やっとのことで、ドナーがマルタ系だったことを聞き出した。レルはこの報《しら》せに喜んだ。というのも、彼女の実母と育ての父もマルタ系だったからだ。彼のドナーコードが「Ｔ５」であることも判明した。後に彼女とマイファンウィは、レルのクリニックではこのコード名に意味があったことも突き止めた。Ｔ５はこのクリニックで「Ｔ」から始まる姓を持つ、５人目の精子ドナーに違いないというのだ。「私の本当のイニシャルがＮ・Ｔだと思うと、わくわくしました」と彼女は書いている。彼女はまた、半分血のつながったＤＣ児の兄弟姉妹が８人いることも知ったという。姉妹が５人で、兄弟が３人。８人とも、レルが生まれて３年以内にメルボルンで生まれていた。私は27歳で自分の真実を知ったが、彼女はその12年前から真実を知っていた。それでも彼女はこう語る。「私は今でも自分のあるべき姿が分かりません……精神的ショック、好奇心、怒り、喪失感、悲しみ、孤独、無力感、絶望感など、私はさまざまな段階を体験することになりました」[13]

レルは自分を育ててくれた両親を心から愛しているし、真実を打ち明けてくれた彼らを尊敬していると常にはっきり述べていた。このことについては何も問題なかったと彼女は書いている。「私を悩ませていた本当の問題は、権限を持つ人々が誰一人として、DC児の思いや願い、ニーズに正面から向き合おうとしなかったことです……ドナーときょうだいを知らなくてもいいという書類に、私は1つも署名していません。私は同意した当事者ではありません。したがって、私には情報が明かされるべきだと考えます」

レルの発言は基本的な問題を突いていると思えた。DC児が生物学的な親の情報を知ることができないという制度は、DC児のアイデンティティーと人間性の確立を阻害することに他ならないからだ。

2010年というこの年、レル自身の人生が大きく変わろうとしていた。

それまでレルは健康そのものだった。「病気になったことは一度もありませんでした」と彼女は書いている。[14]だが2011年、状況は一変した。大腸が破裂し、緊急手術が必要になった。大きな腫瘍が見つかった。末期の大腸がんだった。このときレルはまだ28歳だった。

レルの外科医によれば、彼女の年齢で大腸がんがステージ4まで進行するのは、遺伝的要因の可能性が高いとのことだった。レルの母方の家系にがん患者はいなかった。「このときばかりは泣きました」とレルは書いている。「自分が末期の病だという事実だけでなく、その病が匿名で精子を提供したT５と彼の家系から遺伝した可能性が高かったからです[15]」

２０１１年12月までに、レルは12サイクルの化学療法を受けていた[16]。「働くことも、以前のように人生を楽しむこともできません。青春が奪われたような気持ちです。28歳で、死という運命への問いに向き合わなければならないのです。その感情はとても説明できません」と彼女は記している。「対処できたかもしれないと思うと、怒りが収まらないのです」と、この仕打ちへの大きな怒りも綴《つづ》られる。

また、仮にわずかでも遺伝的リスクについて分かっていれば、もっと早くにがんのスクリーニング検査を受けられたはずだとも書いている。

「私には検査を受けるという選択もできたはずです。この一連の出来事で最もやりきれないのはそのことです。私が生まれる一助となったシステムは、私から権利を取り上げ、自分のアイデンティティーを、またそれ以上に重要な病歴という基本的な情報からも遠ざけました。こうなることが15歳の頃に分かっていれば、がん検査を受ける選択をしていたでしょう……私はまだ死にたくありません」

レルはDCに関する議会の調査、州政府、連邦政府にも意見書を提出した。自分には生物学的な父親と半分きょうだいを見つける必要があると訴えたのだ。レルに残された時間はほとんどなく、それが彼女の心を蝕《むしば》んでいた。病気のことを彼らに告げなければならない。

「8人の兄弟姉妹のことも気がかりです……彼らは潜在的な病気を抱えたまま、それに気づかず過ごしているかもしれません」。ビクトリア州議会の調査でレルはそう述べた。「彼らもすでに末期かもしれません。子どもがいる場合は遺伝している可能性もあります。この病気は私だけの問題ではありません。さらに多くの人々に影響する可能性があるのです。その事態に備えて彼らはこの事実を知らなければなりません」[17]

だが彼女の願いは聞き入れられなかった。

私が初めてナレル・グレッチに電話をかけたのは、2012年のことだった。私はABC局の時事番組『7：30』に、ビクトリア州議会のこの調査に関する企画を提案していた。それに伴い、統括責任者であるサリー・ネイバーに自分もDC児だと打ち明ける必要があると感じていた。私にとってはつらい選択だった。人に、特に職場で出生の秘密を説明することにはまだ慣れていなかったからだ。ありがたいことに、彼女は企画を通してくれた。その後の承認プロセスでも、問題は生じなかった。

レルは私が最初に候補に挙げた主要な出演者だった。電話をかけると、自分の健康状態や話の内容にもかかわらず、弾んだ快活な声で答えてくれた。私は飛行機で彼女のもとへ向かった。

レルには自分がDC児であるとは伝えなかった。伝えたほうが有利だと言うジャーナリストもいるだろう。だが、そうすることでしか本心を引き出せないなら、私はこの仕事に向いていないのだと自分に厳しく言い聞かせた。もともとサリーはこの企画を進めるにあたって、私が出生を明かす必要はないとも言っていた。番組はビクトリア州の話であり、私の話ではない。それに、私は彼女に話すだけでも十分つらかった。これ以上他人に話すつもりもなかった。ジャーナリストとしてD

C児に関わるのは初めてだったが、自分もそうだからといって仕事がしやすくなるわけではない。

レルは郊外のシェアハウスに住んでいた。カメラマンと車で向かうと、彼女が迎え入れてくれた。バギーパンツの上にスカートを重ね、革紐のネックレスをつけている。ドレッドヘアが背中まで垂れていた。

同居者たちは出かけていたようだ。レルの部屋にはクッションや織物の他にキャンドルやお香が飾られ、ほの暗い宮殿のようだった。続いて案内されたキッチンは整然としていて、カウンターにレルの薬が置かれていた。裏庭と小さな野菜畑も見せてくれた。その後、私たちは改まってインタビューを開始した。

彼女は強い人だった。唯一声を震わせたのは、診断について尋ねたときだ。「医師は私を診察してすぐ『家族に大腸がんの病歴はありますか』と訊いてきました」と彼女は答えた。「身内にがん患者がいる場合、15歳くらいの若いうちから受けられる検査があります。だから、もし自分に大腸がんのリスクがあると分かっていたら、ステージ1にもならないうちに検査できたかもしれないのです」。彼女はそこで話すのをやめ、まばたきして涙をこらえた。私たちはいったんテープを止め、一息つくことにした。

人はこうしたインタビューの後、口数が少なくなる。感情の揺れが落ち着くまでには時間が必要なのだ。レルはカメラマンとキッチンを整理しているうちにいくらか気が紛れたようで、沈んだ部屋の空気も元通りになってきた。いずれにしても、レルには食事が必要だった。彼女は食べ、私たちは話をし、それから荷物をまとめて家を去った。私の心はひどく揺れていた。彼女へのインタビューはもう済んでいた。生、そして死について、彼女は惜しみなく話してくれた。実に悲惨な状況だった。私は決心した。

「セーターを忘れてきたみたい。戻らなきゃ」とカメラマンに言い、急いで玄関に戻った。

ノックすると、彼女は驚きながらもまた中に入れてくれた。私はドアを閉めた。「すぐ済みます」と私は急いで言った。「でも、言わなきゃいけないことがあって。私もＤＣで生まれた人間なんです」

彼女は目を丸くし、興奮して声を上げた。そして、「そうじゃないかと思ってたの！」と感情を爆発させた。私たちはどっと声を上げて笑った。それから「本当？　このときは――」「そうなのね、私も――」「嘘みたい――」といったやり取りが数分ほど続いた。喜びに満ちた時間だった。また近々話そうという予定を交わした後、私はその場を去った。

番組は順調にまとまった。レルも満足してくれた。私たちはその後もスカイプで、とにかくなんでも話し合った。20代後半だった私たちはたちまち意気投合し、友人になった。彼女はとても愉快で楽しい人だったので、私はたびたび（恥ずかしい話ではあるが）彼女が病気だということを忘れていた。

いつかスカイプの最中に、彼女が独身であるのを嘆いたことがあった。何言ってるの、世の中にはいい人がたくさんいるじゃない、と私は言った。そして、最近会ったという相手とはどうなのかと訊いた。彼女はただ私をじっと見た。

「人工肛門《こうもん》の袋をつけてデートするのがどれだけ大変だと思う？」と彼女は言った。

レルが求めていたのは、素敵で、賢くて、面白い男性だ――また彼女のいつ変わるとも分からない健康状態、おそらくは悪化しか見込めず、極めて限られた時間の中での関係を受け入れてくれる男性だ。人工肛門の袋をつけてデートするのは簡単ではない。もう死んでしまうかもしれないという状態でデートするのは簡単なことではない。

レルを作った不妊治療専門家、ガブ・コバックス教授もまた、オーストラリアにおける不妊治療の〝パイオニア〟だった。彼はメルボルンのプリンス・ヘンリー病院で、1978年から同病院がなくなるまでの約20年間、精子提供による人工授精プログラムを実施した。彼はここでレルの母親と、1500組と推定される他のカップルの治療に当たった。[18] 1998年から2007年には民間企業のモナッシュIVF（スローガンは「共に勇気を出そう」だ）で、さらに推定1500組のカップルを治療した。2015年、彼はフェアファックス・メディアの日刊紙で、「提供精子による人工授精において、ビクトリア州の医師の中でも極めて多くの女性の治療を監督した」人物だと評された。[19]

私は『7：30』の1シーンのため、コバックス教授にインタビューを行った。彼は業界の他の人々と異なり、メディアを恐れていなかった。また、企業の陰に隠れたり、メールでの回答で済ませたりしようともしなかった。

「彼女はとても素晴らしい若者です」と彼は言った。「彼女の病気はひどく残念なことですが、私たちには他に何もできません」

レルと彼女の家族は最後まで、「コバックス氏は母親の主治医として、また（ドナーの）名前を知る者として、アクセスを妨害し続けた」と確信していた。一方、ガブ・コバックスは「手続き上可能なことはすべて行った」と主張している（2015年『グッド・ウィークエンド』誌より）。

ガブ・コバックスについてレルに尋ねた。[20]

「18歳のとき、ガブ・コバックス教授に会う約束をしたの。ドナーについて、何か私が知ることのできる情報がないかを知りたかったのに、『残念ながら、私がドナーの名前を教えてしまったら、私は刑務所に行くことになるでしょう』と言われたわ」とレルは答えた（不妊治療医が実父の名を告げたら刑務所に行くというような規定は見たことがない）。

「ということは、彼は知ってるのね」と私は言った。

「知ってるわ」。彼女ははっきりそう言った。

2012年、ガブ・コバックス教授にこのやり取りについて話した。彼は「ドナーが誰かは覚えていない。いずれにせよ、私はもうレルの記録にアクセスできない」と答えた。


だが、レルにとって事態が大きく好転する兆しが見えてきた。ビクトリア州法改正委員会による調査が終了した。その結果、ビクトリア州で生まれたすべてのDC児は既存の法や契約に関係なく、ドナーを知る権利を持つべきだという勧告が議会に提出された。

だが、委員会からの勧告は法律ではない。一部の議員は公聴会ですべての意見を聞いたわけではなかったため、まだ認めていなかったのだ。そのため、議会を延長してより多くのドナーの意見を聞く決定が下された。ドナーだけである。

議会の進展が妨げられている間にも、レルの命は尽きようとしていた。彼女はもうずっと入院していた。マイファンウィが法改正委員会の委員長であるクレム・ニュートン＝ブラウンに事情を話すと、彼はビクトリア州首相のテッド・ベイリューのもとへ行き、レルのドナー探しを許可するよう掛け合った。任期中の最後の活動のひとつとして、ベイリューはレルのケースに個人的に介入した。T5を捜すよう、州の公文書館に命令したのだ。

強引ながらも、ついに突破口が開かれた。15年間の捜索だった。その最後にレルを阻む数々の力に打ち勝ち、彼女の要求を実現したのは、ビクトリア州首相の個人的な命令に他ならなかった。

2013年2月、レルはビクトリア州司法長官からの手紙を受け取った。ドナーが見つかった。彼の名はレイ・トンナ。ビクトリア州の地方に住んでいる。実に簡潔な情報だった。[21]

名前が分かった、とレルがマイファンウィに電話で告げると、マイファンウィはすぐに彼の写真をグーグルで検索した。ふたりは驚くほどそっくりだった。「レルにこう言ったのを覚えてる。『彼よ、レル。私たち、放浪の民だったお父さんを見つけたのよ』って。自分の自由奔放な性格はきっと父親譲りだって、レルはいつも言ってたわ」。マイファンウィは私にそう告げた。

レイ・トンナは、彼女からの接触をまったく嫌がっていなかった。むしろ、新たに現れた娘に自分のメールアドレスと電話番号を告げてほしいと、当局に依頼したほどだ。ふたりの初めての電話は3時間にも及んだそうだ。

レルは親友のダニエルとともに、メルボルンからやや離れた彼の家まで車を走らせた。興奮で心臓が飛び出しそうだったとレルが話していたのをよく覚えている。レイに会ったとき、彼女は喜びと同時に驚きも感じたという。彼らは性格も非常によく似ていたのだ。レイは芸術家気質で共感力があり、昔ながらのヒッピーだった。彼の家で写真を見ながら、何時間も楽しく過ごしたのだとレルは話してくれた。また、彼の妻と息子にも会ったそうだ。「弟よ！　サラ、本当に弟がいたの！」

と笑いながら言っていた。レイは彼女が玄関先に現れたとき、とても喜んでくれたという。彼が15年前にレルに会っていたら、もっと幸せだった。初めから彼女のことを知っていれば、もっと幸せだった。

「彼女と対面した瞬間、素晴らしい夢が実現したように感じました――こうしたことに心の準備はできません」。数年後、レイ・トンナはそう語った。「（生物学的かつ社会的な）息子が生まれたときと同じくらい、圧倒される思いでした。まるで、知らなかった人が突然生まれてきたようでした。彼女の誕生は、初めから素晴らしいことだったのでしょう」。一枚の美しい写真の中で、ふたりは抱き合っている。

それから6週間ほどして、レルは亡くなった。入院は長期化し、レルは激しい痛みを感じるようになっていた。レイはメルボルンの彼女のもとに、週に2、3度は見舞いに訪れていた。彼らが実の親子として過ごしたのは1カ月半ほどだった。本当ならもっと長く過ごせたはずなのだ。ふたりもそう望んでいた。誰のどんな力も、ふたりを妨げる権利はないはずだった。

2013年3月26日、レルは亡くなった。まだ30歳だった。その少し前、私は現在のパートナーであるサムと付き合い始めていた。その夜はサムと映画を観《み》に行く予定だった。映画館の前に着いたとき、私は何も考えられなくなっていた。ウィスキーを買い、代わりに公園に向かった。辺りが暗くなり、暗闇の中で私は彼の横に座って、声を上げて泣いた。

レルの死から3年近くが経った後、ついに世界で初めての法律がビクトリア州で成立した。DC

で生まれたすべての子どもに、ドナーの身元を知る権利が与えられたのだ。この法には接触拒否権も明記されていた。レルの家族はこの法律が上院を通過するのを傍聴席から見届けた。

ビクトリア州で成立したこの２０１６年生殖補助医療改正法は、「ナレル法」として知られている。


現在、レイ・トンナはレルを死に至らしめた病を発症しておらず、彼の家族も無事である。彼は大腸がんの遺伝的素因を持ち、他の類似した素因が加わった場合にこの病気を発症する可能性があると言われている。

レルと出会ったからこそ、レイはＤＣで生まれた他の４人の実子を見つけられた。この子どもたちにも大腸がんの検査を受けるように伝えられたと彼は語っている。

# 16　公の場で自分を語る

ビクトリア州議会で、後に「ナレル法」となった勧告がされた後、私は自分の住むニューサウスウェールズ州の議会と直接対話をすることになった。

その場には古くからの知り合いであるレズリーもいた。レズリーは私が小学3年生のとき、私の成長を見守ってくれた担任だった。規模の小さなその小学校は結束が固かった。当時のレズリーは、私がDCで生まれたとは知らなかった。だが父のことも母のことも知っており、いつも無条件に私を支えてくれた。

議会では、私の人生で最も個人的かつ繊細な――その段階では身内を入れても極めて少人数にしか打ち明けていなかった問題を、何人もの政治家たちに話すことになっていた。ジャーナリストとしても働くこの場所で、私はそのすべてを告白しようとしていたのだ。後日、私はここにいる議員に別件でインタビューを行い、責任を追及するかもしれない。キャリアをふいにするならもう少し楽しい方法を選びたい。

私たちは署名し、職員とエレベーターに乗り、特徴のない会議室に入った。会議室用の大きなテーブルの周りには、スーツ姿の男性が6人座っていた。歳は30代半ばから60代後半といったところだ。男性しかいない。私がここに来たのは、実父を隠そうとする保護制度に怒りの声を上げるためである。その声を聞き、判断を下す権力を持つ政治家には男性しかいなかった[1]。

DCのある側面を調査するため、ニューサウスウェールズ州議会が公聴会を開始したのは、2012年の初めだった。この調査の中心はビクトリア州とはまったく異なり、DC先進国ならではともいう問題だった。

その前年の2011年、ニューサウスウェールズ州の治安判事裁判所は、ある子どもの出生届から1人の男性の名を削除する判決を下していた。その子どもの社会的な両親、つまり主な養育者となっているのは同性カップルである2人の女性だった。生物学的な父親は精子ドナーだった。この女性のカップルと精子ドナーは、雑誌の広告を通して知り合った。

私の主な関心は大手クリニックの支配する不妊治療分野であり、この分野の規制の必要性だ。だが、こうした〝フリーランス〟のネットワークで子どもをもうけることについて、一言述べておきたい。当人同士の取り決めがひっそり行われることなど日常茶飯事なのに、なぜわざわざ干渉するのかと思う人もいるだろう。確かに、一部の人々がフェイスブックでやみくもに子どもをもうけようとしたからといって、政府が認可し、補助金を出し、課税対象とする、この数十億ドル規模の世界的なベビービジネスが監視の目を逃れられるわけではない。それでもはっきりさせておきたい。オンラインで見知らぬドナーに頼るのは、親になりたい人々、生まれた子どもの双方にとって恐ろしい考えだと私は思う。そのリスクを列挙すればきりがないが、性感染症、遺伝性の疾患、そしてドナーすら気づいておらず、患者が知ったときには手遅れかもしれない遅発性の遺伝性疾患、大勢の兄弟姉妹、搾取の可能性、訴訟の可能性、個人の安全が脅かされる可能性といったリスクがある。また言うまでもないが、生まれた子どもが生物学的な親や兄弟姉妹を知ることができないという懸念がここでも生じる。

２０１１年、ニューサウスウェールズ州の訴訟で中心となった男性は、２人の女性の精子ドナーになることに同意していた。また彼は初めから、子どもの人生に関わりたいと告げていた。女性の１人が妊娠し、２００１年に出産した。女の子だ。出生証明書には、男女の親１人ずつしか記載できない。そこには女児を産んだ女性の名だけが記載された。[2]

このドナーは子どもと面識を持ち、良好な関係を築いていた。また女性の妊娠中と女児が生まれてからの数年間も、毎週のように養育費を渡していた。２０１１年の時点で、地方裁判所のウォームズレイ首席判事は、この精子ドナーは子どもの誕生以来「親密で愛情に満ちた関係」を築いていただけでなく、子どもはドナーの「母親や姉妹とも良好な関係だった」と評決を下した。

だが、すべてがバラ色とはいえなかった。子どもが生まれて数カ月もしないうちに、２人の母親と精子ドナーの関係が悪化したのだ。個人間でドナーとの取り決めがなされた場合はよくあることだ。彼は子どもとの交流を認めてもらえるよう、家庭裁判所に訴えた。これが認められ、彼は毎月第２週の週末に子どもと面会する権利を得た。また２００２年には２人の女性の同意のもと、出生証明書に実父として名前が登録された。

女の子が４歳半頃のとき、母親同士の関係が破綻し、別居が決まった。また裁判所からは新たな命令が出され、ドナーと娘が過ごす時間も増加した。女の子は３人の養育者の間を行き来する状況となった。

女の子が9歳になったとき、実母のパートナーであった女性は、ドナーに手紙を書いた。娘の出生証明書に自分の名を記載したいので、実父の名を削除することに同意してほしいという内容だった。法改正があり、出生証明書に同性の両親2人の名を記載できるようになったからだ。だが人数はあくまで2人だ。パートナーの女性はこうも書いていた。「あなたが娘の生体ドナーだということには変わりありません。あなたはこれからも娘との関係を維持し、共に過ごしていくでしょう……（娘との関係を）責めているわけではありません。私はただ、あの娘が生まれたときに本来記されるはずだった名前に戻したいだけなのです」

男性は「誠意の証《あかし》として」、出生証明書に3人の名前を記載できれば、これに同意すると返答した。「しかし、私は自分の名を削除することに同意する気は一切ありません。あなた（やあなたの元パートナー）と同様に、（彼女は）私の娘でもあるからです」

だが、出生証明書に3人の名前を記載するのは、今も昔も不可能だ。[3] 訴訟が行われ、男は敗訴した。2011年8月、このドナーには「かなり同情の余地がある」としながらも、ウォームズレイ首席判事は実母に有利な判決を下さなければならなかった。ニューサウスウェールズ州では「1996年子どもの地位に関する法令」が制定されていたからだ。[4] 同法によれば、不妊治療によって子どもが生まれ、かつ関係するすべての大人（異性同士のカップル、同性同士のカップル、シングル女性、ドナー）が手続きに同意した場合、ドナーが男性であれば「妊娠によって生まれた子どもの父親とは見なされない」、またドナーが女性であれば「妊娠によって生まれた子どもの母親とは見なされない」ものと定められている。提供精子、提供卵子、提供胚のいずれを使用した場合も、子どもを妊娠したレシピエントである母親が、生まれた子どもの母親と見なされる。また性別にかかわらず、その時点で手続きに同意していた母親のパートナーが、もう1人の親となる。

　こうして、ニューサウスウェールズ州議会は2011年のこの訴訟を受け、出生証明書にドナーの詳細を記載するかどうかを決めるにあたり、綿密な調査を行うことにしたのだ。発端は、1人の男性が――子どもの親であり、法的には実子に会う権利をまだ有する男性が――1枚の紙から名前を消されたことを不服に感じたためだった。彼が傷つく気持ちは分かる。だがこの問題は全体のごく一部でしかない。DC産業という氷山の一角に過ぎないのだ。

　この訴訟もまた、重要なのは子どもではなく親だった。ここには私たちDC児の大半が抱える問題は見られない。この実父は娘の存在を知り、愛し、接触できた。彼女も彼が実父だと知っていた。彼女は他の兄弟姉妹について訊きたいことは、なんでも訊けた（実際には彼女は一人っ子だった。この男性が精子を提供したのは一度きりで、他に子どもはいないとのことだった）。家族の病歴についても、なんでも質問できた。秘密は存在しなかった。この法廷闘争は基本的に、彼女を知り、愛している3人の関係者による、彼女をめぐる闘いだった。DCに関するあらゆる問題からすれば、これは好ましいケースに見える。

　だが想像通り、この訴訟は多数のメディアに「レズビアン！」「精子ドナー！」「公になった個人の醜悪な争い！」などと取り上げられた。ニューサウスウェールズ州議会は、ドナーの名を公的に登録すべきか否か、公聴会で意見を聞くことにした。それだけだった。

　だが、それでも構わなかった。そのときの私にとっては、機会さえあればなんでも良かった。私は議会宛てに、内密の情報として長い意見書を書き連ねた。その中で、この調査のきっかけとなった件は問題の本質ではないことを告げた。また公立病院での意図的な記録破棄、嘘、エイズ、少なくとも数十人の兄弟姉妹がいる可能性など、自分の体験や人づてに知った事実もすべて書いた。また、議会が仮に出生証明書の件だけを追求するなら、後のあらゆる証明書の元となるこの重要書類に嘘を明記するべきではないとも釘を刺した。

オーストラリアでパスポートや運転免許証、医療保険カード《メディケア》を取得するには、出生証明書が必要となる。それが何より優先されるのだ。証明書は各州の市民の記録として、州の出生・死亡・婚姻登録局が保管する。ここには生物学的な真実が記載されていなければならない。親が3人いるなら3人、5人いるなら5人でもいい。だがどのような場合であっても、生物学的な父親と生物学的な母親の名前は必要だ。これは親が誰かという問題ではない。子どもの権利を守り、認めるためだ。もしDCで生まれたという事実、実親が誰かという事実を生涯教えてもらえなかったとする。その場合、自分が何者かという真実を知ることができるのは、人生でこの出生証明書だけなのだ。放任主義の自己規制しかない現在の不妊治療産業で、出生証明書は政府がその市民に真実を伝えられる唯一の手段だ。私はニューサウスウェールズ州議会にそう書いた。

こうした経緯で私はこの会議室に来て、6人の見知らぬ男性に秘密を明かすことになったのだ。

彼らは私をじっと見た。私は椅子の背もたれを摑《つか》んだまま立っていた。

「本日は調査にご参加いただきありがとうございます」と、調査委員長を務める国民党議員のジョン・バリラーロが挨拶した。「内密の話をお聞かせくださることに感謝します」

「サラと申します」。私は話し始めた。「私はDCで生まれ——」恥ずかしくも、急に声が上ずった。

その瞬間、黙り込んでしまった。喉がほとんど開かず、痛みと圧迫感に襲われた。涙が出る直前の感覚だ。目も染みてきた。それ以上は無理だった。私は何も言えなくなっていた。

私は自分を落ち着かせるのに精一杯だった。その時間を実際以上に長く感じた。その後、普通に話そうとしても声は裏返り、こわばったままだった。

だが、言いたいことはすべて伝えた。この制度の穴のこと、私を実の家族から遠ざける、複雑で利己的な規制のこと、すべてを話した。

母の診療記録のコピーも持参し、ドナーコードが切り取られた2ページを差し出した。議員の手から手と渡る間、沈黙が続いた。

最後に、私の話に終始、一番反応が薄かった最年長の国会議員が、突然口を開いた。「私は、彼女が実父を知るべきだと思います」。彼はそう言った。

私は驚いた。テーブルの周囲でも、うなずいたり笑みを浮かべたりといった、小さな共感の仕草が見られた。彼は続けた。「出生証明書に追加ページを設けるというのはどうでしょう。または、詳細を記すための欄を作っては」

その的外れな提案に、思わずうめき声を上げそうになった。「仮に」と慎重に言う。「そうしても、必要な情報は伝わらないかもしれません。追加のページが重要ではないと思われ、見過ごされるかもしれません。あるいは、依頼した親がページを切り取る可能性も考えられます」

彼や他の議員たちはこの意見に納得がいかなかったようだ。全員から不満と礼儀正しい反対の声が上がった。だがもう十分だった。1時間という密度の濃い時間を過ごしたが、この問題すべてを理解してもらうには、この講義は短すぎた。

カフェでレズリーと感想を述べ合った。出生証明書にページを追加するという提案に、私たちはあきれた。「まったくばかばかしいったら」とレズリーは言った。「『あなた方は誰を守ろうとしてるんですか？』と怒鳴りたくなったわ」

私たちはケーキを食べ終え、最後に抱擁を交わした。そして家に帰り、報告を待った。

報告書は数ヵ月後に送られてきた。私はもうそれ以上のことは期待していなかった。[5]

ニューサウスウェールズ州調査委員会の調査事項、つまり、委員会が主に検討すべき事項は、簡潔で限られたものだった。「出生・死亡・婚姻登録局が管理する出生証明書に、ドナーの詳細を記載する規定を設けるべきかどうか」だ。それだけだった。だが、委員会はその責務以上のことをしてくれた。というのも、彼らは出生証明書より大きな問題があると理解していることを、その報告書が告げていたからだ。

委員長のジョン・バリラーロによる序文を読み、高揚感が高まった。「調査を通じて、この問題が複雑であり、かなりの検討が必要であることが明らかになりました」とバリラーロは書いている。「矛盾する情報や情報の不足もあり、当委員会が一致した見解を出すのは困難でした。またときには意見を聴取した人々の、極度に感情的かつ個人的な意見に悩むこともありました……当委員会は、ＤＣにより生まれた人々が、自身の生物学的な発生に寄与した人の身元を知る優先的な権利を有すると考えます」。私はガッツポーズをした。「当委員会の委員は、ＤＣで生まれた人々の権利がより大きな価値を持ち、当人の将来の幸福において最も重要であるという原則に支持を表明します」。再びガッツポーズが出た。彼らは耳を傾けてくれていた。私の話をただの妄想とは思っていなかった。息を吐き、再び書類に目を移す。「委員会は、出生証明書にドナーの明記を義務付けることは、親がその子どもであるDC児に告知を促す適切な方法ではないと考えます……本委員会では代わりに、成人したDC児に発行される出生証明書に、別の詳細情報が存在するという補記を追加する旨の勧告を行いました」。またこれか。だが、それ以上のことも書いてあった。「2010年より前の出生に関わるドナーの情報への遡及的アクセスは、DCの当事者である人々にとって重要な問題です……こうした問題は今後の調査の一環として、当委員会により慎重に検討されます」

調査が継続される！　この州でも法が遡及適用されるかもしれない！

委員会の報告書の末尾には、2日間の公聴会で公に証言をした人たちの一覧が付録として掲載されていた。弁護士、官僚、レシピエントである親、学者などがいた。数名ではあったが、キャロライン・ロルバッハのように、DC児を支える素晴らしい支援者もいた。だが他の人々は別だ。公に証言したという人の中に、DC児は1人もいなかった。

だが、最後の付記にはこう書かれていた。「委員会はまた、DCによって生まれた1名の個人からも非公開で意見を聴取した」。1人だけ。私のことだった。

ひどく陳腐な教訓ではある。しかし、1人の人間が変化をもたらすことはできるのだ。

ニューサウスウェールズ州議会による2度目の公聴会はすぐに開催された。委員長のジョン・バリラーロをはじめとする6名の委員のうち、5名の顔ぶれは変わらなかった（相変わらず全員男性だった）。したがって、前回の調査で収集された情報も引き継がれた。問題の中心は、遡及を認めるかどうかということだった。つまり、主な調査事項は、「DCによって2010年1月より前に受胎された人々に、ドナーや半分きょうだいの情報を含むDCの情報にアクセスする権利を認めるべきか」だった。[6] それ以外の調査事項は、遡及が認められた場合の検討事項だった。例えば、誰が情報を管理するのか、カウンセリングやその他の支援は必要かということに加え、「その他の関連事項」があった。上出来なスタートだと思う。

公聴会には当然、私も参加した。私の出生についてはすでに知らせていたが、私はまた内々に意見書を書いた。少なくとも他の2人のDC児も書いていた――自身がDC児だと知る人々の母数の少なさ、不十分な周知、メディアの注目度の低さにもかかわらず、情報は広まっていた。

残念ながら、ニューサウスウェールズ州はビクトリア州ほど迅速には進まなそうだった。2度目の調査報告では、すべてのDC児がドナーの身元情報にアクセスできるような法改正を要求するには至らなかった。非常に腹立たしいが、ビクトリア州と同じくドナーが立ちはだかったのだ。しかも、ドナー本人ではない。反対するドナーがいるかもしれないという仮定である。最終的に、2度目の調査に意見書を出したドナーは1人だけだった。彼は、DCで生まれた子どもには「自分の受胎、ドナー、祖先、兄弟姉妹の詳細を知る不可侵の権利がある」と書いていた。つまり、この唯一のドナーは書面で証言してまで、私たちを支持してくれたのだ。

だが委員会は、「ドナーから直接証言を聞けなかったことを踏まえると、当委員会はDC関連情報へのアクセス権に関して、法の変更を勧告するには消極的な立場である」と述べていた。

ドナーは（あの1人の男性を除いて）直接的には何もしなかった。何もしないことにより、DC児の基本的人権を守ろうとする最大限の試みを阻害した。何もしないことにより、私たちが経てきた感情の段階、時間、意見書の提出、公の調査への出席よりも優先されたのだ。子どもを支援する制度とはなんなのか。

この決定はいささか不快でもあった。なぜ私たちの意見は聞くまでもないと見なされ、ドナーの意見を聞くことは重要となっているのか。委員会が本当にドナー探しに協力するというなら、不妊治療クリニックに圧力をかけたらどうなのか。そうしないのは明らかに、委員会がベビービジネス側の意見を聞いているからだ。

オーストラリア生殖医療学会《FSA》はすでに意見書を提出し、業界でも力を持つ傘下の団体を支持する旨を表明していた。[7] これにはＩＶＦメディカル・ディレクター・グループ、生殖技術科学者団体、オーストラリア・ニュージーランド不妊カウンセラー協会、不妊治療看護師協会が含まれる。当然、どの団体も「遡及的なドナー情報の登録を義務付けることに強く反対」した。不妊治療クリニック大手のファーティリティーイーストもまた、独自に意見書を出していた。この意見書には、すべてのＤＣ児に実の家族を知る権利を認めれば「将来、医学のあらゆる側面に壊滅的な影響を与えることになると思われます……権利を認めれば、人類のあらゆる分野での活動に計り知れない結果をもたらすことが推測できます」と書かれていた。[8] 養子になった人々には出生記録の原本にアクセスする権利が与えられたが、社会は崩壊しなかった。だが私たちの場合はそうではないらしい。

公立コンコード病院の不妊治療専門医であるデイビッド・ハンデルスマン教授は、「精子を提供することは、以降の接触や身元の開示、その他の報復がないという理解のもと、社会的に寛大な行為として明確に認識されている」と書いている。彼が「身元の開示」と「報復」を同格と捉えているのは興味深い。

ハンデルスマンはまた、「精子ドナーの遺伝的な病気を知ることが子どもの医療に不可欠だと主張されるが、この認識は不正確だ」と断言している。だがその数ページ後、「精子提供からかなり経った後、ドナーの子ども、またドナー自身に新たな遺伝子疾患が発見された」ため、かつての精子ドナーに連絡する必要が二度あったと自ら認めている。それでも「遺伝的なルーツという子どもの好奇心から、潔白な精子ドナーの法的権利やプライバシーの権利が過去に遡って抑圧されるような法的アプローチは残酷だ。支持する理由が何もない」と続ける。[9]

結果として、遡及的な変更の勧告には至らなかった。だが悪いことばかりではなかった。委員会は「緊要の問題」として、保健省が「ドナー、ドナーによって生まれた人々、レシピエントである親たちの連絡係となる専門家を手配し、すべての当事者の同意を得て身元情報へのアクセスを容易にする」べきであると勧告したのだ。委員会はまた、DCの情報を収集および管理する新たな機関を設立すべきという勧告も行った。さらにもう1つの勧告に、私は衝撃を受けた。

「本委員会は、独立した組織の保有する情報が、ときには故意に、あるいは正当な手順を踏まずに改ざん、破棄されているという憂慮すべき証言を聴取した」と報告書は述べていた。「本委員会は緊要の問題として、DCの記録のいかなる破棄、改ざん、偽造も法で禁止するため、法務省に2007年生殖補助医療法の改正を勧告する」[10]

勝った。胸に込み上げるものがあった。理由は分かりきっている。この勧告が実現すれば、今後私のような目に遭うDC児はいなくなる。DCの説明責任と透明性も一歩前進する。そして最後に、私がされたことは不正だったと公的に認められたと実感できるだろう。

だが、報告書が法律になるわけではない。2通の報告書は、まだ法律にはなっていない。ニューサウスウェールズ州政府は２０１４年11月、調査委員会からの２通の報告書に回答した。[11]「州政府は、ＤＣで生まれた人々がドナーの情報にアクセスし、生物学的ルーツを知ることが、彼らにとっていかに重要であるかを認識している。国際法にも子どもが父親や母親を知る権利、自らのアイデンティティーを守る権利を含む、子どもの権利が正式に記載されている」。政府はそう述べた。ここまではいい。だが、政府はそこまで書いておきながら、私たちの権利を認めない方向で動いていた。

ドナーの身元を知る権利はすべてのＤＣ児には認められなかった。ＤＣの情報を管理する新たな機関が設立されることもなかった。ＤＣの記録はクリニックで保管されたままだった。その数年後、政府はようやく記録の改ざんや破棄を違法と定めた。だが訴えるには、破棄からわずか２年以内で法的手続きを取らなければならなかった[12]――もしすべての記録がクリニックにあったとしても、ＤＣ児だと知らなかったらどうするのか。

私がその後注視していた動向は、『シドニー・モーニング・ヘラルド』紙の記事に２文でまとめられていた。

「ニューサウスウェールズ州政府は、２０１３年に州議会の調査委員会より勧告を受けたことにより、ドナーの記録を記録破棄が行われたクリニックから州で一元管理できる電子データベースに移すことに同意していた。しかし、費用がかかりすぎると主張する体外受精業界がロビー活動を行った結果、今週、ジリアン・スキナー保健相により大幅に骨抜きにされた法案がニューサウスウェールズ州議会に提出されることになった[13]」

# 17　望めば子どもは手に入るのか

私たちはなぜ壁を越えられないのか。なぜ不妊治療医、クリニック、多くの医療機関までもが私たちを阻もうとするのか。

この問いには3つの答えが挙げられ、その一部は他より可能性が高そうだ。

第一に、DCに完全な透明性が確保された場合、どの医療関係者が、どれだけの規則を、どれくらいの頻度で破っていたかが明るみに出る恐れがあるからだ。半分きょうだいの巨大なグループがいくつ存在するのか。性病（HIVやエイズなど）や遺伝性疾患はどれだけ遺伝したのか。本来ドナーとなるべきでないドナーが何人提供を許されたのか。記録を意図的に破棄したクリニックがいくつあるのか。言葉巧みに騙《だま》されたドナーやレシピエントが何人いたのか。そして、精子や卵子はどのように取引されたのか。そのようなことが露呈するからだ。

2010年のビクトリア州議会公聴会で、ケイト・ドビーという女性がこの問題に関して踏み込んだ証言を行っている。ドビーはビクトリア州の不妊治療局で4年間、登録官として働いていた。州が一元的に管理するDCの記録と、ドナーおよびDC児の登録を管理していたという。「ある特定のクリニックでは、卵子の交換が行われていました」とドビーは明かした。「クリニックには複数の女性患者がおり、治療の一環として卵子をいくつか採取しています。卵子交換では、例えばある女性から4個の卵子が採取されると、1個を他の患者に与えてはどうかと医師が持ちかける……こうしたことが起きていたのです。しかも、これに関するクリニックの記録管理はひどくずさんなものでした」。ドビーによれば、不妊治療の一環として卵子を採取された女性は、その時点で卵子の一部を、つまり、余った卵子を他の患者に提供するよう〝提案される〟という。これは搾取になりかねないと彼女は指摘する。「女性は熟考した上で決めたわけではなく、流れに任せて提供したという印象が拭えませんでした。彼女たちは自分がした選択の意味について、適切に助言されていなかった気がします……卵子提供ということに対して、女性患者がどうインフォームドコンセントを提示されるかは想像がつきませんが……ただ、こうした状況で卵子の提供を依頼するのは、確実に搾取といえます」

ドビーの話を聞き、私は激しい怒りを覚えた。人間の卵子は医師が自由にやり取りできる共有物ではない。人間の精子ももちろん共有物ではないが、卵子には次元の異なる問題がある。それは、卵子の採取は女性患者にかなりの身体的負担をかけるということだ。精子ドナーにこうした負担はかからない。女性の場合は卵巣を刺激して卵子を育てるため、数種の排卵誘発剤を投与しなければならない。精神的に不安定にもなる、負担の多いプロセスだ。卵子の採取はリスクと痛みを伴うのだ。

「私たちはある女性から、『自分の子どもは別の患者の子どもだと知らされた』という連絡を受けたことがあります」とドビーは言った。「彼女自身は自分の卵子で妊娠できなかったのですが、彼女の卵子で別の女性が妊娠しました。つまり、自分の産んだ子どもではあるものの、自分の卵子では妊娠できなかった女性がもう1人いたことになります。私が話した女性は数年後に妊娠できたのですが、それも結局は別の女性の卵子だったと後で判明したのです」。これほどひどい作為があるだろうか。負わなくていいはずの傷を負わせる行為は、犯罪であるべきだ。この一連の出来事を書類に書けば、ある種の法的責任が発生することは容易に想像がつく。ドビーはまた、ビクトリア州には150人か160人ほど、南オーストラリア州から送られた精子によって生まれた子どもがいるとも証言した。しかも、その精子には何の身元情報もなかったという。同時に、ビクトリア州も南オーストラリア州に精子を送っていた。つまり、「医師と臨床医の個人的な関係」による精子交換が行われていたということだ。

それだけではない。ドビーが暴露したビクトリア州の実態は——世界有数の優れた不妊治療を提供するはずのオーストラリアで最も規制が厳しく、最も先進的とされる州の現状は——かなりひどいものだった。「私は多くのドナーから、身元が正しく確認されなかった、あるいは、実質的に偽名で提供するように促されたという報告を受けました」とドビーは言った。医師が偽名を勧める?それが医療専門家のすることだろうか?「任意登録を申し込みに来た当時のドナーには、『この名前とこの名前、また、この名前でも提供していたかもしれません』というような人々もいました。クリニックがそうするように勧めることがあったそうなのです」とドビーは証言した。[1]

ケイト・ドビーは職業上、多くのドナーと話をした。「意外でもないでしょうが、ドナーは配偶子を提供して利益を受け取っています」とドビーは言う。「今でも覚えているのは、プリンス・ヘンリー病院の(プログラムに登録していた)ドナーです。このドナーは『提供理由』の欄に『ビール代のため』と書いていました」。プリンス・ヘンリー病院は、ガブ・コバックス教授が責任者を務めていた病院だ。レルを作った病院である。

この〝ビール代〟の話は以前にも聞いたことがあるし、他の多くのDC児も知っていた。グループのメンバーであるオーストラリアの女性が、実父と最近やり取りしたというメールを皆に共有していたからだ。彼女は、実父が当時精子を提供した理由を尋ねていた。「無神経だと思われるかもしれないが、そのときはただ金曜夜の飲み代のため、10ドルをもらっていた……それだけの理由だ。その結果をよく考えことさえなかった」と彼は答えた。彼女はその率直さは評価しつつも、あきれていた。

数杯の酒と引き換えに自分が作られたというのは、人間の起源にふさわしい話ではない。個人的に、私はこの話を聞くまでは、実の父に会い、自分が数杯の酒のために作られたと知るのが怖かった。つまり、軽蔑すべき人間に会い、そんな人間から作られた自分をも軽蔑するようになるのを恐れていたのだ。だがこの話を聞いて、たとえ生まれたきっかけがくだらないものでも、侮辱的なものであっても、それは私のせいではないと割り切れるようになった。この気づきは思わぬ幸運だった。まるで長年の不安が突然消え去り、羽が生えたように軽くなった、人生でも稀に訪れる瞬間だった。不妊治療クリニックの誰一人として、私がこの境地に達する力にならなかったことは確かだ。

だが、精子と交換されるのはビールだけではなかった。利他的なはずのドナー制度では、アルコールから手術費用といったあらゆる手段でドナーを誘惑していた。「ドナーによっては、精管切除手術の類いを無償で提供されていました」とドビーは言う（子どもを作れないようにしたいなら、まずは医療機関のために作ってからにしてほしいという歪んだ論理だ）。「あるいは、ドナーが患者である場合です。おそらくカップルで治療を受けていて、男性パートナーが提供を勧められたのでしょう」。不妊治療を受けたことのある人なら、その治療がふたりの関係を緊張させ――ときには終わらせ――精神的な健康を悪化させるかもしれないと知っている。そうした状況で、医師が男性に、あるいは女性に、同意するよう圧力をかけるのは倫理的といえるのか？　そうした状況で、患者が適切な説明を受けて十分理解し、よく考えて同意できると思うのだろうか？

家族数の制限というルールは機能しなくなっている、とケイト・ドビーは証言した。ビクトリア州では1人のドナーは10家族までしか配偶子を提供できないと法律で決まっている。だがあるケースだけでも、この制限は3度破られているとドビーは言う。「私の知る他の例では、ごくわずかな期間に1人の精子ドナーから最大30家族、あるいは40人を超える子どもが生まれています」とドビーは言った。「法律が制定された後の出来事です。同じドナーだと分からないよう、2つ目以降のクリニックでは違うコードを割り当てたり、ときには同一クリニック内でコードを変更したりした例もあります。10家族を超えても、クリニックは別のコードでそのドナーを登録し、使い続けたのです」[2]

不妊治療業界（およびさまざまな医療機関）は、すべてのDC児に出自を知る権利を与えることに強く反対している。その主な理由はおそらく不都合な真実が暴露されるからだろうが、それ以外の理由は何だろうか。

この疑問に対する第二の答えは、ドナーの匿名性を保護し、質問攻めから守ることにある。世間一般にはまず間違いなくこの種の回答が使われる。

ガブ・コバックス教授は２０１０年、ビクトリア州議会の調査に意見書を提出し、ドナーのプライバシー保護、そして関連する医療専門家の名誉を守るべきだと主張した。「匿名性を排除する法が遡及適用されれば、そのドナーに提供を依頼した臨床医は嘘をついたことになります。ここにはカール・ウッド教授やデイビッド・ドゥ・クレッツァー教授といった優れた臨床医……それに私自身も含まれます」と彼は書いている。[3]

「1998年より前のドナーは、他の家族の妊娠を助けるため、善意で提供に同意した。これには彼らのプライバシーが守られるという前提があった」とビクトリア州のオーストラリア医師会《AMA》も書いている。AMAによれば、これには単なる同意以上の意味があるという。

オーストラリアのすべてのドナーは、適切なカウンセリングを受けた後に水も漏らさぬ法的契約書に署名をし、匿名を約束されたという神話のような話があるそうだ。「1988年7月1日より前に配偶子を提供したドナーは、レシピエントにも生まれた子どもにも身元を明かされず、匿名性を維持できることが法的契約により保証されている」とAMAは書いていた。[4] これは確かな根拠のようにも聞こえるが、そうだろうか？　法的契約とは何のことだろう。

ケイト・ドビーの証言と比べてみよう。彼女は、すべてのドナーは契約書に署名したという他の人々の言い分と異なり、自分が担っていたのは州のあらゆる記録に関する、あくどい書類仕事だったと証言した。

ドビーはこう書いている。「ドナーの身元情報へのアクセスを許可すれば、匿名という条件で同意した過去のドナーについては、その条件が変わるという問題が生じます。ですが、同意したという証拠が見つからなかったり、その書類にドナーの当時のニーズや希望が正確に反映されていなかったりすることもありました」（強調は著者による）。[5] つまり、これらの書類は法的拘束力のある契約書ではないということだ。

あらゆる地域のすべての不妊治療クリニックは本当に、ドナーに包括的なカウンセリングを行い、完璧な契約書を作成し、細心の注意を払って保管しているのだろうか？　私の母や多くの患者の治療記録になされたことを思えば、書類管理も専門医の診療も、またドナーに対する態度も、総じてひどくずさんだったのではないか？　どちらがよりそれらしく聞こえるだろう。DCに関する記録管理について、ドビーは2010年の時点で「この情報はこれまで、開業医やクリニックにより破棄されたり、取ってつけたように収集されたりしてきた」とビクトリア州政府に警告を発している。

いずれにせよ、何をもって同意とするかは、基準を検討する必要があるとドビーは考えている。「それには歴史的な背景が考慮されなければいけません。現在、多くの人々が想像するインフォームドコンセントは、20年、30年前のそれとは大きく異なります。生殖補助医療に対する社会の見方も変化し、治療を受けている人々は、それを以前より公にするようにもなっています」

だが、たとえ非の打ちどころのないドナー同意書が大量に見つかっても、私は異議を唱えるだろう。私たち、また私たちが実親や兄弟姉妹を知る権利に関することであれば、それらはすべて無効だと言い続けるだろう。その理由は、国連の子どもの権利条約や、この条約から派生した連邦法があるからというだけではない。私たちはこの権利を放棄することを断じて認めていないからだ。私たちは何にも署名していないからだ。そして、私たち子どもはこのすべてにおいて、無力な当事者だからだ。この権利を剝奪《はくだつ》しようとする団結した動きがあろうとも、私たちの権利が最も重要であるべきだ。

そして第三の答えは、ありふれた風景に隠れている。それはどこにでもあり、ときに何気なく口にされることもある。だが、この産業が赤ん坊を隠れ蓑《みの》にして利益を貪っているとは、誰も思いたくないものだ。だから赤ん坊とビジネスは同じ文脈で語られないし、見出しになることもない。

不妊治療業界は、匿名提供が廃止され、自分たちが子どもを作るプロセスが明らかになることで、ＤＣのビジネスモデルが脅かされると考えている。オーストラリア生殖医療学会《FSA》は「配偶子提供において法を遡及適用すれば、ドナー候補者とレシピエントの信頼関係が壊され、ＤＣ全体の脅威となる懸念がある」とニューサウスウェールズ州議会の調査委員会に意見している。[6] だが匿名提供の廃止がなぜＤＣを脅かすのか。具体的にはどうなるというのだろう。

公立コンコード病院の不妊治療専門医であるデイビッド・ハンデルスマン教授は、こう説明する。「情報開示を必須とすることで、進んで精子ドナーになろうとする割合は大きく減少します。これはほぼ業界全体に当てはまり、精子提供プログラムに共通する事例からも明らかです。私たちは６００人以上の男性をスクリーニングし、２００人以上の精子ドナーを集めたことがあります。９割が１９９７年以前の応募です。候補者はそれまで簡単かつ豊富に見つかりましたが、情報開示が必須になると、なかなか集まらなくなりました[7]」

匿名性が確保できなければ、ビジネスモデルが打撃を受けるということだった。供給が減るからだ。

この申し立てにはいくつか追及すべき点がある。１つ目に、私たちはこのスクリーニングがどのように行われたのかを詳細に知り、世間の意見を問わなければならない。最終的な結論を出すのはその後だ。

2つ目に、ドナーの不足が叫ばれる中、実はドナーが豊富である可能性はないのかという点だ。ドナーが潤沢にいるという話はめったに聞かない一方で、ドナーが足りないという話題には事欠かない。オンラインを少し検索するだけでも、多くの見出しが目に飛び込んでくる。「精子ドナー不足は、母になりたいキャリーの視点をいかに変えさせたか」――『SBSインサイト』、「州のドナー不足解消に向け、公的な卵子・精子バンクの設立を呼びかけ――『ジ・エイジ』紙、「豪州、深刻な精子ドナー不足のため、米国に提供依頼」――『デイリー・メール』紙。

不足と同じ意味で、〝干ばつ〟もよく使われる。オーストラリア人なら干ばつについてはよく知っている。干ばつ＝悪いこと、だ。「精子の干ばつ」――『ザ・マンスリー』誌、「シングル女性の体外受精日記：オーストラリアの精子が干ばつ――kidspot.com.au」、「干ばつに終止符を。男性は急いで精子提供を――『シドニー・モーニング・ヘラルド』紙。少なからぬ編集部員が、皆一様の素晴らしいアイデアを持っている。

だが、ジャーナリストが不妊治療産業の言葉以外に目を向け、〝供給〟を追ったとすれば、まったく別の状況が見えてくるだろう。

ドナーの匿名提供を廃止することがドナー数の減少につながるかどうかを把握するには、廃止前後の実際の数値が要る。傾向や対照群の情報もだ。この業界の例に漏れず、こうした数値はほぼ公表されていない上、一元管理もされていない。だが、2016年、ダミアン・アダムス、シャヒード・ウッラ、シェリル・デ・レイシーという3人のオーストラリア人学者が、国際的な学術雑誌『ジャーナル・オブ・ロー・アンド・メディシン』に査読付き論文を発表した。そのタイトルは「匿名提供の廃止はオーストラリアの精子ドナーを減らすのか？」だ。[8]

この論文は、減らさないと結論づけていた。実際、国内のドナーに身元開示を義務付ける決定が下された後も、全体的なドナー数は増加していたのだ。

著者らは２０００〜２０１２年に及ぶ、10年以上のデータを分析した。その中頃の２００５年、国立保健医療研究評議会《NHMRC》の倫理ガイドラインが変更された。これにより、２００５年以降は、ドナーが生まれた子どもに身元を明かすことに同意しなければ、クリニックは精子提供を許可できなくなった。２００５年より前に身元開示を義務付けていた州は、１９９５年に同等の法を定めたビクトリア州だけだ。２００５年以降はガイドラインにより、すべての州でドナーの身元が開示されることになった。ビクトリア州を対照群として比較した結果、ガイドラインを変更した時点でドナー数が減少することはなかったのだ。

ドナー数の情報元として、著者らは当局に報告済みのデータ（報告が義務付けられ、データが公開されているのは3州のみ）を利用したほか、クリニックにも直接依頼した。彼らはＦＳＡに認定された国内のすべての不妊治療クリニックに書面を送った。計80クリニック中38クリニックがデータを提供し、そのうち20クリニックが大手だった。[9]

ビクトリア州、それ以外のオーストラリア全州、国全体のいずれの数値も、同じ傾向を示していた。ドナー数は増加していたのだ。「ＮＨＭＲＣのガイドラインが施行された最初の年（２００５年）、ドナー数はすべてのグループで増加した」と著者らは書いている。さらに、この傾向が特に顕著だったのは、ガイドラインの改定前は主に匿名での精子提供が多かった州だった。また「研究期間全体を通じて、ドナー数は比較的一貫して増加していた」ともある。

同様の現象が英国ですでに記録されていたとの記述もある。「２００５年、英国は匿名のドナーではなく、身元開示に同意したドナーのみを使うように制度を変更した。公表されたデータによれば、匿名提供の廃止以降、ドナー数は全体として増加した」という。

「この研究により、オーストラリアにおける匿名提供の廃止は、ドナー数の増加と正の相関関係にあることが判明した……（この結果は）匿名提供を廃止すればドナー数が減少し、精子提供による人工[1]授精が後退するという主張と矛盾するものである」

だとすれば、あの悲鳴のような見出しの数々と、匿名提供の廃止が治療を脅かすというFSAの主張[10]は、一体何を意味していたのだろう。

もちろん、私はFSAの代弁はできない。だが、ある重要な違いは指摘できる。怠惰なメディアの多くが気づいていなかったようだが、経済学者なら寝ていても分かる。それは、需要と供給は一致しないということだ。

供給にはドナーとドナーが提供する配偶子の数という、具体的な対象がある。一方、需要はドナーの人体組織を欲しがる人の数を指し、さまざまな要因によって対象が増える。需要が増加する背景には、シングルマザーになることを選んだ家庭、LGBTIQ＋の家庭といった、家族構成の変化がある。ときには非常に恣意的な〝不妊〟の定義が関係する。また、子どもを持つのを遅らせる女性や男性が増え、精子・卵子の提供が〝セーフティーネット〟と見なされていることも挙げられる。加えて、DCで子どもを産んだ有名人のニュース、広告の影響、そして、不安もあるだろう。

市場を動かしているのは消費者文化だ。そこではお金を払えば欲しいものが手に入る。たとえ赤ん坊であってもだ。だが、子どもを持つことは権利ではない。世間にはこの意見に反論する人もいるだろうが、子どもを持つことは特権である。

もしDCで子どもを作りたいという誰もが無条件で作れるようになれば、ドナーは不足する。常にドナー不足だ。何人の女性の卵巣から採取しようが、何人の男性をポルノ付きの部屋に割り当てようが、あるいは何組のカップルに圧力をかけて〝予備の〟胚を提供させようが関係ない。人間の望みをすべて叶える数には決して届かない。全員の欲望は決して満たせない（しかも、それはいつから医療の役割になったのか？）。ただし――これは暗い深淵《しんえん》を覗《のぞ》くような恐ろしい話だが――あらゆる基準を引き下げ、安全対策を諦めるというなら話は別だ。提供卵子からであろうが、提供精子からであろうが、提供胚からであろうが、子どもがどのようにして生まれたかは気にしない。1人の男性が何人の父親になろうが、1人の女性が何人の母親になろうが気にしない。その赤ん坊が地球の裏側の、あなた自身が決して関わりたくない医療現場で作られても気にしない。あなたが自分の子どもを買うため、ウクライナの女性の卵子と南アフリカの男性の精子を買い、ギリシアの女性の子宮に受精卵を移植し、生後数時間の赤ん坊を彼女から取り上げ、一度も振り返らずに国を去ったとしても気にしない。これらすべてに関して子どもに嘘をついても気にしない。この心の底から揺さぶりをかけられるような耐え難い事実を子どもに知らせなくても気にしない。あなたと、あなたの望みと、支払った高額のお金と、その見返りに人体組織から作られた赤ん坊だけを気にして、それ以外は気にしなければ、万事うまくいくというわけだ。

とはいえ、他人の身体を使って子どもを欲しがる人々に「ノー」と言うのが一体なぜそこまで難しいのだろう。彼らの望みが何にせよ、それが妨害されたからといって暴動が起きるわけでもないだろう。おそらく世間一般では、この望みがすぐに害になるとは思っていないのだ。赤ん坊を望むのは往々にして善とされているし、さらに言えば、世間ではそう望む人たちが神聖視すらされているのだ。
だが、規制されず、管理もされず、野放しになった欲望は、私たち全員を傷つける。生まれた子どもはもちろん、これから生まれる子どもも傷つける。数年前のオーストラリア国民栄誉賞の受賞者が語った、「あなたが横を通り過ぎる基準《スタンダード》は、あなたが受け入れる基準《スタンダード》です」という言葉がある。よく引用されるこの言葉を私がここで使うことに、眉をひそめる人もいるかもしれない。だが私は、子どもの権利を尊重しないベビービジネスは受け入れられない。それに、すべての大人は欲しいからといって、常にそれが手に入るとは限らないと知るべきだ。欲しいものが人間の場合はなおさらだ。

需要については最後に、現在ビクトリア州政府が不妊治療に関する法律全体の枠組みを変えようとしていることに触れておきたい。
2018年、ビクトリア州政府は「現行法を強化し、不妊治療を利用する女性がより手厚い保護と支援を受けられるよう」、不妊治療に関する州の規制を見直す要請を行った。これ自体は大雑把《おおざっぱ》な表現だが、主な検討事項には、現在の規制の枠組みが「成長する生殖補助医療市場」にとって「適切か」という点が含まれていた。[11]
報告書を作成したマイケル・ゴートンはラッセル・ケネディ法律事務所の主任弁護士で、事務所のウェブサイトでは「保健分野を主とする、商法専門の経験豊富な弁護士」と紹介されている。ゴートンの報告書（2019年5月に提出）とその提言の大部分はベビービジネスで作られた子どもについてではなく、不妊治療を利用する大人について書かれていた。この提言に対する政府からの公式な回答はまだない。

だが、州はゴートンの提言の1つをすでに実行した。２０２０年、州は不妊治療を希望するカップルや個人に対して、犯罪歴や子ども保護命令を受けたことがあるかをチェックする制度を廃止した。この制度は、不妊治療を受ける多くの顧客が不快だと感じていたからだ。患者は「こうしたチェックが『不公平で屈辱的で、苦痛をもたらす規制』であると感じている」と『ジ・エイジ』紙は報じている。[12] ビクトリア州健康社会福祉省の広報担当者も、こうしたチェックを撤廃することで、子どもを望む人々が「より容易かつ公平に」不妊治療を受けられるようになるのだと私に語った。また、チェック制度の廃止はＤＣのレシピエントにも適用されるとのことだった。

もう一度、養子縁組のケースを考えてほしい。犯罪歴や子ども保護命令のチェックもなく、あってもパスしたか分からないような相手に、子どもを喜んで養子に出したいと思えるだろうか？ 答えが「ノー」だというなら、なぜ他人の配偶子で子どもを作ろうという人のチェックは不要だといえるのか？ 犯罪者に養子を渡すことはしないのに、なぜこのような形で子どもを買わせるようなことをするのか。私は大人が不快に感じる可能性と、子どもに危害が及ぶ可能性や子どもの最善の利益を天秤《てんびん》にかける。大人が不快に感じるかは二の次だ。常にそうだ。

ＤＣで生まれた子どもへの虐待は、漠然とした懸念というわけではない。オーストラリアではその事例が少なくとも2件発生している。1件目はオーストラリアの児童性虐待者、デイビッド・ジョン・ファーネルの事例だ。彼には22件の性犯罪の前科があり、服役していた。被害者の中には7歳、10歳、11歳という3名の女児もいた。[13] だが、彼とその妻は２０１４年、タイで代理出産を依頼し、生まれたＤＣ児の女の子をオーストラリアに連れ帰って自宅で育てていた。『ウェスト・オーストラリアン』紙は2014年、「ファーネル氏はその前科のため、オーストラリアでは代理出産が許可されなかったのだろうと法律専門家は考えている」と報じた。だがタイではその時点で、ファーネルは要注意人物とは見なされなかったのだ（女児を自宅に連れ帰ったファーネルは、自分は服役中にカウンセリングを受けたことで幼児への性的衝動は「完全に消えている」とオーストラリアのメディアに語った）。

2件目の事例は、オーストラリアの異性愛カップルに関するものだ。彼らもタイで代理出産を依頼し、双子のDC児を授かった。[14] 2014年、夫は当時10歳未満だった双子への性的虐待で起訴された。その後、夫は児童性虐待記録物（写真や動画など）所持でも起訴されていたことが裁判資料から明らかになった。この事例で支援要請を受けたのが、子どものためのシェルターを運営する児童福祉団体「タイの子ども財団」だった。私は財団に連絡した。だが、子どものプライバシー保護、また財団自体はこの訴追には関与していないという理由で、結果は彼らにも報告されていないとのことだった。彼らはまた、子どもたちへのケアについても詳細は明かせないと語った。

いずれの事例も、子どもは提供卵子を使った商業的な代理出産で生まれた。依頼カップルの犯罪歴は、タイではチェックされていなかった。この2つの事例は2014年に世間を賑わせた。翌年の2015年、タイは営利目的の代理出産を禁じる法を可決した。

私がこの言葉を使うことはあまりない。恐ろしいからだ。だが、DCや、犯罪歴や子ども保護命令のチェックに関して言うなら、まさにこの言葉がふさわしい。「やましいことがなければ、何も恐れることはないはずだ」

# 18 テレビ出演

自宅でキッチンテーブルの椅子に座って通りを眺めながら、自分の状況を整理した。ニューサウスウェールズ州議会は何年もかけて調査をしたが、結果は何も変わらなかった。私は冷静に考えようと努めた。私に起きたことは、本当に不正によるものだったのか？　医師と看護師はそれほど簡単に診療記録に穴を開けることができたのか？　ましてや、赤ん坊を作った張本人が、その事実を隠そうとすることなどあるだろうか？

私は有名な法律事務所に電話をかけた。無償の法律相談にも電話した（使えるものはすべて使ったほうがいいと思った）。たとえ答えが見つからなくても、記録破棄を罪に問うことはできるかもしれない。この意図的な破棄を訴えることは可能だろうか。生物学的な父親や兄弟姉妹とのつながりを壊し、アイデンティティーの確立を妨げただけでなく、命に関わりかねない家族歴を奪った行為は訴えられるのだろうか。

長い時間をかけて話し合ったが、どちらも「訴えられない」と回答した。時間が経ちすぎているそうだ。

だが、私は27歳になるまで自分がＤＣ児だと知ることすらできなかった。これ以上早くに法的補償を求めるなど不可能だと食い下がった。理由は関係ないのだと彼らは言った。

よく分かった。きっと裁判で争えるようなことではないのだろう（判例がないことを含めて、誰も法的措置を取らないのは、この手続きが楽でも簡単でもないからだ。それが分かっただけ良かったのかもしれない）。しかし、彼らが職務上、許されざる行為をしていたことは確かだ。実態を意図的に隠蔽する赤ちゃん製造工場に税金が使われていいはずがない。診療記録を改ざんして問題ないはずがないのだ。

ニューサウスウェールズ州には、医療に関する苦情を調査し起訴する独立政府機関、ヘルスケア《H》苦情《C》処理《C》委員会《C》というものがある。私はクリニック20の運営者であるダグラス・サンダースと、同クリニックの看護師であるダイアナ・クレイブンについて、正式な苦情を提出した。幼い私の誕生日会に来てくれたクレイブンを訴えることには罪悪感もあった。謎解きはときに非情だ。私はまだ彼女が好きだった。それが問題だった。だが、ドナーコードを意図的に破棄することは、それが誰であっても許されない。破棄した人は公的な責任を問われる必要がある。それが悪質極まりない行為であれば、この規則に例外はないと私は思う。

苦情を提出してから7週間が過ぎた。HCCCからは受領を確認したという自動返信以外に何の連絡もなかったため、電話をかけた。電話に出た調査官が私の苦情の担当者だった。彼女をミシェルと呼ぶ。ミシェルによれば、この件についてはニューサウスウェールズ州の医学評議会がダグラス・サンダースに「意見を聞いた」後、評議会およびHCCCの委員が苦情調査を「打ち切る」決定を下したとのことだった。「時間の経過」が理由だった。彼女はまた、ダイアナ・クレイブンについては看護助産審議会が「意見を聞く」のを待っており、彼女についてはそれから判断するとも言った。おそらくこれも、何も意味がないだろう。

でも、と私は言った。サンダースとクレイブンはまだこの業界で活動している――実際、サンダースは米国の大学で教鞭《きょうべん》を執っていた。それに、コードが破棄された時点で私には何もできなかった。苦情を申し立てるなどできるはずがない。赤ん坊だったのだから。そう伝えた。

「委員と医学評議会の観点は、公共の安全におけるリスクと、医療ガイドラインの規定の範囲内かどうかです」とミシェルは答えた。「部門長からは倫理委員会で承認されたという報告を受けています」

コード破棄が倫理委員会で承認されていたという話は初耳だ。この組織は一体どこから出てきたのだろう。どこの倫理委員会かを訊いてみた。彼女は部門長に確認してまた連絡すると答えた。

彼女はまた、「5年以上前の苦情は裁量で扱わなくてもいいことになっているんです」と補足する。

「ですが」と私はゆっくりと言った。「そうなると、幼少期の出来事は一切調査されないことになりますよね」。親が代理にならない限りは、ということだ。もちろん、驚異的に大人びた4歳の天才児が遊び場の代わりにＨＣＣＣに向かい、正式な苦情を申し立てられれば話は別だが。

「いいえ」と彼女は即答した。「ＨＣＣＣでは幼少時の性的虐待は常に調査しています[1]」

1週間後、ＨＣＣＣの調査主任から正式な書面を受け取った。そこにはミシェルとのやり取りに関して「ご不満はいかばかりかと拝察します」と書かれている。

「委員会が個々の医療従事者を調査するのは、懲戒処分につながる合理的な可能性がある場合に限られます……また、１９８０年代におけるドナー情報の破棄は新たに生じた懸念ではなく、すでに同様の苦情が数件寄せられていることも申し添えます」。これは意外だった。だが結局は、「本委員会はニューサウスウェールズ州医学評議会と協議の上、貴殿の苦情につきましてはこれ以上の措置を講じない旨を決定しました」と彼は書いていた。

その後もさまざまな理由が並んだが、疑念はその都度深まるばかりだった。「サンダース医師の行為は、当時は慣行として認められていました。申し上げました通り、当委員会ではサンダース医師が記録を破棄したかどうかではなく、当時は氏の行為が認められていたという事実を基に判断しました。今日もし同様の行為が起これば、それは許される行為でも認められた行為でもないのは確かです」と彼は続ける。つまり、彼らはサンダースが記録を破棄したかを吟味したわけではなかったのだ。また、記録の破棄を私の前にも訴えた人がいた。だが、破棄は問題ないとされていた。その行為はなぜか「認められて」いたからだという。創造された人間の価値は、それを創造した人間の価値に劣るため、問題ないというわけだ。その書面には「１９８０年代、生殖補助医療は実験的医療と見られていました」と書かれていた。私たちは使い捨てだった。

自分が何者であるかという州からの正式な回答。感情のないこの数行を読んで思い浮かんだのは、フランケンシュタイン博士の創造物だった。

「ドナーコードの破棄に関しましては、北シドニー医療地域統括局に準ずる組織である倫理委員会から承認されたはずであると報告を受けています」。内容は以上だった。[2]

これまで誰も——私のドナーコードを切り取ったというダイアナ・クレイブンも、不妊治療クリニックもその医療従事者も、ニューサウスウェールズ州の任意登録機関も、どの州の議会調査の参加者も、意見を表明した機関や個人も――公的または民間のクリニックにドナーコードの破棄を認めたという「倫理委員会」に言及したことはない。私自身も、80～90年代終わりのニューサウスウェールズ州の不妊治療クリニックに関する資料で、「倫理委員会」という文言を目にしたことはない。もし私の生まれた公立病院に「倫理委員会」なるものが存在していたのなら、せめてその名前は教えてくれていたはずだ。さも固有名詞の「倫理委員会」があったかのように書かれているが、実在したとは限らない。「倫理委員会」のレターヘッドがついた書面が一枚でもあるのだろうか。メンバーは誰なのか。どのような権限があるのか。委員会はいつ開催されたのか。どのような活動をしたのか。そして、医療従事者が診療記録に穴を開けることを認めたという「倫理委員会」の方針を示したパラグラフはどこにあるのか。

書面を受け取った翌月、同じ調査主任から2通目の書面を受け取った。やはりダイアナ・クレイブンに処罰が下ることもないという。年月が経ちすぎているからだ。

「こうした記録の破棄は、貴殿に多大な影響を与えたと思われます。しかし、現在もなお貴殿の健康や安全を脅かす重大なリスクを意味するものではありません」。彼はそう書いていた。

保健省の友人からは、HCCCに決定の見直し要求をすべきだとアドバイスされた。実を言えば、私はすでに議会の手続き、法的手続きへの期待を捨て、今度のことで医療規制への期待も持てなくなっていた。だが彼女の言う通りだ。この壁は越える必要がある。そうすれば、彼らに弁解の余地はなくなるはずだ。

「HCCCからの回答は、コードの破棄が『当時は慣行として認められて』いたとのことでした。

誰から認められたのでしょうか？」と私は書いた。「認められていたのなら、その記述は政府の政策書や医療法、臨床指針、ドナーの秘密保持に関する誓約書、病院の行動基準などに見られるはずです。『慣行として認められて』いたことを証明する文書はどのようなものですか。また、その文書をどこから入手したのでしょうか。

回答には、コードの破棄は『北シドニー医療地域統括局に準ずる組織である倫理委員会』から承認された『はず』（これも怠慢ではないでしょうか）と書かれています。これまでサンダース氏自身を含め、誰もこの委員会には言及していません……もう一度お尋ねしますが、貴会の主張を支持する文書はどこにあるのでしょうか。……最も配慮に欠けるのは、１９８０年代、『生殖補助医療は実験的医療と見られて』いたという記載です。つまり、私は人体実験の創造物だったと言っているのです」。私はそう書いた。「私を実験対象と称した回答は著しく節度を欠き、精神的な痛手と損害を与える内容です。それをさておいても、これは人間を対象とし、生きた赤ん坊を作るという実験です。貴会もよくご存じの通り、人間を対象とした研究が実施される場合、法律面、倫理面で多数の規制が設けられます。ロイヤル・ノースショア病院の研究は、間違いなくこの規制に違反しています。１９８０年代、ロイヤル・ノースショア病院で貴会の言う人体実験が実施され、少なくとも何百人という赤ん坊を生み出したことを調査しないというなら、その理由の開示を要求します……改めてお尋ねしますが、あなた方は一体誰のために活動しているのでしょう？」[3]

ＨＣＣは私の見直し要求を受け入れなかった。

政府、法律、制度が役に立たないときにメディアを利用するのは、誰もが認める真理だ。ジャーナリスト自身にとっても同じだ。活路を求め、家族を見つける可能性を最大限に高めるために私に残されたほぼ唯一の手段は、メディアにすべてを公表することだった。

私にとっては、生き地獄にも値する恐ろしい手段だった。

私は長年、自分自身の話をほぼ明かしてこなかった。それをメディアに公表すると思うと、自分で自分を痛めつけているような気になった。とはいえ、公表するなら最大限、人の目に触れたほうがいい。そのためには職場の2人に気まずい話をしなければならなかった。1人は当時の現場であるABCラジオの時事番組での直属の上司、もう1人はABC局の編集方針を定める責任者のアラン・サンダーランドだ。2人に承諾してもらい、私は『オーストラリアン・ストーリー』の出演者となった。

『オーストラリアン・ストーリー』は30分間の全国番組だ。「ナレーターやシナリオは存在せず、出演者の言葉だけで真実のストーリーが語られる、受賞歴のあるドキュメンタリー」であり、ウェブサイトにも「リアリティー番組に〝リアル〟を取り戻す」と銘打たれている。全国的にも高い視聴率を誇る局の主要番組で、人々からも愛されていた。個人のストーリーを語るには絶好の機会だ。だが、決して出演者のありのままの言葉が視聴者に届くわけではない。「リアル」を謳ってはいるものの、実際には手の込んだ演出が加わっている。ナレーターの語りがない30分番組が皆そうであるように、話を展開するには出演者への綿密な指示が不可欠なのだ。

このエピソードは数年がかりで制作された。2012年、私は『オーストラリアン・ストーリー』のプロデューサーであるベリンダ・ホーキンスに、これまでのことを語った。彼女はビクトリア州メルボルン在住で、近隣とのつながりからすでに私の友人、ローレン・バーンズの話も聞いていた。ローレンもDC児で、彼女は4年をかけて実の父親を見つけ出していた。その前も大勢の医学生の中から父親を探そうと試みたのだが、失敗に終わっていた。2度目の父親探しを始めたのはビクトリア州でドナーの身元を知る権利を認めるナレル法が成立する前だった。そこで彼女は、自分を作った医師の介入によって、目的を達成した。不妊治療専門家のデイビッド・ドゥ・クレッツァー博士はローレンを援助することにし、ローレンの代わりに、彼女の生物学的な父親であるベン・クラークに連絡を取ったのだ。[4]

「ベンに手紙を書き、彼が何年も前に参加したある研究プロジェクトから興味深い結果が生まれたと伝えました」と、ドゥ・クレッツァー博士は『オーストラリアン・ストーリー』に語った。研究プロジェクト。不穏な言葉だ。ベンも他のドナーと同じく交流に前向きだった。ベンとローレンは手紙でやり取りするようになり、電話でも会話した。その後、ベンはローレンを家に招待した。

2012年の時点でローレンとベンはすでに対面を果たし、雑談も何度か交わして友好的な関係を築いていた。通常、DC児がドナーに望めるのは、良くて敵意を持たれないことだろう。もちろん、それ以上を望むDC児は大勢いるし、ときにはその望みが叶うこともある。だが私が見てきた限り、友好的なドナーは最高の結果だ。実際にはもっと悲惨な結果もある。人間は残酷だ。ドナーはあらゆる接触を拒めるし、回答しないこともできるのだ。

また、よくある経験として、最初はドナーが前向きでうまく連絡が取れたとしても、身内に極端な敵意を抱かれ、以降は連絡が途絶えるということがある。私はこの話を聞くたびに胸が締めつけられる。私が聞いた中では、ドナーが男性で異性愛者の場合は、妻が連絡を嫌がることがほとんどだ。彼女たちは、私たちが夫の昔の恋人や片思いしていた女性とはまったく関係ないにもかかわらず、ときに脅威に感じ、怯えることがある。私たちが最低限の答えを望むことで、自分たちの世界が脅かされると思っている。その反応として、容赦ない手段を取るのだ。夫が精子ドナーだったと知っている場合でさえ、同じ手段に出る。彼女たちはその記憶を暗い場所に埋めていたのかもしれないが、私たちが現れると激しい怒りの反応を示すのだ。以前聞いた話では、ある妻は夫が精子を提供した過去を知っているだけでなく、当時恋人だった自分も提供を勧めていたそうだ。それにもかかわらず、本物の人間が彼の子どもとして――彼女も彼も明確に容認した行為の結果として――夫に接触しようとしたところ、彼女は激昂《げきこう》したという。

やがて、『オーストラリアン・ストーリー』の内容が具体化した。ローレンに異論はなかった。驚くことに、実父のベンも内容に同意した。実はベンの父親――つまりローレンの祖父は、オーストラリアの著名な歴史家であるマニング・クラークだった。著名人との思わぬつながりは視聴者が喜びそうな展開に違いない。そしてローレンはビクトリア州で、私はニューサウスウェールズ州で撮影することになった。

このエピソードは『オーストラリアン・ストーリー』には異例の2部構成、つまり、1時間を2週に分けて放送する形になった。ようやく訪れた機会は――こうはならないと半ば確信していたのだが――急遽《きゅうきょ》、前後編のダブルキャストとなった。前半はローレンのストーリー（ミステリー！

著名人とのつながり！　ハッピーエンド！）。そして後半が、亡くなったレルと私のストーリー（未解決！　恐ろしい問題！　教訓！）だった。レルの映像は、長年のあらゆる撮影動画をつなぎ合わせて作られた。悲惨な事例に要約されるのはやや不愉快でもあったが、学べることもあったと思う。ジャーナリストなら、一生に一度は他人に主導権を渡して、自分を撮らせてみるべきだ。私たちは日々インタビューをする相手に自分を信頼してほしいと思っているが、自分が信頼する側になることで、その人たちの気持ちをより理解できるようになるからだ。この点を除けば当然、私自身もジャーナリストとして、主導権を完全に渡す気はなかった。前半と後半の合間にあたる週末、私はフェアファックス・メディアが発行する新聞の折込雑誌『グッド・ウィークエンド』誌に、一人称の長い特集記事を掲載してもらった。「誤解」と題されたその記事に、『オーストラリアン・ストーリー』が取り上げなかった私の気持ちをすべて書き記した。

「はっきりさせておきたいのは、私に新たな親は必要ないということだ」。記事にはそう書いた。「私を育ててくれた父以上に素晴らしい父親はどこにもいない。だが、私には私たる所以《ゆえん》、実の家族、警戒すべき遺伝的な時限爆弾といった問いの答えが必要だ。私は自分の生物学的な父親を知りたいし、彼と良い関係を築きたい。前者は少なくとも法的な権利であるはずだ。

私は今後も、おそらく自分の知る誰より多くの兄弟姉妹を持つ一人っ子として過ごすことになるだろう……1980年代の私に起きたことは、今この瞬間にも起きているかもしれない。現在、この産業の慣行を抑制し、子どもの権利を守る連邦法はない。だが遺伝的ルーツの真実を知る権利がなければ、私たちは産業の産物のままであり、人間にはなれない」[5]

テレビの力は映像と感情を伝えることにある。細部を伝えることではない。プロデューサーのベリンダは私を撮るとき、代弁者が1人もいないという問題にぶつかった。私を語れるのは私だけだった。『オーストラリアン・ストーリー』では出演者をより強く印象づけるため、家族や恋人へのインタビューで哀愁を誘うのも重要な演出だった。だが家族なしではこの手法は使えない。私には母がいたが、彼女はDCに関して私とは別の苦悩を抱えていた。

母に起きたことは、DCの問題やそのせいで負う傷の多くを物語っている。政府公認の人体実験に一個人として参加した母と父には、何の支援もなかった。その後の様子を尋ねられることもない。告知を勧められることも、告知後の子育てについての助言もない。むしろその逆だ――DCは恥ずべきことだからと、嘘をつくよう勧められた。母は27年経って初めて事実を明かしてくれたが、母の苦悩は続いていた。

母は当初『オーストラリアン・ストーリー』への出演を承諾していた。私は交渉には関わりたくないと伝えていた。これは母の選択だからだ。ベリンダは母に電話をかけ、長時間話し合っていた。どうやら前向きな返事をもらえたらしい。だが私は半ば疑っていた。数十年も抱え続けた傷と秘密が、一度の会話ですべて巻き戻るとは思えない。ベリンダは撮影日を設定してシドニーに飛び、母のアパートに到着した。母は出たくないと言ったそうだ。それで終わりだった。

後日その話を聞き、母への後ろめたさを覚えた。そもそもテレビで話させようとするのが無謀だったのだろうか。母は出演を強要されたように感じてしまったのだろうか。だが――別の見方をすれば――これこそがすべての問題の核心ではないだろうか。嘘をついて隠す人がいるから、人は真実を知らされず、意見を尋ねられることもなく、発言権を持つこともないのではないだろうか。

結局のところ、母は事実を一切公表しないと決めていたのだった。DC児が自分の出生をもっとオープンにしたいと思っても、その多くが少なくとも一度はこうした圧力にさらされる。「生物学的な親に連絡を取りたい。自分にとって大切なことだから。でも育ての母／父／母たち／父たち／みんなを苦しめることになる」とか、「法改正を心から願っている。だが、○○（家族）を傷つけてしまうので話題にできない」という声は、驚くほどよく聞かれる。それに、もし親の1人を（あるいはそれ以上を）失っている場合、少しでも関係をこじらせるようなことはしたくないというのもよく分かる。

だが、言ってしまえば、そんなのはクソだ。DC児は常に、周囲が万事うまくいくように行動させられる。自分のためではなく、自分の置かれている問題を作ったその人たちのために奔走する。たとえDC児が家族を愛し、家族がDC児を愛していても変わらない。そして、その結果は決して実を結ばない（付け加えるなら、自分以外の誰かの幸せをどうこうするなんて不可能だ）。

もしジャーナリストには絶対に公表したくないという人がいれば、私はそれでいいと思っている。母については特にそう思う。人は常に断る権利を持っている。私は母がインタビューを断ったと聞き、内心では安堵《あんど》する気持ちもあった。母に心の準備ができていたとは思えなかったし、その予想は的中した。だが逆に言えば、人には常に同意する権利があるし、インタビューを受ける選択をしてもいいわけだ。自分がそうしてほしくないという理由で、人にやめるように強要はできない。

これはつらい問題だ。個人の境界はどこまでで、どこからが家族の境界なのだろう。複数の人々が共有する真実は、一体誰のものなのだろう。

この問いには文化や家庭によって、さまざまな答えがある。だが私が出した答えは、私には自分の人生における真実を知る権利があるということ、そして私がそう決めたなら、私には話す権利があるということだ。この答えは今も変わらない。私の真実はこうだ。27歳まで嘘を信じていた。診療記録にアクセスするために闘った。アクセスできたファイルは意図的に変更されていた。医療機関や法や政府からは、補償も、正義も、変化も、謝罪も1つとしてなかった。友人が答えを得られないまま、一歩一歩死に近づいていくのを目の当たりにした。まさにその答えを求めて、私は今、自分のために闘っている。

母と私の違いは、考え方にある。私はベビービジネスに何が起こったのかを、すべて理解しようとした(理解できたのはごく一部だが)。その忌まわしい行為をすべて明らかにするつもりだった。母は起こったことについて、何も考えないようにした。それは不妊治療クリニックが一番初めに母に告げたことだ。母は家に帰り、何もなかったように振る舞った。

私は自分の話を公表できて良かったと思っている。他のあらゆる制度から妨害される中、この自由も奪われたらと思うとおかしくなりそうだった。だが、これには代償が伴った。2014年、『オーストラリアン・ストーリー』で「C11を探して」が放送された後、母と私の関係は急速に悪化し、かなり長い間修復できなくなったのだ。

『オーストラリアン・ストーリー』では通常、どの話も幸せな結末を迎える。だが「C11を探して」ではDCは幸せな話として描かれず、そうならざるを得ないことに私は不安を覚える。

実際にはDC児の中にも、自分の出生や人生に幸せを感じている人はいる。私はそうした話を聞きたいと思う。その話の多くは素晴らしいものだし、彼らの意見は貴重だ。また彼らには初めから親との間に秘密がなかったという共通点がある。家族は真実を伝えていた。生物学的な血縁と直接つながらなくても、知らせる必要があることは理解していた。ＤＣ児に対して家族はどうあるべきかを示してくれるのは、このような家庭なのだ。

だが、私が連絡を取り合う２０００人のＤＣ児のうち、完全に幸せだという人は間違いなく少数派だ。それ以外の大多数は、かつて大きな懸念を抱えていたか、あるいは今も抱えたままでいる。そして、その懸念の多くは無視されている。ＤＣとは見目麗しく、賢く、名の知られた他人から奇跡の赤ん坊を作ることではない。ＤＣとはすべての当事者に、とりわけ子どもに深い苦しみをもたらし得ることなのだ。

# 19　純粋なコミュニティーの成立

『オーストラリアン・ストーリー』について、恩知らずなことを言うつもりはない。「C11を探して」には大きな反響があった。番組の力とその影響力であることは間違いない。番組のおかげで、DC児は多くの人々にとってより人間味のある存在になったと思う。私たちはそれまで、永遠の赤ん坊のようなイメージを持たれていた。放送前に世間で主に流布していたのは、重要なのは親だという考えだった。つまり、子どもに恵まれない悲劇的な夫婦か、あるいは、自ら卵を預けられることを望み、それによって授かった子どもと幸せに暮らす〝進歩的〟な家族のどちらかだった。だが『オーストラリアン・ストーリー』により、赤ん坊は成長すること、そして、その赤ん坊に嘘をついてはいけないということに人々は気づき始めた。

ようやく前半が放送された頃、ローレンは旅行中だった。彼女は休暇を取ると決めていたため、メディア対応は私に回ってきた。私はリアルタイムで質疑に答えていたが（ジャーナリストとして、これは問題ない）、それは私生活に関する質問だった（これは耐え難かった）。「母親は私のこうした行動をどう思っているのか」というのは予想できた質問のひとつだ。

『グッド・ウィークエンド』誌に記事を書いていたのが幸いした。書くという行為によって、言いたいことは一度口にしていた気がしたし、必要に迫られたおかげでどう伝えるかも把握していた。自分の言葉ですべて伝えていたので、もう一度伝えるのに苦労はしなかった。実際、ほぼそれで事足りた。

あるインタビューが終わり、別のインタビューもこなした。翌週、後半も放送された。その後の数日間は仕事を休んで家から出ないようにした。その後、私が接したジャーナリストは皆少なくとも丁寧な態度は崩さなかったが、ソーシャルメディアの反応は当然、よりあからさまだった。オンラインでは多数の男性が精子についてあれこれ書き立てていた。粗野で下品な古典的反応だった。それらを大量にブロックした。

それでも、私はまた同じ選択をするだろう。自分自身の話を明らかにすることで、私の中の何かが解放された。職場、友人、家族に対して、何か黒くて大きなものを隠しているような気もしなくなった。もう隠す必要がないからだ。ある話題をうまく話せなかったり、その理由の説明を苦痛に感じたりするもどかしさもなくなった。誰かが番組を観ていなかったり、記事を読んでいなかったり、それ以降に私がDCについて語った記事やニュース、インタビューを見たりしていなくても、それは私のせいではない。私はこれ以上ないほど率直に語ったのだから。

私がこうした行動に出た理由のひとつは、これが実の父親を見つける最後の手段だったからだ。他のあらゆる手段は使い果たしていた。独自の調査を含めてだ（オンラインで雑多な人々とやり取りするのはもううんざりだった）。『オーストラリアン・ストーリー』の各エピソードには100万人以上の視聴者がいる。その中から彼が連絡してくることを私は期待していたのだ。だが、現実はそう簡単には進まない。

視聴者のうち、連絡してきた男性は1人だけだった。彼は結局、利己的で自分に酔った変人でしかなかった。その男には何らかの社会的な関係の中で生まれた実の息子がいたが、息子を捨てたために訴訟になったそうだ。彼はただ愚痴をこぼしたいだけなのだと、私は軽蔑を募らせながら気がついた。あの子は私の子と認められたいのだ、と彼は激怒していた。いずれにしても、私ともDCともまったく関係ない話であり、私は電話を切った。なんと自分勝手な。

だが、悪いことより良いことのほうがずっと多かった。自分では予期していなかったが、DCで生まれた人々が、『オーストラリアン・ストーリー』や『グッド・ウィークエンド』を見て連絡してくれたのだ。どのメッセージにも、明るいとはいえない個人の話を共有してくれて嬉しかったと書かれていた。さらに重要なのは、挨拶以外に彼ら自身の話も含まれていたことだ。大半の人が、他のDC児とは話したことがないと言っていた。DC児の数の多さからすれば、それがどれだけ奇妙な状況かは言うまでもない。例えば、養子に出されたある子どもが成長し、自分の家族を築くほど大人になってなお、養子だったのは世界中で自分のみだと思っていたらどうか。他の養子の話を聞いたり、養子について書かれた話を目にしたりすることさえない。養子としての気持ちを誰にも打ち明けられず、人々の顔色をうかがい、自分だけを犠牲にしているという状況。これほど大きなことを、ひとりで抱えたり隠したりする必要はどこにもないはずだ。同じ境遇の人が大勢いるなら、なおさらのことだ。

ダミアンやマイファンウィをはじめとするDC児の友人たちは、何年もオンラインフォーラムを運営してきたが、私たちにはもっと身近な何かが必要だった。フェイスブックはどう、と私は提案し、皆でグループを作成した。DC児だけのグループだ。親になりたい（多数のオンラインスペースに押し寄せ、精子、卵子、胚の提供を絶えず懇願する）人々も、DC児の代弁者になろうとする親もいない。斡旋《あっせん》機関も、専門家もいない。私たち以外は誰もいなかった。国籍もオーストラリア人に限定した。私は誰かが連絡をくれるたび、グループに参加したいかを尋ねた。大抵は参加を希望した。DCの問題はメディアの注目を集めるようになり、私たちの多くが次第にインタビューを受けるようになっていた。そのたびにグループへの参加者が増加した。その後はニュージーランド人も受け入れ始めた。なんといっても、私たちはタスマン海を隔てたいとこなのだ。

考えさせられる瞬間も何度かあった。ある日、12歳のDC児の母親がグループへの参加を申請してきた。子どもが質問できるようにということだった。子どもはまだアカウントを作れる年齢に達していないため、母親が代わりに申請してきたのだ。私たちは慎重に検討した。メンバーの多くが他のDC児を知らずに育ったため、さまざまな形で苦しんだ。複雑な立場の中、仲間を知らずにいるのは望ましい状況ではない。とはいえ、12歳という子どもの精神的な不安を背負えるのかという問題は悩ましかった。最終的に、私たちは参加を断った。ルールはルールだ。ここは私たちだけの安全なスペースで、親は入れないことになっている。この母親が参加したがった理由は分からない。だが世の中にはおかしな人もいる。嘘ではない。オンラインではレシピエントも目にするが、彼らの多くは自分の選択をただ肯定されたがっている。すべては問題ないと言わせたがっていて、もし私たちが否定すれば、私たちを機能不全と見なしてその声を無視したがっているのだ。私たちの中には子どもの権利について語ろうとして、攻撃されたり、居場所を奪われたり、さらにはオンラインで個人情報をさらされたという経験をした人も多い。私はDCで子どもを授かった親とドナーで構成された集団を少なくとも1つ知っているが、彼らは皆、DCによる幸せを文字通り享受していた。もしその集団に加わり、DCで生まれた自分は幸せではないと言おうものなら追い出されるだろう。彼らはそんな言葉は聞きたくない。これは彼らの敵意を刺激する言葉なのだ。[1]

DC児だけのフェイスブック・グループにはますます人が増えてきた。現在は450人以上の参加者がおり、DCに関するこの種のコミュニティーでは世界でも最大規模になった。

『オーストラリアン・ストーリー』を観て連絡をくれたDC児に、レベッカという女性がいた。彼女もロイヤル・ノースショア病院で生まれていた。驚いたが、私たちはその後クリニック20について延々と話し合った。

レベッカは11歳の頃に自分がDC児だと知ったという。それだけを聞けば、良いことのように思われる。事実を早く知ればその分、その事実を受け止めやすくなるからだ。だがよくあることだが、レベッカは悲惨な形で事実を知ってしまった。レベッカの両親は、彼女には事実を告げていなかった。だが自分たちの友人には告げていた。友人は自身の娘に何気なくそのことを話していて、その女の子はレベッカと同い年だった。後にレベッカの両親は離婚し、父親は再婚した。

「父が再婚した翌日の夜、私は（その女の子の）家に泊まっていました」とレベッカは言った。お泊まり会だ。「父の再婚相手は、要は私の存在が面白くないと感じていたので、私は少し落ち込んでいたんです……すると、その女の子は……私をじっと見て、こう言ったんです。『でも、なぜそんなに気にするの？　もともと本当のお父さんじゃないのに』と」

11歳のレベッカには、この瞬間の驚きと動揺をどう捉えればいいのか分からず、いったん心にしまっておいた。しばらく経ってから、母親に訊いた。夕食の支度をしていた母親は野菜を切っていた。

「その瞬間、母は完全に固まってしまったんです」とレベッカは言った。「野菜を切る手を止め、少しの間、真っすぐに前を見つめていました。そのとき初めて、ああ、本当だったんだ、と分かりました。それまではあまり真剣には考えていなかったんです」

レベッカの母親は、できる限りの説明をした。あなたの父親は精子の数があまり多くなかった、だから他の男性の精子を使い、レベッカの言葉を借りれば「数を増やした」のだと言った。また母親はクリニックから、夫の精液はドナーの精液と「混合」されるため、生まれた子どもの生物学的な父親が夫の「可能性」もあると言われていた。

「ですが、後から母に聞いたところでは、（クリニック20は）父の精液サンプルを一度も採取しなかったそうです。だから、私は遺伝学者ではありませんが、その可能性はほぼないと確信しています」

レベッカはIVFオーストラリアから診療記録を入手していなかったため、母親に頼んで申請してもらうよう、彼女に伝えた。やがて記録が届いた。レベッカのドナーコードも切り取られていた。彼女は私が自分以外で初めて出会ったロイヤル・ノースショア病院の出生児だ。その彼女の診療記録も、私の記録とまったく同じ処理がされていた。

私とレベッカは市内のカフェで会い、記録を見比べた。ある書類は同じだけれど、もう1つの書類はレベッカの母親にあって私の母親にはないなど、なかなか刺激的で面白い体験だった。私たちは親しくなった。レベッカは愛らしい人だ。長身で、茶色い巻き毛。目は緑色で、黄褐色の肌を持つ。母親はイタリア人だった。私たちの歳は2カ月しか違わなかった。レベッカは公立病院で作業療法士として働いている。私とは違った視点で、州の医療制度の複雑さをよく知っていた。彼女は思いやりがあり、寛大だ。また、頭の回転がとても速かった――記録を入手した直後から、いくつか鋭い疑問を持ち始めていた。

ある日、彼女は電話でこう言った。「ニューサウスウェールズ州では、私たちは精子ドナーの子どもじゃないと法律で決まっているのよね」

「そうね」と私は答えた。彼女が指していたのは1984年の人工妊娠法だ。DCで生まれた人が、そのドナーに金銭的な要求をしないように作られた法律だった。私たちのようなDC児を拒絶するため、主に権力のある人たちが提起したのだ。

だが、レベッカは別の視点で考えていた。それは機知に富んでいた。

「つまりね」と彼女は言う。「その法が制定されたのは1984年。私たちが生まれたのは1983年。ということは、私たちは法的には精子ドナーの子どもになるんじゃない?」

私はあっけに取られ、それから大笑いした。「弁護士になるべきだったわね」と言うと、彼女は文字にはできない過激な言葉でそれに答えた。

1984年人工妊娠法は、1996年子どもの地位に関する法令（これにも人工妊娠法と同等の条項が含まれる）に代わるまで、ニューサウスウェールズ州で施行されていた。1980年代前半のニューサウスウェールズ州でこうした法がまかり通っていたとは驚くばかりだ。未来への配慮も法整備もされていないのが不妊治療の特徴なのだ。だが、この短い法令を読むと、これが一般的な状態だったとよく分かる。この法律は男性を保護し、女性を無視し、おまけに精液の混合という厄介な慣行も容認していた。

１９８４年人工妊娠法には、女性がドナーの精子を使って妊娠した場合、ドナーはその妊娠の原因とは見なされないという驚くべき条項がある。

前述したように、１９８３年、ドナーの提供卵子を使った世界初の妊娠がメルボルンで報告され、１９８４年には提供卵子による世界初の生児出産が米国のチームによって報告されている。しかし、１９８４年人工妊娠法には、提供卵子に関する記述は含まれていなかった。ドナーはすべて「精子ドナー」となっていた。では１９８４年から１９９６年の間にニューサウスウェールズ州で卵子ドナーとなった女性は、現在も生まれた子どもの法的な母親と見なされる（さらに、金銭を要求される恐れもある）のだろうか。これは興味深い疑問だった。この法はまた、女性が「夫以外の男性の精液と夫の精液の混合」を使った場合も適用されると述べていた。ということは、混合精液は法律で容認されていたことになる。

レベッカは、１９８４年人工妊娠法の制定前に生まれた私たちは、法的には精子ドナーの子どもだと考えた。面白いほど冴《さ》えた発想だった。だが、法律をよく読むと、私たちには見落としていた点があった。「この法律の規定は、妊娠が本法の施行前または施行後……（および）子どもの出産が本法の施行前または施行後……かにかかわらず適用されるものとする」

１９８４年人工妊娠法は、どの時代にも適用されるようである。

不妊治療クリニックがこの遡及性は公正でないと騒ぎ立てないのはおかしな話だ。

『オーストラリアン・ストーリー』の放送後、私はニューサウスウェールズ州でDC児のための支援グループを立ち上げた。以前にアムネスティ・インターナショナルの人々と何度か話したところ、彼らは家族を知る権利をめぐる私たちの状況に同情し、事務所を使ってもいいと言ってくれたのだ。事務所はシドニーのオフィス街の中心部にあった。アムネスティ・インターナショナルのメンバーがいつも誰かしらは夜遅くまで働いていたので、その間はずっと開放されていた。

そこで、私はフェイスブックを通じてメンバーに呼びかけた。平日の夜、初めての集まりが開催された。私はジンを持ち込んだ。レベッカは分別を持ってクラッカーとディップを持参した。少し待つと、すぐに他のメンバーもやってきた。最終的には8人が集まった。ほんの数年前まで、誰のことも知らなかった。ニューサウスウェールズ州政府も、私の他には誰も見つけられなかった。だが今は8人もいる。さらに驚いたのは、男性が2人もいたことだ。

メルボルンでDC児の集まりに何度か参加して気づいたのだが、男性のDC児はこうした場にほぼ姿を見せない。DC児の男性は女性に比べてこの問題についてあまり話さず、周囲に打ち明けたり答えを探したりすることもないように思われた。男性の間では、思い出さないようにするのが一般的な反応だった。たとえ成長する過程で真実を知っても、彼らの多くは心にしまい込む。真実に対処できないから、またはしたくないから、あるいはその両方だ。もちろん、正反対の反応をしてきた男性も大勢いると、今なら分かる。だが総じて、似た境遇の人を知れば知るほど、この話をしても大丈夫なのだと思えるようになるのは確かだ。

メルボルンでの集まりを支援していたのは、ビクトリア州生殖補助医療局《VARTA》という組織だった。VARTAは不妊治療局に代わって新設され、生殖補助医療のすべての関係者、つまりレシピエント、ドナー、クリニック、そして成果物である私たちのための活動を担っている。メルボルンでDC児の会合が開かれるときは毎回、VARTAのカウンセラーが同席した。これが私には受け入れ難かった。ニューサウスウェールズ州にはVARTAに準ずる機関はないが、あったとしても、同席は遠慮してほしいと思った。私が支援グループを設立したのは、他のあらゆる組織に失望したからだ。役人や仲裁人はもうたくさんだった。この場は外部の〝専門家〟を同席させ、精神分析をさせるためではない。私たちは皆大人であるのに、誰も私たちを大人として扱わない。私たちは公の場で話すとき、医師や政府と話すとき、家族と話すときなど、ここ以外のあらゆる場で自分の意見を抑制しているが、ここでは気の滅入《めい》るような配慮で消耗せずに、なんでも吐き出せる。ここは言いたいことを言い合える、DC児のためだけのグループなのだ。

もちろん、その会合でどのような会話が交わされたかは明かせない。秘密を公にする組織を設立してはいけないのだ。公にできるのは、参加人数は週によってまちまちなこと、たまに参加するメンバー、ふらっと現れるメンバー、常連メンバーがいたということだ。他に言えるのは、私たちはジントニックを飲み、かなりひどいジョークを飛ばし合い、多くのことを打ち明け合ったということだ。DCでの出生は、生まれたからめでたしめでたし、後はそのことを忘れて生きなさい、というわけにはいかない。その出生は家庭に刻み込まれている。認めるか認めないかにかかわらず、事実はいつもそこにある。そうして、家庭全体に、あらゆる形で、生涯にわたって影響を及ぼすものなのだ。

例えば、長期的な病気、何らかの虐待、関係が破綻した末の離婚や別居、薬物依存や悲劇的事件など、家庭内に複雑な事情がある場合、DCを使ったという事実はほぼ例外なく状況を悪化させる要因となるだろう。私たちのグループでは、事情はそれぞれ違っていたが、誰の話にも共通していることがあった。それは、誰一人として楽な人生を歩んでこなかったということ。また、誰一人としてドナーや兄弟姉妹が見つかっていないということだった。

全国番組で自らの話をしたことへの予期せぬ影響はまだあった。職場のメールアドレスに、ある女性からメールが届いたのだ。彼女のことはルーシーと呼ぶ。

「私は80年代にロイヤル・プリンス・アルフレッド病院で働いていました」とルーシーは書いた。その病院は、砂岩で造られたシドニー大学を背にして立つ、シドニーのもう1つの公立大病院だ。ルーシーは同病院で法医学記録作成を担っていたが、彼女のチームはシドニー大学とも共同で作業を行っていた。「同僚とともに、さまざまな分野の科学者や医師たちと親しくなりました。ランチでは驚くような話がよく飛び出していました」とあった。

「スタッフの間では、その科学者や医師が体外受精の重要なドナーだと話題でした。噂では、彼らの生物学的な知識、健康、身体的特徴は、依頼した親から選別され〈原文ママ〉やすいそうです」と書いてある。「ロイヤル・プリンス・アルフレッド病院はロイヤル・ノースショア病院（クリニック20）とアイデアを交換し合ったり成功を祝い合ったりするなど、刺激的な交流がありました。また精子ドナーについては、一般の精子ドナーは受精の成功率や精子の健康状態、そして院内ドナーの人数に応じて、最小限に留めるという考えが受け入れられていました」。院内ドナー。嫌悪感が生じた。彼らはなぜ病院から出ようとしないのか。

「ロイヤル・プリンス・アルフレッド病院では、一握りの医学研修生やスタッフが定期的にドナーになるのが一般的だったようです」とルーシーは明かす。「彼らが何人の子らの父親になったかは誰にも分かりません」

彼女が連絡をくれたことはありがたい。だが毎度のことだが、知れば知るほど不快感は増すばかりだ。医師が同僚をドナーにするのと、教え子をドナーにするのはどちらが悪いことだろうか？より悪いのは、医師が自分の精子を患者の女性に受精させることだろうか？　そうかもしれない。きっとそうだ。いや、すべて悪いのだ。

「あなたの場合、手がかりが完全になくなったわけではない気がします」とルーシーは書いていた。「あなたが受胎されたときに体外受精プログラムに携わっていた医療技術者や医師を詳しく調べてみるといいかもしれません」

なんという情報だ。胃が痛くなった。

ルーシーが私に連絡しようと決めたのは、ロイヤル・ノースショア病院でのコード破棄を知ったからだった。「ロイヤル・プリンス・アルフレッド病院でも、医師や医療技術者の移動や部署の再編成のタイミングで、記録が改ざんされていたことがたびたびありました。そのため、あなたの話を聞いて危機感を覚えました」と彼女は書いていた。情報の改ざんがまだあった？　別の公立病院で？　一体これまでに何件起きていたのだろう。私は、他のDC児から記録を破棄されたと報告があった国内の不妊治療クリニックを、１件ずつ書き出した。ニューサウスウェールズ州で６件。クイーンズランド州最大の不妊治療企業で１件。ビクトリア州では不妊治療専門の開業医で少なくとも２件。南オーストラリア州の大規模公立病院であるクイーン・エリザベス病院で１件。つまり、４つの州で少なくとも10の赤ん坊製造工場が、故意に証拠を破棄していたことになる。

これは州議会の調査の域を超えている。国家的な問題だ。王立委員会（英連邦諸国の重要な問題を扱う公的な調査委員会）の仕事である。これらの病院やクリニックや個人に秘密を白状させる権限は私にはない。私はその過程で踏みつけにされたひとりに過ぎない。

メールの最後で、ルーシーはもう1つ、私に連絡した理由を語った。彼女は養子で、１９６０年代の初めに新しい家族に引き取られたという。

「私も実父を見つけたいと思っています」と彼女は言った。「父の名前は記録には残されず、でも養親は実父のことを知っていました。けれども、〝世代を超えてはならない秘密〟として教えてはくれませんでした。『過去を振り返る必要はない』という言い分です。そのため私はずっと自分の生物学的ルーツを知らずに生きてきました。これは残酷なことだと思います」

彼女はこうも書いていた。「赤ちゃんは商品ではありません。人間です。法律は改正されなければなりません。他の人たちと同じように、私たちにもアイデンティティーを持ち、遺伝的なつながりを知る権利があります」。ルーシー、私もまったく同感だ。

「世間は狭いものです。私自身、かつて血のつながった兄（当時はそのことを知りませんでした）に出会い、惹《ひ》かれた経験があります。もし私たちが恋人同士になっていたら、子どもが生まれたかもしれません」。ルーシーはそう明かした。「医療関係者はこうした異常な事態を生み出していながら、その後に起こり得る感情的、身体的な悲劇には関心がないように思えます[2]」

血のつながった家族に惹かれるというのは、とんでもなく恐ろしいことだ。だがこれもまた、業界が口にしたがらないDCの別の側面である。

# 20　偶発的近親相姦

離れて暮らしていた親族同士が再会して、相手に性的魅力を感じる現象を、ジェネティック《G》・セクシュアル《S》・アトラクション《A》という。これは1980年代に米国の作家であるバーバラ・ガニョが生んだ造語で、バーバラ自身、養子に出した息子と再会した際に、親密な感情を抱いたという。[1]バーバラの例から40年が経ち、少なくとも養子縁組の文脈においては、GSAのリスクが知られるようになってきた。私はGSAについて、イングランド北西部のカンブリア州議会が養子縁組支援のために作成した資料を見つけた。

「養子になった子どもとその親族との間には、お互いへの感情を説明する背景となる共通の体験が欠落しています。親が子どもを幼少期から成人期まで育てたり、あるいは子どもが他の兄弟姉妹とともに同じ親のもとで育てられたりすることで、家族という背景が生まれ、相手への感情を安全に分類できるようになります。しかし、そうした背景を共有しないまま成長して血縁者と出会い、相手への感情を家族という枠に分類できないまま家族関係を再構築しようとした場合、危険が生じます[2]」

例えば、あなたが話をする人々のうち90パーセントが生物学的な家族と離れて育ったとする。さらに彼らには血のつながった兄弟姉妹が数人、数十人、あるいは数百人いて、そのことを知らないとしたらどうなるだろうか。「ＧＳＡは……血縁関係だと知らずに出会った、場合によっては出会った後さえ血縁関係だと知らない２人の成人同士の間に起こります。これにはいくつかの要因があると思われますが、主として、人には自分に似た身体的特徴を持つ相手に惹かれるという基本的な性質があるためです」と、カンブリア州議会の養子縁組用資料は述べていた。

脳内を整理して、過去の恋人を１人ずつ思い出す。大丈夫だ、おそらく問題ない、と必死で考えた。ここで読者へのささやかなアドバイスとして、付き合うなら国外の相手のほうが安心だと伝えておきたい。結局のところ、あなたの親が嘘をついていないという保証はないからだ。だが残念ながら、国籍の違う恋人という防御策は大抵、20世紀生まれの人にしか通用しない。21世紀は配偶子の国際的な取引が加速したからだ。若い世代のＤＣ児にとって、安全を保証する手段はもはや何もない。

カンブリア州議会のウェブサイトには、ＧＳＡに不安を抱いた養子やその家族のための相談先として、国内の支援グループやホットラインが少なくとも４つ記載されている。もちろん、「養子縁組を支援するソーシャルワーカー」ともつながれる。

私たちのようなＤＣ児には何があるのだろう。私たちには恐怖しかない。

私はＤＣで生まれたオーストラリア人の友人から、少しの間、半分きょうだいと付き合ったかもしれないと不安になったと聞いたことがある。彼女は自分のドナーも、ドナーの家族も見つけられなかったが、自身の真実だけは知っていた。早い段階で恋人もＤＣ児だと知り、完全に関係を絶ったという。だがこうした方法で自身の身を守ることができても、不安は残ったままだ。

ＧＳＡがもたらす影響は、どれも深刻だ。精神的に悪影響を及ぼすだけでなく、子どもの遺伝的異常を招くリスクも高い。

近親相姦、つまり、血縁の近い者同士のセックスで生まれた子どものリスクは、いとこに始まり、より近親者になるほどリスクは高くなる。２０１１年に刊行された『*Advances in the Study of Genetic Disorders*（遺伝性疾患研究の進歩）』内に掲載された論文「近親交配と遺伝性疾患」によれば、近親婚とは「通常、またいとこ（はとこ）かそれより近い関係にある個人間の結婚と定義される」という。「一般に……稀な疾患であるほど、罹患《りかん》者の両親の間で近親婚の割合が高い。同様に、親等が近いほど、疾患出現率が高い」と著者らは述べる。この論文の大部分は、いとこ同士の結婚で生まれた子どもへの影響を扱っており、それよりも近い親族同士の結婚については世界中でタブー視されていると指摘する。「生物学的な最近親者（父と娘、母と息子、兄弟姉妹）間の近親婚について言えば、核家族内での交配に対する普遍的なタブーがどの社会にも存在する」と著者は述べている。[3]

そう、タブーであり、違法なのだ。私の国も含めてそう決まっている。１９６１年婚姻法では、異母・異父の兄弟姉妹を含めて、兄弟姉妹の婚姻は無効と定められている。[4] だが、ＤＣ児が法を犯さないために必要な、あるいはそうした破滅的な行為から身を守るのに必要な情報はどこからも得られない。

私は数年前、シドニーの男性が個人的に残していた精子提供の記録を入手し、ＡＢＣでの報道ネタとしてレポートを上げた。彼はおそらく几帳面《きちょうめん》で、日常でも日記をつけるタイプだろう。彼のことはジョンと呼ぶ。

「ピンク色の2枚の用紙に、1人の男性がシドニーで何回精子を提供したかが個人の記録として明確に書かれていた。318回だ」と私はレポートした。

ジョンは6つのクリニックに精子を提供した。6つだ。そこには市内の5大公立病院内の不妊治療クリニックがすべて含まれていた。

「ジョンが繰り返し精子を提供していたのは遠い過去ではなく、90年に入ってからだった。ジョンは匿名という条件のもとで精子を提供した。つまり、彼の生物学的な子どもは、彼を知ることも、（この異様な状況ではさらに悪いことに）1人として異母兄弟姉妹を知ることもできない」

精子提供に注がれたジョンの熱意は、オーストラリア連邦のどの登録システムにも記録されていない。登録システムがないからだ。州政府が管理するどの記録にも存在しない。2010年以前はこのニューサウスウェールズ州にも、そうしたシステムは1つも存在しなかった。

ジョンの行為の末に何人の子どもが作られたのかは不明だ。すべては彼の繁殖力次第となる。一度の精子提供からは複数の精子ストローが作られる（ある優れた不妊治療専門家によれば、一度の射精で7、8本のストローが作られるそうだ。また他の不妊治療クリニックでは5本から20本の間という回答もあった）。各ストローが1回分の治療に使われる。ストローの一本一本から子どもができる可能性がある。直接的な言い方になるが、もしジョンの精子がまったく使えないものであったなら、5つの公立病院が彼に何百回と精子提供を求めることはなかったと思われる。よってジョンの精子は子どもを作れたと考えるのが妥当だろう。

では、ジョンは何人の子どもを作ったのだろう。たった数十人（！）かもしれない。だが彼の繁殖力が特に高かったとすれば、数千人という可能性もある。そして、そのすべてが同じ市で生まれたことになる。私の街で。そう聞くと、偶発的近親相姦のリスクがより現実味を帯びてくるのではないだろうか。しかも、ジョンは繰り返し精子を提供したドナーのひとりに過ぎない。昔も今も、ドナーは大勢いるのだ。

世界初の体外受精による赤ん坊が40歳になった年、英国のジャーナリストであるロス・クラークは、『スペクテイター』誌への寄稿でこう述べた。英国には不倫関係によって人知れず生まれる子どもが大勢いるが、「これは政府が防ぎにくいリスクである。一方、精子提供や卵子提供は政府の規制対象であり、これによる子どもが増加していることは、まったく別の問題といえる……近年、17人の男性が精子提供によってそれぞれ少なくとも30人の子どもを、さらに104人の男性がそれぞれ20人から29人の子どもをもうけていることが判明した」[5]。また『デイリー・テレグラフ』紙は、「英国の17人の精子ドナーから500人以上の子どもが生まれていることが、新たな統計から明らかになった」と報じた[6]。

英国では、2005年4月以降に生まれたDC児のみが、18歳になった時点でドナーの身元を特定できる情報にアクセスできる[7]（ただし、2005年4月より前に匿名で提供された配偶子が使われた出生児は除かれる。この場合、ドナーとの接触は難しい）。また1人のドナーが配偶子を提供できるのは10家族までで、これはニューサウスウェールズ州と西オーストラリア州を除いたオーストラリアの大半の州と同じだ。といっても、2010年、元不妊治療局職員のケイト・ドビーがビクトリア州議会で語った通り、オーストラリアでは法律は破られている。

だが、英国はオーストラリアよりも堅実で、規則を守っていると仮定しよう。すべてのクリニックが10家族の制限を守っていても、17人の男性それぞれが30人の父親になるのは驚くことではない。むしろ予測できる話だ。だが、これらの子どもの誰にも、半分きょうだいを知る権利は与えられていない。

英国では、DC児が16歳に達した時点で、半分きょうだいの人数と彼らの年齢、性別までを知ることができる。その後18歳になると「ドナーシブリング・リンク」というシステムに登録でき、すでに登録済みのきょうだいと接触できる可能性がある。だが他のきょうだいが登録していなければ、やはり接触は難しい。

しかし、英国にはもう1つ、ぞっとするような驚くべき支援がある。DC児が16歳以上で、半分血のつながった兄弟姉妹とセックスしているのではないかという不安を抱えている場合、政府当局に申請すればその恋人との血縁関係が調べられるのだ。英国のヒト《H》受精《F》・胚研究《E》認可庁《A》のウェブサイトには「あなたが16歳以上で性行為をする可能性がある場合、共同申請を行うことでパートナーとの遺伝的なつながりがあるかを調べられます」という明るい助言が見られる。[8]

こうした制度が存在すること自体、理解に苦しむ。これで本当に問題が解決すると思っているのだろうか。あなたの身近にいる16歳のことを考えてみてほしい。彼らは10代後半という年齢に特有のあらゆるナンセンスな出来事に対処しながら、誰かを好きになり、おそらく人生で初めてセックスをする、あるいはセックスすることを考えている――そんな繊細な彼らがどうして新しくできたボーイフレンドやガールフレンドに、「ねえ、ふたりが血縁関係かどうかを確認するため、政府当局に申請をしてみよう」と言えると思うのか。

ティーンエイジャーをこうした状況に置いたまま、彼らが自分の身を守れるだけの最低限の情報も与えない英国政府は薄情だと思う一方で、相対的に見れば彼らの対応は悪くないとも思う。少なくとも不妊治療分野は政府の規制対象となっている。ウェブサイトも用意され、アクセスすれば自分が偶発的近親相姦を犯していないか調べてくれる支援もあるからだ。

そうした支援はオーストラリアにはない。米国にもない。言うまでもなく、世界中の他のどの国にもない。

2010年、オーストラリア連邦議会で、ある政治家が警鐘を鳴らした。ジョアンナ・ガッシュは、ニューサウスウェールズ州に位置する美しい南海岸の選挙区ギルモアで、長年議員を務めていた。2010年10月25日、ジョアンナ・ガッシュは立ち上がり、訴えた。議題は観光や漁業、農業についてではない。誰も予想しなかったその議題はガッシュ議員の選挙区で明るみに出て、彼女を悩ませていた問題だった。[9]

「数カ月前、地域の総合診療医の責任者と定例の情報交換会をした際に、ある重要な懸念が生じているのを知りました。半分血のつながったきょうだい同士の予期せぬ結婚と、その子どもに考えられる好ましくない影響です。こうした異常事態は体外受精への理解が高まり、子どもや結婚への社会的な意識が変化したことに伴って、増加傾向にあると言われています」とガッシュ議員は発言した。彼女はまた、当事者がいれば自分の事務所に連絡してほしいと呼びかけた。

ガッシュ議員がギルモアの地方紙『イラワラ・マーキュリー』に語ったように、これは漠然とした懸念ではなかった。「ガッシュ議員は、半分血のつながった兄妹がそうとは知らずに結婚した事例が自身の選挙区で1件あったと述べた。まだ子どもはできていないようだ」と新聞は報じた。[10]

「こうした状況に置かれた人がどれだけいるのかと疑問に思うかもしれませんが……血液検査をしない限りは分かりません」とガッシュ議員は言う。「今こそ世間に公表すべきだと思いました。これをきっかけに、人々は自分の出自を考えるようになるでしょう。自分の家族構成を知らなかったという人もいますし、その家族構成が極めて深刻な結果をもたらすかもしれないからです」

これは私が知る中で、DC児の偶発的近親相姦は現実的なリスクだと初めて公に警告が発せられただけでなく、リスクが現実となった最初で唯一の事例でもあった。10年後、私はジョアンナ・ガッシュに電話をかけて詳細を尋ねた。あの気の毒な夫婦は別れたのか？　その後どうなったのか？彼女は質問に答える代わりに、自分に事例を報告したベテランの医療専門家を教えてくれた。私はその医療専門家にも問い合わせたが、詳細は開示できないとのことだった。どんなに影響が少ないときでも、医師の守秘義務や患者のプライバシーの尊重は、患者と交渉する余地のある重要な問題だ。この事例のように影響が大きな場合はなおさらである。

ジェマ・トライブは2010年、ジョアンナ・ガッシュの事務所のメインスタッフだった。彼女によれば、ジョアンナ・ガッシュが連邦議会で偶発的近親相姦を取り上げると決めたとき、事務所は緊張に包まれたという。[11]

「ジョアンナはこの問題が話し合われることを期待していました」とジェマ・トライブは言う。「しかし、大抵の議員は自分の選挙区の制度を誇らしげに語り、地元紙はそれを記事にするものです。必ずしも、皆が偶発的近親相姦の話題を聞きたいわけではないのです」。彼女はかなり抑えた表現で説明した。「医療関係者から、DCで生まれた2人のきょうだいが結婚し、その後子どもをもうけたがっているという話は耳にしていました。そうした事態を防ぐ制度がなければ、どうなっていたかはお分かりいただけると思います」

政治絡みであろうがなかろうが、偶発的近親相姦の話題は忌み嫌われる。『イラワラ・マーキュリー』の記事の後、「話はそれ以上進みませんでした……当時その記事を読んだ多くの人が不快に思ったのでしょう」とジェマ・トライブは言った。

だが、少なくともジョアンナ・ガッシュは声を上げた。少なくとも彼女が行動しようとしたのは確かだ。

半分きょうだいがそうと知らずにセックスをしてしまうリスクはどれくらいあるのだろうか? その答えはドナー、クリニック、国によってさまざまだ。だがたとえ規制が（ある程度）されている地域であっても、おそらくあなたの想像以上にリスクは高い。

ロス・クラークは、『スペクテイター』誌に投稿した「近親相姦の罠《わな》」という記事の中で、そのリスクを見積もっている。「（1人の）男性が（英国で）30人の子どもを作ったとする。少なくともその1人が兄弟姉妹と近親相姦の関係になるリスクは、1万8000分の1だ」と氏は書いた。彼はまたいくつか重要な仮定も立てている。計算では単純化のため、子どもの半分は男性、半分が女性、全員が異性愛者かつ、歳の差が5歳以内の英国人と結婚するものとした。この仮説に基づくと、先ほど述べた「17人の精子ドナーの子どものうち、少なくとも1人が近親相姦関係になるリスクは1060分の1」だった。

だが、他にもいくつかの条件を考慮する必要がある。「この（1060分の1という）確率は、提供精子が国内に広く分散して使われ、また子ども同士の関係性に何ら規則性がないことが前提です。しかし、現実の条件はどちらも異なります」と氏は書いている。確かにそうだ。まず、GSAが性的関心に与える影響については前述した。それに、提供精子が国中に等しく分散するなど、英国でも、オーストラリアでも、米国でも、世界のどの国でも起こらない。また、同じドナーに依頼した親同士が子どもを産んだ後に自主的に距離を置き、等しい距離を保って暮らすと仮定するには無理がある。とはいえ、こうした楽観的な話は至るところで広まっている。

2019年、ブリスベンに住むカップルは、ある事実を知って驚愕《きょうがく》した。彼らはドナーを使って数名の子どもを産んだが、ドナーには他にもDC児がおり、そのうち3人が近隣に住んでいたからだ。シャノン・アシュトンとリサ・クインは同性のカップルで、「青い目のサーファー」から精子提供を受けて出産した。だが、同じことを考えて実行する親は大勢いたと分かった。アシュトンとクインには5人の子どもがおり、この5人の子どもたちには43人の半分きょうだいがいた。そのうちの3人が同じ地域に住み、さらにその中の1人はアシュトンとクインの娘と同じ託児所に通っていた。半分きょうだいに遭遇する可能性が、一気に現実となってしまった。[12]

アシュトンとクインがこのドナーを使って体外受精を行ったのは、クイーンズランド州で最も大きな民間不妊治療施設、クイーンズランド《Q》・ファーティリティー《F》・グループ《G》だった。我が子の半分きょうだいがあまりに近くに住んでいるとふたりが気づいたとき、QFGのデイビッド・モロイ医師は、この事実を軽くあしらった。「通常、母親同士の住まいは数千キロ離れた地域となるよう計画されます」と彼はメディアに語った（一体どう計画できるというのだ。シンプソン砂漠に分散した家に住むよう、妊婦に強制するとでもいうのか）。「また、同じドナーから生まれた子どもが1世帯に5

人いるのもかなり稀なケースです」とも述べた。耳を疑った。そもそもその手助けをしたのはQFGだ。

互いをまったく知らないレシピエント同士がどういうわけか自主的に距離を置く前提になっている滑稽さはさておいても、こうした混乱を生む要因は考慮しなければならない。それはドナーと親との身体的な共通点だ。通常はレシピエントとクリニックの双方がこの基準でドナーを選ぶ。私の場合はクリニック20のスタッフがすべてを担った。彼らは育ての父の身長、目の色、髪の色などに基づき、これと〝一致〟する精子ドナーを選別した。こうして、私が社会的な父の子どもだという嘘が容易にまかり通った。英国在住のクラーク氏は『スペクテイター』誌でこう語る。「ドナーと、ドナーが配偶子を提供する親は、身体的特徴が一致する傾向にある――つまり、（提供配偶子は）提供場所と同じコミュニティーや同じ地域で使われる傾向が高いということだ」

英国政府はこれまで近親相姦という問題に積極的に取り組んでこなかったが、この問題を防ぐため、DCに対して一層厳しい制限を課すべきだとクラーク氏は主張する。「シングル女性や同性のカップルが子どもを作れる（後者の場合は1人が実の親となる）制度を規制できるほど勇敢な政府は存在しない。ならせめて、精子ドナーや卵子ドナーは1人1家族にしか配偶子を提供できないようにするのはどうか。またドナーは実子がいない人から募るのが望ましいと思われる」と彼は続ける。もしドナーに1家族という制限を課したなら、不妊治療産業から猛反発を受ける未来しか想像できない。匿名性の廃止と違って、これは産業のサプライチェーンを破壊することになるだろう[13]。

だが、政府がシングル女性や同性のカップルへのDC規制に及び腰だという点は、この問題にはあまり関係がない。なぜなら、DC利用者の大半はシングル女性や同性カップルだという人々の思い込みに反して、実際、私の知るＤＣ児の大多数は異性のカップルから生まれているからだ。それに、以前は未婚者や同性カップルがＤＣで子どもを作ることは明確に禁止されており、州によっては今でも禁止されている。[14]

つまり、何十年もの間、ＤＣによる悪影響は子どもを望む異性同士の親――彼らによってのみ、もたらされてきたのだ。この事実を無視することは、私たちの大半を無視することと同じだ。政府は、異性のカップルがＤＣ児に与える害を防げるほど勇敢でもない。これまで見てきたように、彼らは同性のカップルにはつけない嘘を、つまり、初めから不妊治療など受けていないという嘘をつき続けることができるのだ。

私もクラーク氏のように、オーストラリアのＤＣ児に偶発的近親相姦のリスクがどれだけあるかを見積もれたらと考えた。だが不可能だ。そもそもデータがないからだ。17人の英国人男性から500人以上の子どもが国内で生まれたというのはぞっとする話かもしれない。だが、少なくとも英国ではそれが分かっている。

オーストラリアではこうした数字を記録していなかったため、データは決して手に入らない。

# 21　何百人もいるかもしれない兄弟姉妹

私たちのオンライングループに参加するオーストラリア人が増えるにつれ、DC児のための大規模ネットワークは他にもあることが分かってきた。そこには同じ境遇の人々が世界中から集まっていた。未知の世界だったが、安心感もあった。これは喜ばしいことだった。不意にDCについて何か訊きたくなったら、各国から10を超える数の人たちが返答をくれる。その多くがおそらく同じ疑問を抱いていた人たちだ。他の場所ならタブーとされるDCの疑問も、こうしたフォーラムならオープンに質問できる。例えば、私たち自身が偶発的近親相姦のリスクをどう思っているかを訊いてもいいわけだ。

私は世界中のメンバーが集うフェイスブックのグループに質問を投げかけた。「これまでに、実際に付き合った相手と半分きょうだいかもしれないという不安を感じたことはありますか（例えば、そう思う理由があったなど）？　あるいは、半分きょうだいだと知らなければ付き合っていたという経験はありますか？」[1]

30人近くから回答があった。中にはかなり詳細に答えてくれた人もいた。いずれにしても、近親相姦への不安は皆に共通しているようだった。２つ目の質問には大半が「ノー」と答え、それとともにいくつか興味深い自衛策が紹介されていた（国外の相手、または確実に人種が違うと分かる相手とだけ付き合う、など）。だが、1つ目の質問には、米国から数名、深刻な回答があった。1人目は「高校生の頃にある男の子とセックスをしたが、その数年後に2人ともDC児であることが分かった。モンタナ州の精子バンクは1つしかなく、私たちが生まれた頃はドナーも数えるほどしかいなかった。彼がDNA鑑定を受けたことはない」という回答。2人目は「生物学的な父親に初めて会ったとき、とても強い既視感《デジャヴ》を覚えた。高校の頃の彼氏に本当によく似ていたからだ。気持ち悪いくらいそっくりだった」というもの。3人目はこう説明した。「恐怖だった。きょうだいがいるというのは知っていた。彼は私の同級生で、住んでいる町も隣だった。この田舎ではドナーも少ないし、それが根拠になった。私と彼はどちらも移民と結婚したが、彼も私と同じ理由だと思う」

4人目の回答者は、『スレート』誌が washingtonpost.com に同時掲載したアドバイスコラム「ディア・プルーデンス」を紹介してくれた。この回では、『アトランティック』誌の寄稿編集者であるエミリー・ヨッフェが、ある男性読者にアドバイスを寄せていた。

「妻と私は大学で出会ってすぐに恋に落ち、お互いになくてはならない存在になりました」とその男性は語る。「私たちには多くの共通点がありました。同じ大都市圏の出身で、卒業後はお互い地元に帰りたいと思っていたので、私たちの間ではすべてが自然な流れでした。卒業してすぐに結婚し、実家の近くに新居を構え、30歳になった頃には3人の子どもにも恵まれました」。男性もその妻もDC児だった。妻は自分のドナーを見つけていた。夫も調べるべきだと考えていたが、彼は調べようとはしなかった。何が起きたかは想像がつくだろう。

「結婚記念日も近かったので、妻のために私も実父を調べ、彼も私との接触に興味があるかを確かめてみたのです」。あとは想像の通りだ。「彼からは良い返事がありました。私たちの育ての親はそれぞれ別の精子バンクを利用したにもかかわらず、彼はどちらにも提供していたようです。妻と私の父は同一人物でした」

1人のドナーが別の場所で精子を提供する――この事態を防ぐには、ドナーの登録システムを強制的に導入し、広範にわたって監視するしかないだろう。

「今では妻を見るたびに、『彼女はきょうだいなのだ』と思わずにいられません」と男性は続ける。「彼女にはまだ何も言っておらず、言うべきかどうかも分かりません。どうすればいいのでしょう？精子バンクの書類をすべて燃やして全部忘れられればとも思うのですが、そうできる自信もありません」

これに対してエミリー・ヨッフェはこう答えている。「すべてを燃やしたいという気持ちはよく分かります。けれども、奥様に対して『彼女はきょうだいなのだ』と感じているなら、その事実を伝えてはどうでしょうか」

ヨッフェは「生殖技術に詳しいカウンセラーへの相談」を勧め、最後に驚くようなアドバイスを付け加えた。「健康面で問題のない子どもたちになぜ事実を知らせる必要があるのか分かりません……告知という考えは、DNAを重視しすぎていると思います。確かに、あなた方夫婦は大きな衝撃を受けるでしょう。しかしその気持ちが過ぎ去れば、以前のようなふたりに戻れます……遺伝的な起源が書かれた書類はしまい込み、前に進むべきだと思います[2]」

DC児夫婦の子ども、つまり次世代の子どもに、彼らの出自と身体の健康に関わる重要な真実を偽ることに、私は断じて反対する。それに、この情報をしまい込んで前に進むというヨッフェのアドバイスも、何を意味しているのかさっぱり分からない。血のつながった者同士でセックスし続ければいい、いずれにしても、もう子どもがいるのだから、ということだろうか。

これについてはどう書けばいいのかが難しい。読んでいて気持ちのいい内容ではないのも承知だ。それは申し訳ないと感じている。

ＧＳＡや偶発的近親相姦を防ぐ最も安全な方法は、生物学的な家族を知ることだ。これには生物学的な兄弟姉妹も含まれる。依頼した親からすれば、「生まれた子どもには出自について――もし訊かれた場合は――嘘はつかない。だから安全だ」と思うかもしれない。だが、訊かれた場合に嘘をつかないだけでは不十分だ。血のつながった、顔も名前も知らない兄弟姉妹が２００人、さらにドナー自身もどこかにいるという状況は、断じて安全ではない。自衛手段を持たない子どもに自力でどうにかしてほしいと言っているようなものだ。

養子縁組に関するカンブリア州議会の資料には、興味深い記述がある。ＧＳＡ現象は、「家族の中で成長することで無効化されます。家族として共に育つと、血縁であるその相手に性的魅力を感じる脳内の機能が停止して、愛情の分類方法が変化するからです。これをウェスターマーク効果といいます。けれども、若いうちに家族と離れるとウェスターマーク効果は起こりません」と資料にある。

よって、ＤＣで生まれたあなたの子どもにＧＳＡが一切起こらないようにするには、彼らに半分きょうだいを全員伝えて、幼い頃から何らかの形で接触させる必要がある。広い家を持ち、全員で共に暮らさなければならないわけではない。必要なのは、ＤＣ児の子どもがきょうだいに会い、彼らの顔を知り、コミュニケーションを取り、あなたが彼らのことを話すのを聞き、その存在を認識することだ。重要なのは、家族としてのつながりを説明することだ。きょうだいのうちの誰かだけでなく、全員が家族だと説明するのだ。

〝ドナーが知り合い〟という状況ならこうした対応が可能であり、実践もされている。例えば、同性のカップルの中には第三者の友人にドナーを依頼する人たちがいる。彼らの友情が続いてドナーが子どもの人生に関わり続けている限り、ドナーに他の子どもがいるかどうか、いる場合は何人いるかはより把握しやすい。ドナーが突然、遅発性の遺伝性疾患を発症した場合もそうだ。子どもも直接ドナーに連絡して訊きたいことをなんでも訊けるし、兄弟姉妹についても質問できる。

不妊治療専門クリニック経由でドナーに依頼した場合、同じような子育てができるだろうか。どの子どもも兄弟姉妹全員についての知識を持ち、確実にある程度の接触をしながら成長するという状況を見たことがあるだろうか。

私はない。

英国やオーストラリアの制度に問題があったとしても、世界には常にそれよりひどい目に遭っている人がいる。欧米に限っていえば、その多くは米国人だ。想像できる範囲のことは、ほぼ例外なく米国のどこかで起きている。かつては、天才からなる白人の優秀な民族を新たに生み出すため、「ノーベル賞受賞者精子バンク」なるものが設立されたこともある。

「ドナー《D》シブリング《S》・レジストリー《R》」は、半分きょうだい探しを支援する民間組織だ。世界中に会員がいるが、大半は米国人から成る。DSRには2011年の時点ですでに、同じ精子ドナーから生まれた150人の兄弟姉妹のグループが登録されていた。[3] だがこうしたグループが最大どこまで広がるかを考えれば、これも些細《ささい》な数に思われる。

私は2015年、米国のDC児、マット・ドーランに初めてインタビューを行った。マットが生まれたのは1980年代だが、出自を知ったのは大人になってからだった。

常に「何かがしっくりこない」という感覚があったとマットは言う。その後、2012年6月、彼はモニターに映るエコー画像をうっとりと眺めていた。妊娠20週目の彼の子どもだ。「妻の子宮にいる我が子を初めて見たとき、『すごい、僕は父親になるんだ』と思い、人生が変わった気がしました」とマットは言った。「心拍を確認したとき、ずっと抑えていた疑問のようなものが思い出されたんです。12歳くらいの頃には感じていたんじゃないかと思います」。彼は自分を育ててくれた父親に電話をし、彼に尋ねた。「僕の出生について、僕にまだ話してないことはない？」父親は真実を打ち明けた。

「心と体が別々になったように感じました」とマットは回想する。「同時に、瞬時にすべてつじつまが合いました。このとき生物学的な父親を知りたいという衝動が押し寄せてきたんです。『彼のことは知ってるの？』というのが父への最初の質問でした。父は知りませんでした。彼は匿名のドナーでした」

マットは自分の記録は燃やされたと聞いていた。それでも独自に調査を進めた結果、生物学的な父親にたどり着いた。その〝ドナー〟はカンザスシティーにあるカンザス大学医療センターに精子を売っていた。「僕は彼を〝ドナー〟とは呼びません。この言葉は、それが〝善いこと〟だと思わせるために、業界が勝手にそう呼んでいるだけだからです」。マットは初回のインタビューでそう言った。「実際はほぼ金儲《もう》けの手段に過ぎませんし、まさに父が——あえて父と呼びますが——いい例です。父は精子を売って、医学部に通っていたようです」

マットが父と呼ぶ男はキップ・ウェンドラーという名だが、かつては「ドクター・パパ」とも呼ばれていた。1992年、時事やゴシップを扱う全国ネット番組『ハードコピー』が彼を取材したときにつけた名だ。「ウェンドラー医師には500人もの子どもがいるかもしれません」と司会者が声高に言うと、別の女性が「信じられません!」と叫んだ。

マットは数年後、いとこの家の居間でこの番組を観た。いとこが録画していたのだ。番組の中で、ウェンドラーは精子提供を通して作った子どもの数を見積もっていた。「控え目に見て、9年間でおそらく200人ほどでしょうか」。ということは、少なくても200人、多くて500人の兄弟姉妹がいるということだ。マットは2015年のインタビューで、ウェンドラーが10年近くドナーだったことを考えると、200人しかいないという可能性は低いと述べた。ウェンドラーはその後「ドクター・パパ」という呼び名を否定し(これは別のドナーの呼び名だからだそうだ)、自分は1回5ドルで提供し、合計30ドルしか受け取っていないとも話している。何が本当なのか、マットは今も分からずにいる。

だが、兄弟姉妹が500人いるかもしれないという不安は彼を苦しめた。「完全に人生を揺るがすような出来事でしたし、一言で言うと、これ以上ないくらいのどん底を経験しました」。彼は率直に話してくれた。「鬱を紛らわすため、酒に頼っていたんです」。健康へのリスク、GSAのリスク。これらは目に見える身体的危険だ。だがもう1つ、DCには——特に大量生産という側面には——自分の存在すべてが利益のために利用されているような、実体のない呪いがつきまとう。

驚いたことに、マットはその後、ウェンドラーと良好な関係を築いたという。そうなるまでには数年かかったそうだ。初めて会ったときは「強い恐怖を感じていた」と彼は言う。「報告書で経歴を知ったのですが、彼は刑務所に入って医師免許を剝奪され、その後二度離婚していました。書類を見る限り、恐ろしい人でした。僕にそうした先入観があったため、彼のほうも警戒したようでした」。初回のアプローチはうまくいかなかったようだ。

マットはその後も毎年、父の日にはウェンドラーにメッセージを送っていたという。「ある年は『父の日、おめでとう』とか、ある年は『匿名の父の日、おめでとう』と意地悪したりもしましたね」。ウェンドラーからの返信は何年もないままだった。「その後2017年には、たしか何かメッセージを添えてメールしたのだと思いますが、長文で返信が返ってきました。それで、よし、手ごたえがあったと感じました」とマットは言った。

「もう一度機会をもらえないかと訊きました」とマットは言う。ウェンドラーは、母の死期が迫っているとマットに告げた。つまりマットの祖母だ。半年後でもいいかとウェンドラーは言った。彼は自宅で余命いくばくもない母親と同居していたので、まずは目の前の状況と向き合う必要があったのだ。「その後、僕たちはようやく電話で話すことができました。祖母が亡くなった後でした」とマットは言う。「祖母に会えていたかもしれないと思うと、つらい思いでした。実は彼の家の前まで行ったことがあるのです。でも、ただ立って家を見つめることしかできませんでした。そのときはドアをノックする勇気が出なかったのです」

だが電話ではうまく話せたようだ。「1時間ほど話をしました。僕たちには共通点がたくさんあって……今では毎日のように話しています」とマットは言った。

マットは現在、ウェンドラーのドナーとしての過去をどう思っているのだろう。「父は、提供したのは（たった）30回か40回だと話していました」とマットは言う。だが彼によれば、ウェンドラーは学生時代と研修医時代の約10年間、病院と関わっている。「父がそのうち何年間、（カンザス大学医療センターと）精子バンクでドナー活動をしていたかは分かりません」

マットはこのときまだ、何百人もいるであろう兄弟姉妹に会ったことがなかった。「僕の中では、（ウェンドラーを）好意的に解釈したいという気持ちが強くあります。けれどももう一方では、彼はただの詐欺師かもしれない、彼は嘘をついていて、本当は何百回と精子提供をしていたのだという疑念も残ります。これは正直な気持ちです。真実は分かりません。一生分からないと思います。だから、根拠のない疑いにはできるだけ目をつぶり、怒りや恨みを抱かないようにしています」

DCで生まれるというのは、好きなクラブ活動を選んで入るようなものではない。初めからDC児として生まれるのだ。選択権はない。よってDC児の中でも、DCそのものを含めたすべてに対してさまざまな見解がある。マットは2015年、初めてのインタビューで、DC児の親が耳を塞ぎたくなるような意見を口にした。それは私たちの一部が心に抱えていた言葉でもある。いわば不都合な真実だ。

「僕は業界全体に反対です」。マットは率直だった。「（DCの）慣行はすべて禁止されるべきだと思います」

この主張は決して、マットがこのとき人生のどん底にいたからされたものではない。当時の彼はとうにお酒への依存から回復していたし、愛する妻も子どももいて幸せを感じていた。だが、現状が幸せだからといって、DCが間違っているという思いがなくなるわけではない。

「世間やこの業界は家族というものを、まるで雑誌で紹介された商品や、犬や猫といったペットのように売り出しています」。マットは残酷なほど率直だった。「僕たちは、取引される商品でも、規制をかけられるべき商品でもありません。規制があったとしても、僕たちがモノとして扱われていることには変わりありません。たとえDCに規制が導入されても、人権は完全には守られないでしょうし、守ることはできないと断言できます」

その通りなのだ。これは私ですら口にするのがはばかられる真実だが、親がどんなに大金を払っても、クリニックが何を保証しても、子どもの生活がどのようなものでも、ときに自分が商業目的でしかないように感じられ、DC児という存在自体があってはならないと思うことがある。なぜ子どもになぜこのような仕打ちができるのか分からない。


5年後のインタビューで、今も同じように思っているかとマットに尋ねた。マットは実の父親を知っているだけでなく、愛すべき異母兄弟も1人見つけていた。兄弟の結婚式で撮ったという写真を送ってくれた。彼らはそっくりだった。

だが今でもDCという制度への意見は変わらないと彼は言った。

「今でも自分は存在すべきではないという意見です」。彼はきっぱりと言った。「けれども、それは決して僕がいなくなればいいという意味ではないし、僕は今こうして生きています。生きがいを持ち、有意義な人生を送っています。

でも、ＤＣ児というだけで非常につらい経験をしなければなりませんでした。人生のさまざまな局面で、それぞれ違う形で精神的な痛手を負いました。他の誰にもこうした思いをさせたくありません。それにＤＣはいろいろな意味で間違っていると思います」

マットは異性愛のカップルの家庭で育ったが、社会的な父親がいることと生物学的な父親を知ることは別問題だという。自分にはやはり生物学的な父を知る必要がありました、とマットは言う。

「誰にとっても生物学的な父親は大切な存在です。簡単に切り離すことなどできません。生物学的な親と健全で愛情深い関係を築けなければ、人間としての発達が阻害されると思います。もちろん、これは僕個人の考えです。ただ、親として、実の子どもがいるのに日常を共にできない生活など考えられません。僕にとって子どもたちはそれくらい大切な存在なんです。僕にはまったくＤＣが理解できません。なぜそんなことができるのでしょう[4]」

# 22　堂々巡りの果てに

シドニー・オペラハウスの観客席は満員だった。私は緊張していた。壇上には、フランス人作家ミュリエル・バルベリ、米国エミー賞受賞の映像作家リネット・ウォールワース、詩人で評論家のフィオナ・ライト、シンガーソングライターのサンパ・ザ・グレイトを含む7人の女性と私がいる。これは「オール・アバウト・ウィメン・フェスティバル」（女性をテーマに毎年シドニーで開かれるイベント）の「ウーマン・オブ・レターズ」のセッションだった。[1] 私たちはそれぞれが「やり残したことへの手紙」を読むことになっていた。国内メンバーでは勇ましいのがサンパ、陽気なのがリネット、同じく陽気だが辛辣なのがフィオナだ。

博識な作家であるマリーク・ハーディは、このセッションに録画、録音、ポッドキャスト配信の禁止というルールを設けた。このルールは、どの手紙も読まれる瞬間にのみ命を吹き込まれ、あとは散るのみという考えに基づいていた。観客は大勢いたが、手紙が読まれるのはこの場しかない。筆者が自らの意思で出版しないことを選べば、二度と複製されない。私は瞬間の命を選んだ。この選択を何年も貫き、本書で再び命を与えることにした。

「関係者各位」と私は手紙を読み始めた。

「我ながら、やや事務的な書き出しになってしまいました。私はサラと言います。この出だしでは伝わりにくいと思いますが、あなたのことを深く気にかけていると知ってほしくてこの手紙を書きました。まだ見ぬあなたをいつも思っています。

あなたがどのような人かは分かりません。好きな音楽も、好きなお酒も。そもそもお酒を飲むのかも分かりません。でも、そんなことは問題ではありません。あなたが私の〝やり残したこと〟です」

会場は静まり返っていた。

「私はまだ生きているし、あなたがこの手紙を読んでいるということは、あなたもまだ生きている。提供精子はＨＩＶ陽性ではなかったということです。もし陽性なら、私たちは今頃、この世にはいなかったでしょう。これは医師が慰めのつもりで私にかけた言葉のひとつです。また、私にとって数少ない、確かな事実のひとつでもあります」

私はオペラハウスの暗闇を見つめた。手紙は終わりに近づいている。さあ、ここからだ。

「この手紙はあなた方全員に宛てて書いています」――私は続ける――「親愛なる兄弟姉妹たちへ。あなたは自分がＤＣで生まれたことに気づいてさえいないかもしれない。苦しませてしまうのも、世界を壊してしまうのも、申し訳ないと思っています。

でも、両親に尋ねてみてください、〝私たちは本当に実の親子なのか〟と」

伝えたかったのはこの最後の一文だ。このために人前で再び耐え難い思いをしてまで、ここに立ったのだ。この一文以外はすべて前置きに過ぎない。親が嘘をつくなら、そして社会が私たちを隠そうとするなら、真実は自分たちで追求する必要がある。真実は決して向こうからやってきてはくれないからだ。私はこの話を聞いている一人ひとりに疑ってほしかった。自分自身の出自について、疑いを抱いてほしかった。

「この会場には私の兄弟姉妹かもしれない方が大勢います」

そう言って客席を見つめた。年齢が近そうな観客。彼らは私を見ているが、手紙は自分とは関係ないと思っている。友人・知人の誰とも関係ないとも思っているだろう。だが彼らも騙されているかもしれない。

「オーストラリアにはDCで生まれた子どもが6万人もいると推定されています……あなたは、あなたの親の本当の子どもではないと知る機会すらないかもしれません。もし知っていたとしても、私と多くのDNAを共有していることには気づいていないかもしれません。私とあなたは同い年かもしれません。DCは、1人の男性の精子から兄弟姉妹を生み出しました。半分血のつながった兄弟姉妹の巨大なグループです。

DC児といっても人それぞれで、私より優しくて親切な人も中にはいます」。砕けた調子で言うと、観客が軽く笑った。

「でも、もしあなたが私のきょうだいなら、私の思いを理解してくれると思います。私は人間を尊重しようとしない、DCの根本的な姿勢に怒りを感じています。私たちは実験室で作られ、養殖され、何も知らされずに育つのです。制度そのものをなくしてほしいとは言いません。ただ、人間を、犬よりも人間らしく扱ってほしいのです。私の家では、私よりも犬のほうが多くの出生情報を持っています。

では、そろそろ終わりにします。連絡の義務を感じる必要はありません。けれども、私はあなたを思っているからこそ、この手紙を書きました。私の知っていることは伝えたつもりです。それ以上はあなたの協力が必要です。

1つ確かなことがあります」

私は悪意のある笑みを浮かべた。

「私たちの父親はマスかき野郎だということです」

会場がどっと沸いた。拍手が起こった。

『オーストラリアン・ストーリー』と『グッド・ウィークエンド』で事実を明らかにしたことで、不妊治療業界との対立が決定的になった。実の家族探しにはもう業界の誰にも善意を期待できないし、味方もいない。私は医療記録の破棄を暴露し、彼らを〝悪徳〟医療と非難したのだから。

私は不妊治療医がHIV陽性の精子で女性を死に至らしめたと主張したが、彼らは何も反応しなかった。だが看護師のダイアナ・クレイブンから2つのドナーコード――私のドナーのものかもしれないという「AFH」と「ADZ」というコード――を聞いたという話は彼らを刺激したようだ。IVFオーストラリアのメディカル・ディレクター、ピーター・イリングワースから携帯電話にメッセージが残されていた。話さなければならないことがあるという。私は内容を教えてほしいとメールした。

「『オーストラリアン・ストーリー』のための調査をしていた際――」と返信が来た。「些細なことですが、新たな事実が1、2点判明しました……ぜひ電話でお話しできればと思います」

一体どういうことか。些細な事実とは？　電話も対面も内密での話も、もう十分だった。どのようなものであれ、文字に残る形で伝えてもらうつもりだった。

「申し訳ありませんが、電話以外の方法でお知らせいただければと思います。現状は勤務時間が長いこともありますし、職場ではこの話題を避けたいという事情もご理解ください」と私は返した。

「些細な事実の内容を、メールでお送りいただければ幸いです」

沈黙が続いた。何週間も経った。私はすでに期待を捨てていたので失望もしなかった。ただ今後どう展開するのかということにだけ興味があった。

しばらくしてから、催促のメールを送った。

「前回メールをお送りしてから3週間以上が経ちますが、〝些細な事実〟について、まだお知らせいただいていないようです」と書いた。「私がダイアナ・クレイブンから聞いた2つのドナーコードについては、すでにベリンダ・ホーキンスから伝わっていると思います。可能性が高いのはAFHです。これらのコードに対応するドナーファイルを調べる等、IVFオーストラリア側で調査を行うと聞いているのですが、何か分かりましたでしょうか」

沈黙が続く。さらに10週間が過ぎた。

その後、ようやく返信があった。

「返信が遅くなり申し訳ありません」。イリングワースからの文面は素っ気ないものだった。「本メールにて、AFHとADZのドナー記録の末尾ページをお送りします」

ドナー記録？

自分の受胎を記録した診療記録でさえ、母が書面で許可しなければアクセスできなかった。他人の記録へのアクセスなら許されるのだろうか。

患者の医療ファイルを勝手に開示する医師など見たことがない。まして彼はオーストラリア証券取引所にも上場した国際企業が率いる、主要な不妊治療ビジネス部門のメディカル・ディレクターを務める医師である。

イリングワースはこう書いていた。「2人のドナーの精子サンプルは保管されていましたが、1982年4月と5月にすべて使用されました。それぞれの下部に『終了』という文字が見えるかと思います。当時はドナーのサンプルの在庫がなくなると、こう表記されていたようです。実際、それ以降は2人の記録が残っていません」

すぐには理解できなかった。それぞれのページを見ると、どちらにも「ロイヤル・ノースショア病院における凍結保存精子の運動率に関する研究」というタイトルが印刷されている。これは……研究の一部なのか、それとも、実際の治療で使われた記録なのか。1枚はAFHのもの、もう1枚はADZのものだ。それぞれのページには表が印刷されていたが、記入は任意のようだった。「ストロー番号」という列にはデータがなかった。「提供番号」列もほぼ空欄だったが、この列にはメモが残っていた。AFHのページには「2外」、ADZのページには「4外、2センター」と書かれていた。どういう意味だろう？　推測だが、2人とも大抵は家（外）で自慰行為をして病院に持ち込んでいたのではないだろうか？　あるいは、まったく別の何かを意味しているのだろうか？「凍結前の運動率（パーセント）」という列には、「ストロー番号」だと思われるデータが記入されていた。例えばADZの記録には、「凍結前の運動率（パーセント）」の列に1から10までの番号だけが書かれていた。凍結前の運動率そのもの、つまり、凍結前の精液サンプルのうち運動している精子の割合（精子の質の一般的な指標）は、まったく記録されなかったようだ。

「受領日」「取り出し日」という列もあった。後者はおそらく、精子が患者に使われた人工授精日を意味するのだろう。あるいはタイトルの通り、精子を「研究」に使うために取り出しただけかもしれないが。こうした疑問を確認する手段は何もない。AFHのページを見ると、「取り出し日」の日付の大半が「受領日」の5、6カ月前となっている――つまりこの書類ではどういうわけか、精子はドナーが提供する前に在庫から取り出されたことになっているのだ。

頭が混乱してきた。

明らかにおかしい「取り出し日」と「受領日」の日付について、「これは誤表記だと思われます。もし凍結精液を融解していた技術者が年を間違えたのでしょう」とイリングワースは書いている。

そうだとすれば、その技術者は年を6回も間違えたということだ。

どちらの記録も、列の下部には確かに「終了」と書かれていた。だがイリングワースによれば、この記録は2人のドナー記録の1ページに過ぎない。もしこのページ以外にも精子を提供した記録が書いてあったとしたらどうだろう。実は、コピーされたAFHの記録には、わずかだがその下に別のページが見えていたのだ。データは最終行まで記載されていた。つまり、さらに36行分の人工授精が行われた可能性があるということだ。もちろん、実際に行われたかは分からない。私が受け取ったのはイリングワースが重要だと思ったページだけである。

「理論上は、これ以降も彼らのサンプルを採取した記録がロイヤル・ノースショア病院に残っている可能性もありますが、その形跡は確認できませんでした」とイリングワースは書いている。

「こうした状況を踏まえると、あなたの受胎に関わるドナーがAFHまたはADZである可能性は、かなり低いと思われます」

要はこう言いたいのだ。コードのことは忘れてください、と。

「とはいえ、私たちは2人のドナーをさらに調査し、連絡を取ろうとしました」とイリングワースは言う。「残念ながら、いずれのドナーにも連絡が取れませんでした」

断片的な情報をつなげてみる。イリングワースは、私には無関係と思われる男性2人の個人情報、つまり診療記録を私に送付した。しかも2人の許可を得ず、自らの裁量でだ。あきれて物も言えない。送られた情報では個人を特定できないにせよ、業界があれほど唱えていたドナーとの厳格な取り決め、そしてプライバシーに関する絶対不可侵の権利は一体どうなったのだろう。

「この2人のいずれもあなたのドナーであるとは考えにくいことから、以後の調査は行わないものと決定しました。今回も残念なお知らせとなり、申し訳ありません」

これで終わりにできると思っているなら大間違いだ。私はその日の午後に返信した。

「返信をくださりありがとうございます。情報が多く、まだすべてを把握しきれておりません。それに、お送りいただいた診療記録の一方には、精子の使用状況を含めてまだかなりの詳細情報があるように思われます（一部しか見えなかったため、なんともいえませんが）」。続けて、表の列とその内容に関して7つの質問を列挙した。

1時間半後に返信が来た。数センテンスしか書かれていない。「ご確認ありがとうございます。この件はあなたにとって非常に重要な問題です。すぐに理解できないのは当然です。これ以上はメールでやり取りするより、直接お話しできればと思っています。ご検討いただけませんか？」

20分もしないうちに返事を送った。「ご返信ありがとうございます。詳しい説明もなく、混乱を招くようなドナー記録をメールしてきたのはそちらです。最初にファイルだけを送っておきながら、その後に直接詳細を説明するというのは筋違いではないでしょうか。いずれにしても、私は近日中に休暇で海外に出てしまうため、メールで返信をいただければと思います。また、ADZとAFHの記録について、他のページもお送りいただけませんでしょうか」

1週間半の沈黙が続いた。

クリスマスの3日前、数行のメールが届いた。「この件の詳細は、直接話し合ったほうが良いかと思われます。帰国後、またご連絡いただけますか……これ以上メールで議論するのは非生産的と考えます[2]」

実は2014年8月、『オーストラリアン・ストーリー』が放送される直前に、私はプロデューサーのベリンダ・ホーキンスからメールを受け取っていた。彼女によれば、イリングワースはインタビュー撮影の当日、IVFオーストラリアに母の治療記録のコピーが保管されていると分かったが、原本はなかったと話したという。ベリンダはそこから、原本はまだロイヤル・ノースショア病院にあるのではないかと考えた。私は言葉を失った。

ベリンダは私に、「(IVFオーストラリアは自分たちが)所有しているのは診療記録のコピーだけだ、原本は所有していないという話はしなかった？」と尋ねた。それはパート1が放送される3日前のことだった。

「いいえ、イリングワースもIVFオーストラリアもロイヤル・ノースショア病院も医師も、誰もロイヤル・ノースショア病院に無傷の診療記録がある可能性に言及したことはありません。そう言ってきたのはあなたが初めてです」と私は答えた[3]。

私はロイヤル・ノースショア病院に、記録の原本を至急送ってほしいと連絡した。回答はまたしても、母の許可が必要だというものだった。彼らはそれしか言わない。母はその頃、日本にいた。DCの事情を知らないおじの家に滞在中で、携帯電話は持っていなかった。仕組んだようなタイミングだ。

ロイヤル・ノースショア病院の健康情報サービス責任者はある提案をした。私の出生がDCだと知らない東京のおじに電話をかけ、私がDC児だと語りたがらない母に電話をつないでもらい、再び診療記録へのアクセス許可を依頼してはどうかというのだ。母の回答次第では、数時間後にパート1の放送が迫ったドキュメンタリー番組にも、印刷を待つ『グッド・ウィークエンド』の記事にも、そしてもっと重要な、私と母の関係と私の人生にも影響が及ぶかもしれない。

自分自身の家族を探せる決定権すら私にはない。一度だけでも運や他人の力をまったく借りずに、自分ひとりで決定する力が欲しかった。

良い結果は期待していなかった。だが良い意味で期待が外れた。母は驚くことに日本から帰国し、アクセスを許可してくれたのだ。

同意書への署名をめぐってはストレスの多いやり取りもあったが、『オーストラリアン・ストーリー』のパート1が放送された翌日、ついにロイヤル・ノースショア病院から連絡がきた。宛先に母が指定され、私をccに含めたそのメールには、ロイヤル・ノースショア病院が保管していた原本をスキャンしたPDFが添付されていた。[4]

PDFを見ても驚きはしなかった。無傷の原本は存在しなかった。コードは切り取られていた。

ロイヤル・ノースショア病院とIVFオーストラリアから入手したファイルの大きな違いは、色だった。ロイヤル・ノースショア病院のファイルは白黒ではなく、フルカラーだった。色の違いは99パーセント結果に影響しなかったが、ドナーコードが切り取られた2ページにおいては極めて重要だった。そのページには、穴を覆うために白紙を貼りつけた粘着テープの跡が、薄黄色で残っていたのだ。ドナーコードの破棄が完了した証だった。

健康情報サービスの責任者は、私ではなく母に向けて、ファイルに一言、添えていた。「ロイヤル・ノースショア病院の健康情報サービスはこの結果を深く憂慮し、当医院の旧生殖補助医療技術クリニックの記録につき、全面的な内部調査を実施することにいたしました……このたびは多大な苦痛を与えてしまったことについて、深くお詫《わ》び申し上げます」

内部調査。ようやくだ。もっと早くに実施してほしかった。そして記事と番組が公表され、私の小さな世界はビッグバンを起こした。

放送直後は下卑たコメントで気が塞いだが、数日後には立ち直り、改めて考えた。内部調査というと聞こえはいいが、具体的に何をするかは定かではない。告発者であり被害者である私には、まったく何も知らされていない。なぜ私は何も知らないのだろう。少なくとも、彼らがどのような作業を、いつまでに実施するかは知っておくべきではないか。

私はロイヤル・ノースショア病院の健康情報サービス責任者、ニコル・スタンザーにメールを返した。「先日は記録をお送りいただきありがとうございました」と書き、こう続けた。「今回の件で実父と異母兄弟姉妹を探す機会が奪われたのは、母でなく私です。よって懸念は私に対しても示してくださっていることと思います」。そして調査中は進捗状況を知らせてほしいと依頼し、内容についての質問もいくつか追加した。

1週間が経ったが、何の反応もない。私は再びメールを送り、返信がないことへの懸念を伝えた。

「……私は、自分の出生やその記録管理に関わった専門家や機関をほぼ信用できません。診療記録、特に今回のような重要な記録が破棄されたことは、重大な医療過誤にあたります」

3日後に返信が届いたが、差出人はニコル・スタンザーではなく、北シドニー医療地域統括局の広報チームだった。広報チームから返信が来るということは、彼らは私をジャーナリストとして――被害者ではなく――見ているということだ。このメールはそれを示唆する最初の兆候だった。

上級広報官のメリッサ・チェーンはこう書いていた。「本メールは、現在ロイヤル・ノースショア病院の旧生殖補助医療技術クリニックの診療記録に対して、業務から独立した主体による全面的な調査が法的義務に従って行われていることをお知らせするものです。なお、調査の対象には同病院の体外受精記録も含まれます。

調査では、体外受精記録への改ざん、編集、情報の欠落といった物理的な痕跡がないかを確認します。完了期日は2014年9月末の予定です」

完了期日。少なくともこの情報だけは具体的だった。だが、彼女は明らかに、自分の書いている内容を理解していない。私は体外受精児ではないし、私の同年代に体外受精児はほぼいない。私はドナーの精子による人工授精という、まったく別の医療処置で生まれている。

「調査の結果はお母様にご報告します」。チェーンはそう書いている。

私はこの3年半、事実を明らかにするためにさまざまな目に遭ってきた。全国放送で個人の事情もさらけ出した。それなのに、彼らは内部で調査を実施し、その結果すら私に知らせないというのだろうか？　母だけに知らせると？

私は再びメールを書いた。母は私に情報を共有することを許可しているというのに、彼らはなぜ私の権利を認めないのだろうという怒りが込み上げていた。もう一度同じ質問を列挙し、この調査の具体的な内容を問いただした。「早めのお返事をお待ちしています」

沈黙。１週間が過ぎた。

再びメールを送る。もう一度質問を列挙した。そして最後に、プライバシーについて感じていた疑問も追加した。彼らがそこまでプライバシーに配慮しているなら、なぜ私のプライバシーには配慮しなかったのかということだ。

私の質問はなぜ北シドニー医療地域統括局の広報チームに送られたのかを尋ねた。「貴局ではこの件に関して、私の個人情報を誰が何人、扱っているのでしょう。こちらについても、ロイヤル・ノースショア病院の内部調査と同様、説明を求めます」

３日間の沈黙。その後、北シドニー医療地域統括局から書面で回答が届いた。レターヘッドのついた正式な回答は初めてだった。ドナーコードが削除されたことについて、メリッサ・チェーンは「あなたとお母様に苦痛を与えてしまい、申し訳ありません」と述べた。「本件は現在、鋭意調査中であることをお伝えいたします……終了後はロイヤル・ノースショア病院の健康情報サービス責任者であるニコル・スタンザーが報告書を受け取り、内容を精査します」

これはまったくばかげた回覧経路だった。調査報告書はやはり私ではなく、私の質問を広報チームに弾き飛ばした女性に渡されるという。チェーンはまた「当局の広報チームがあなたの個人情報を閲覧することへのご懸念ですが、本件に関与する局員は適切な権限を有しており、プライバシーと守秘義務を遵守しています」と書いていた。[5]

堂々巡りだった。私が何をしても、記録文書の明らかな不正を取り上げても、何も変わらない。多数の責任者、役人、権限、手続き。得られない明確な回答。私はこの苛立ちと闘いから2週間ほど離れた。こちらがフルタイムの仕事になりつつあったが、私はもともとフルタイムで働いている。それもかなり過酷な仕事だ。

9月29日、IVFオーストラリアのウェブサイトをチェックした。ダグラス・サンダース教授とダイアナ・クレイブンは、委員会の他のすべてのメンバーと同様、倫理委員会の名簿から姿を消していた。それどころか、倫理委員会の委員の名は1人も載っていなかった。もはやIVFオーストラリアの倫理委員会は、委員を公表するという透明性を完全に失っていた。[6]

同日、私は闘いに復帰し、メリッサ・チェーンにメールした。

「お送りいただいた書面には、ロイヤル・ノースショア病院の内部調査の情報が何一つ書かれていません。また調査結果を私に報告するという記載は今回もありません。さらに、私は誰がこの内部調査を実施するかさえ知らされていません。

これでは隠蔽です。内部調査に関する報告書の全文開示を要求します。当初は9月末には終了するとおっしゃっていたはずです。もう終了したのでしょうか……以前からお送りしていた質問にもすべて回答いただきたかったのですが、まだ1つもいただいていません。本メールにて再送します」

その後1週間の沈黙。彼女に再びメールした。「前回メールをお送りしてから1週間が経ちました。引き続き、質問へのご回答をお待ちしています[7]」

さらに1カ月が過ぎたが、反応はなかった。

私はこの件の進捗を、国民党のジョン・バリラーロ議員と労働党のガイ・ザンガリ議員に知らせていた。この2人はニューサウスウェールズ州でDCの公聴会が開かれたとき、特に強い関心を寄せてくれた政治家だ。バリラーロは「私たちイタリア人は、家族の大切さをよく知っている」と語っていた。私はさらに3人目を迎えることにした。緑の党のジェイミー・パーカー議員だ。彼は公聴会の出席メンバーではなかったが、当時、地元の議員を務めていた。私はパーカーに、何が起きたか（また起きなかったのか）をメールした。「調査では、病院側が私に対して行い、しかも彼らもその事実を認めた著しい不正行為を調査することになっています。けれども私は調査プロセスの詳細を何も知ることができません……これでは彼らが単に嘘をついている、調査は行われていないと疑われても仕方ありません」と私は書いた。また、これは私だけの問題ではないとも述べた。レベッカのように、クリニック20で作られてドナーコードを破棄されたDC児は他にもいると、私は知っている[8]。

この結果、パーカーは適切な判断を下した。メールからわずか2日後、ジェイミー・パーカー議員はニューサウスウェールズ州の議会でこの件を取り上げてくれたのだ。「ABCの『オーストラリアン・ストーリー』やラジオ、フェアファックスの『グッド・ウィークエンド』でこの有権者を目にした議員も多いと思います……調査を誰が実施するのか、いつ報告されるのかを私たちは知ることができません。この有権者と同じ医療処置で生まれた人々が病院から連絡を受け、何らかの手続きや健康リスクの助言を受けられるかは定かではありません……（北シドニー医療地域統括局は）彼女は患者本人ではないので詳細を知る権利はなく、この権利は母親などのレシピエントにのみ存在すると主張しています。これは重要な問題です。というのも、彼女はロイヤル・ノースショア病院のクリニックで受胎され、この病院で生まれた本人だからです。この若い女性以上に患者と呼べる患者がいるでしょうか[9]」

パーカーのスピーチから2週間後、ようやくニコル・スタンザーから返事が来た。進捗状況の報告や調査への質問の回答ではない。彼女はただ、すべては終了したと告げていた。

「先日はご連絡をありがとうございました。ご存じの通り、ロイヤル・ノースショア病院では内部調査を実施いたしました……」

そこで読む速度を落とし、一字一句をじっくり読んだ。「この調査はニューサウスウェールズ州記録局により、1979年から2005年までのすべての診療記録を対象に実施されました」

クリニック20は1990年代に民間企業となっている。なぜその後も調査対象となっているのだろう？

「この調査では、ドナーコードが削除された理由や時期、責任の所在を解明できませんでした。詳細な調査が必要なことは明らかであり、私たちはその遂行に尽力いたします。そのため、現在は独立した外部調査機関を選定しています」。さらに調査されるということか。「これは貴殿の問題を根本的に解決するものではないことは承知しております。また、現状が引き続き苦痛を与えてしまっていることも申し訳なく思っております。しかしながら、ロイヤル・ノースショア病院は現時点で、貴殿からの質問には回答いたしかねます」[10]

例のごとく、私はこの2度目の調査について、ニコル・スタンザーに質問の集中砲火を浴びせた。彼女からは、詳細を提供できず申し訳ない、もうしばらく待っていてほしいという短い返事が返ってきた。

数週間後、彼女から進捗が報告された。向こうから自発的な連絡があったのは初めてだ。

「本日、ロイヤル・ノースショア病院の旧生殖補助医療技術《ART》クリニックに関して、調査を行う外部調査機関を選定いたしました。調査機関はＩＡＢで、調査は直ちに開始されます」

ＩＡＢ。初めて耳にする名前だった。調べてみると、ＩＡＢとは「Internal Audit Bureau（内部監査局）」の略称で、州政府の一部門だった。

公表された担当者名も検索した。専門は職場のいじめのようだった。

良い予感はしなかった。

# 23　公にされた外部調査結果

内部監査局《IAB》との会議には友人のスティーブにも助っ人《すけと》として同行してもらった。彼は弁護士で、州政府と交渉した経験も豊富だ。私は母の診療記録のコピーを持っていった。ダイアナ・クレイブンやピーター・イリングワースとの会話のメモのコピーも、使えそうな資料はすべて持参した。[1]スティーブと私は小さなオフィスで調査官と対面した。彼は中年の男性だった。私はすべてを詳細に話した。資料もすべて渡した。調査官は私を励まそうとして、心配ありません、私が資料を探し出します、記録を見つけて真相を明らかにしますから、と繰り返した。だがそれは逆効果だった。彼は私の話を聞いていなかったのだろうか？　私は何度も、実際には探せるものはない、情報は破棄されて大問題になっていると説明していた。

この調査官がこうした事態をどう扱うべきかを理解しているようには思えなかった。この日は結局、医療過誤、人の命、そして、何人いるかも分からないDC児にとって、基本的には受胎された瞬間から抱え続けるトラウマがどのようなものかを話しただけだった。ＩＡＢが扱うのは、成人した公務員がいる職場の問題だけだというのは明らかだった。

スティーブに来てもらったのは正解だった。その場での支援だけでなく、取ったメモを後から一緒に見比べられたからだ。

「彼は……うまく対処してくれそうにはないと思わない？」とスティーブに尋ねた。

スティーブは顔をしかめた。
2、3カ月後には使える手段がなくなっていた。IABからは何の連絡もない。そこで私は別の手段に出た。私たちDC児がよく聞く忠告は、ドナーとの契約は誰も破れないというものだ。だがこの主張が正当だと言うには、契約書の実物でそれを証明する必要がある。
この段階で、私がいかに仕事熱心かはおそらくお分かりいただけているだろう。私はピーター・イリングワースにメールを書いた。「1982年と1983年に、ロイヤル・ノースショア病院で使用されていた精子ドナーとの契約書や合意書のコピーをお送りいただきたく、正式な要求としてメールしています。当時のクリニック20の記録はその後、クリニックそのものと併せてIVFオーストラリアに引き継がれました。私は、当時ロイヤル・ノースショア病院で精子ドナーに渡され、彼らが署名した契約書の見本のコピーをいただきたいのです。これならプライバシー法には抵触しないはずです」

5日経っても返事は返ってこなかった。2015年2月中旬のことだった。私はその頃、イリングワースから届いたあの奇妙な2ページ、ADZとAFHのドナー記録を理解しようと努めていた。前年のクリスマス前、彼はこの件で話し合いたいと言っていた。これに応じることにした。

今度は、例のドナー記録について直接話したいとメールした。2日後に返信が来た。文面は思いやりに満ちていた。

「本件について、お怒りはごもっともと承知しています。また、こうした苦痛を伴う繊細な問題を話すため、クリニックを再訪することがいかに酷なことかも理解しています」と彼は書いている。「私自身としましても、最終的にあなたの求めるすべての回答を私たちが提供し、ドナーとの連絡を可能にできればと願っています。しかしながら、事情を踏まえると、確実に実現できるとは言いかねます。

ご依頼いただいていた文書については、私たちの保有するコピーをすべてお渡しします。時間が経っているため、当時どれがドナーに通常使われていた同意書かは断定できかねますが、その頃のドナーが実際に署名していた見本をいくつかお見せします」

素晴らしい提案だ。彼は日程の候補をいくつか挙げていた。私は勤務表を見ながら、再び自分を鼓舞して心の準備ができる日を調整しようとした。いったん落ち着いて気を引き締めるため、後日折り返すことにした。

2週間半後、イリングワースは会いもしないうちからまた衝撃的なメールを送ってきた。「前回メールをお送りした後、状況が大きく変わりました」と彼は書いていた。「ロイヤル・ノースショア病院から連絡がありました。彼らが言うには、当該の記録はすべてロイヤル・ノースショア病院での治療に関するものであり、したがって、記録はIVFオーストラリアではなく、彼らの資産だということでした……ドナー記録はすでにロイヤル・ノースショア病院が回収しています。

私たちは現在、1995年12月31日以前に治療が行われた患者やドナーの記録を一切保有していません。よって、これ以上の情報を提供できる立場にありません。お伝えできるのは、詳細はロイヤル・ノースショア病院に照会してくださいということだけです[2]」

もはや手を上げてうんざりするしかなかった。

だが、この話は少し引っかかる。大企業であるＩＶＦオーストラリアが、保健省による事実上の捜査を受けることなどあるのだろうか？　私は保健省の担当部署にメールを送った。「ロイヤル・ノースショア病院が、ＩＶＦオーストラリアからドナー記録をすべて回収したというのは事実でしょうか。ＩＶＦオーストラリアにはコピーも残っていないのですか？[3]」

また、『オーストラリアン・ストーリー』のプロデューサーであるベリンダにもメールした。「もううんざりです。彼らのずる賢さにはいい加減あきれています」

イリングワースにも返信した。「１９９５年12月31日以前の患者やドナーの記録は回収されたとのことですが、コピーは残っていますか？」と訊いた。

すぐに返信が来た。「いいえ、すべて回収されました。今回のことで、お探しの情報の入手に支障が出ないことを願うばかりです」

お優しいことだ。この状況はどうやらイリングワース自身にとっても不可解らしく、彼はメールでこう書いている。「ロイヤル・ノースショア病院の取り決めはかなり独特でした。クリニック20はロイヤル・ノースショア病院から民間病院に移行した唯一の事業です……１９９６年１月、民間クリニックに移行しましたが、このとき公立病院の記録をなぜ民間病院に持ち出すことが許可されたのかは、いまだに不明です」と書いている。[4]

最新情報をベリンダに伝えた。

「ますます謎めいてきたわね。スリラー小説みたい」と彼女は言った。

ＩＶＦオーストラリアへの記録捜査と見られる件について、保健省の担当者から返信があった。彼女は何も知らなかった。「ニューサウスウェールズ州保健省はこの経緯につき、ＩＶＦオーストラリアからの報告を受けておりません……ＩＶＦオーストラリアが現時点でロイヤル・ノースショア病院の記録を保有していない件については、保健省にて書面での事実確認を求める予定です。ご自身でもロイヤル・ノースショア病院に確認されることをお勧めします」[5]。一体何が起きているのだろうか？

官僚の世界は複雑で、ときにお互いの動向がまったく見えないこともある。私はロイヤル・ノースショア病院のニコル・スタンザーにメールを送って確認した。１カ月後、彼女は何が起こったのかを具体的な状況も併せて知らせてくれた。

イリングワースが思いやりに満ちたメールで話し合いの候補日を挙げてきた翌日、ＩＡＢの調査官が彼のもとを訪れた。目的は「かつて（ロイヤル・ノースショア病院の）旧生殖補助医療技術《ART》クリニックが保有し、現在はＩＶＦオーストラリアが保有している１９７７年７月以降の精子ドナーの臨床記録を提供」してもらうための交渉だという。これらの記録は「２０１５年３月９日月曜日、検査と個人情報の安全保持のため、ドナーのデータベースのコピーとともにロイヤル・ノースショア病院に物理的に移送されました」[6]とのことだった。

つまり、私がイリングワースと会う覚悟を決めようとした２週間半のうちに、彼は交渉に応じ、私が確認するはずだったファイルを整理して移送していたのだ。そのすべてが完了するまで、彼は一度も知らせてこなかった。

私がクリニック20で使われていた精子ドナー契約書の見本を見るには、州政府のプライバシー局に情報開示の申請をしなければならないとニコル・スタンザーは言った。ニューサウスウェールズ州では、政府保有情報の一般公開申請《GIPA》と呼ばれるプロセスだ。これには時間がかかるし、記録が開示可能である場合は費用もかかる。ようやく入手した記録が秘密保持のため黒塗りされている可能性もある。さらに、申請した報道機関を苛立たせるかのように、申請者が情報を購入するのと同時に、政府機関がその情報を一般公開することもある。つまり、時間とお金をかけて手に入れた情報が、突然ライバルの手に無償で渡ることもあるというわけだ。

ＧＩＰＡ申請をどうするかはひとまず保留にした。その前に対応すべき問題が多すぎた。ＩＡＢの調査の進捗もその1つだった。スティーブとともに調査官と話をしてから、もう4カ月半が経つ。彼からはまだ、調査がいつ終わる予定かも知らされていなかった。そもそも終わるとすればの話だが。

「ＩＡＢの報告書が完成するまでのスケジュールは決まっているのでしょうか」とニコル・スタンザーに訊いた。「ＩＶＦオーストラリアは精子ドナーの記録をもう保有していないようなので、私の父がＡＦＨかＡＤＺのどちらかである可能性を、ロイヤル・ノースショア病院に調べていただければと思います。父でなかった場合は、それを証明する書類一式をお送りいただきたいです[7]」

返信はなかった。

9日後、私はメルボルン北部のカフェにいた。ビクトリア州で仕事があったのだ。早朝から飛行機に乗り、移動、取材と慌ただしく時間が過ぎ、すでに夕方になっていた。一日中何も食べていなかったので、空腹は限界に達していた。

すでにふらふらになった身体にサンドイッチを押し込み、最初の数口をろくに噛《か》まずに飲み込んだとき、電話が鳴った。ニコル・スタンザーからだった。IABの報告書が完成したという。明朝、シドニーで記者会見を開いて調査結果を報告するそうだ。記者会見?

「でも、私は今メルボルンにいるんです」と、耳を疑いながら私は言った。「時間までには間に合いません」

他に行けるジャーナリストがいるのではないか、という返事だった。

他のジャーナリスト? 彼女は私が誰だか忘れてしまったのだろうか。私はこのすべての発端となった被害者だ。

「報告書のコピーはいただけますか?」

答えはノーだった。

「でも、記者会見で配付しますよね?」

報告書は配付しない、と彼女は言った。調査結果の一部を発表するだけだという。誰にも報告書は渡されない。だが、言うまでもないが、記者会見は開かれる。

「それなら」と私は語気を荒らげた。「プレスリリースのコピーはメールしてもらえますか?」

メールすると彼女は言った。私はプレスリリースのコピーを得られるようだ。自分の人生に関わるプレスリリースのコピーを配付されるのだ。

電話を切った。その日予定されていた取材はすべて終えていたのが救いだった。頭が混乱していた。飛行機で帰ることすらできない。明日もメルボルンでいくつか取材があったし、単に出張を切り上げてまた戻ってくればいいわけではない。後から考えればどのみちそうすべきだったのかもしれないが、このときは何か決められる状態ではなかったのだ。

メルボルンでひとり過ごしたその夜は、なんともいえないものだった。


結局のところ、私は待ち、さらに待ったが、何も届かなかった。記者会見は翌日の午前9時半に予定されていた。受信ボックスにプレスリリースは届いていない。午前9時34分、ニコル・スタンザーに怒りのメールを送った。

「この調査結果がどうなったのか、私は何も知らされていないも同然です。私は報告書のコピーはおろか、一枚の書面すら受け取っていません」と私は書いた。

「この調査と前回の内部調査の対象は、ロイヤル・ノースショア病院における明らかに重大な医療過誤です。その影響を受け、調査の発端となった当事者として、私はせめてこの記者会見で発表される内容のコピーだけはメールしていただけるようお願いしました。

けれども、私にはいまだに何の情報も、プレスリリースすら届いていません。記者会見はもう始まろうとしています。

この対応は非難されて然るべきものだと思います。私はひとりの人間です。あなたの私への対応からは、他のジャーナリストに見せる配慮すら感じられません。私の手元にはプレスリリースもありません。私はこの一連の出来事の被害者であり最も多くのものを失いましたが、そう見なされないばかりか、被害者でもジャーナリストでもないという扱いを受けています。ただ無視されているだけです。
報告書のコピーをすべてお送りいただくようお願いします」[8]

記者会見には当然、ABCから2人のジャーナリストが送られた。なにしろ自局の番組、『オーストラリアン・ストーリー』の一大ニュースなのだ。そのひとりである同僚のリンディ・ケリンは、ABCラジオで時事問題を扱うジャーナリストだった。

リンディからはどうにか記者会見での報告内容を聞き出すことができた。まず、IABは、クリニック20が3160ファイルのうち88ファイルのドナーコードを破棄したことを突き止めた。[9] 88？本当に？ IABはまた、精子ドナーについての「文書化された正式な方針や最優先される法律が存在しなかった」ことも明らかにした。つまり、こうした指針は明文化されていなかった。だからクリニックのスタッフである公務員がコードを破棄しても、何も問題ないとされていたらしい。破棄は「常時」行われた。誰の名前も挙がらなかった。誰も責任を問われなかった。「悪意ある動機による管理」の証拠は見つからなかった。北シドニー医療地域統括局は、こうした行為がかつての患者、「加えてDCで生まれた人々」に「苦痛を与えたことを深く反省している」そうだ。

それだけだった。

リンディは自身がレポーターを務めるラジオ番組『ワールド・トゥデイ』でこの話題を取り上げるため、私に取材を依頼してきた。

「明らかに都合のいいごまかしに過ぎません」と私は冷ややかに言った。「つまり、ドナーコードが破棄されたという記録が88件見つかっていながら、なぜ誰にも責任はないものとして片付けられたのかということです。まったく解せません。私は公立病院の調査委員会にも、ロイヤル・ノースショア病院にも、破棄した人物の名前を挙げました。ヘルスケア苦情処理委員会《HCCC》にも名指しで苦情を申し立てました。彼らはこうした人々の調査を拒否しました」

北シドニー医療地域統括局の業務執行管理官であるアンドリュー・モンタギューは、記者会見で陳腐な言い訳を並べ立てた。私がその場にいたなら、厳しく糾弾していただろう。だが、あの日、あの場に、私のようにこの分野に詳しいジャーナリストは誰もいなかった。

「１９７７年から１９８４年当時、生殖補助技術は初期段階にありました。そのため、多くの新技術と同じように法律が存在せず、当時行われていたことがまさにその慣行とされていたのです。この調査でお分かりいただけたように、当時はこの行為が一般的な慣行であり、また重要なのは、あらゆるドナーの匿名性が絶対的に保証されていたということです」とモンタギューは言った。

記録破棄の指針はあるが、それを証明する文書はない。つまり、いくら調査しても構わない、何も出てこないのだから、というわけだ。精子ドナーの匿名性を保証するのがそこまで重要だというなら、なぜそれを文書化しなかったのか？　文書化すらされなかった、だが非難されるべき行為を、なぜ医師や政府、官僚、そして今では監査当局も含めた大勢が必死で守ろうとするのだろうか？

また何千ものファイルのうち被害件数は88ファイルだそうだが、私はその数も信じていない。彼らの言うことを信じる理由は結局何もないということだ。今に始まったことではない。

『ワールド・トゥデイ』は、ロイヤル・ノースショア病院は「診療記録に懸念がある場合は病院に連絡するよう呼びかけています」と報じた。

病院は他の87人の女性たち、つまり、自分たちが意図的に破損させたと公言した診療記録の持ち主には、何が起きたか話そうとすらしなかった。もちろん、その子どもたちにもだ。アンドリュー・モンタギューとロイヤル・ノースショア病院は、87人（もっといるかもしれないが）の女性たちに判断を委ねた。まずコード破棄について病院に尋ね、破棄が意味することを理解し、不安と恥辱感を乗り越え――一人ひとりが覚悟を決め、ロイヤル・ノースショア病院という組織と闘うかどうかを、彼女たちの意思に任せたのだ。

そうなれば当然、誰かが被害を公表したり声を上げたりする可能性は低くなる。結果として、この事件そのものがかすんでくる。大勢の人たちが影響を受けた意図的なコード破棄は、私だけが騒いでいる出来事に矮小《わいしょう》化されるのだ。

その日の夜、ニコル・スタンザーから返信が届いた。

「すでに申し上げた通り、報道に関する声明を担当していたのは、当院の広報チームです。記者会見前には情報をお伝えできないというのが彼らの方針です。昨晩問い合わせのあったすべてのメディアにも同様の回答を行い、記者会見の案内は本日早朝に各編集デスクに送付しています。広報チームに直接連絡のあった記者2名を除き、個人への案内は行いませんでした」。なら私はなぜその2人に含まれなかったのか。私は個人の記者でさえないのだろうか。

「貴殿には私から、昨日の電話で報道声明の情報をお伝えしています」と彼女は言うが、情報が正しいかは分からない。私はその声明とやらを、まだ受け取ってもいなかった。「記者会見での声明は、今朝のうちに当院のウェブサイトに掲載しました」と彼女は書いていた。

「調査の関係当事者として、貴殿には追って正式な書面が送付されます。また報告書のコピーはG

IPPA〈原文ママ〉で申請することも可能です」

彼女はそのメールの最後に、ようやくプレスリリースを添付した。[10]

それが2015年4月末のことだ。私は諦めなければならなかった。諦めなければと悟った。それまで、実に多くの方向に突き進んできた。ここでもう怒りを呑《の》み込み、すべてを忘れようとした。何もかもだ。私はこの制度の誤りを、赤ん坊を犠牲にした、この大きな過ちを正そうとした。私はさまざまな領域で闘ってきた。議会、保健制度、法律、メディア。結果として、関心を持ってくれた権力者は片手で数えるほどしかいなかった。片手でも余っていた。傲慢な姿勢と権威主義的な不正行為によって、過ちは組織全体に広がっていた。私は二度と家族への問いの答えを得られないだろう。変化も是正もなく、事実説明も謝罪を得ることもないだろう。私たちの誰一人としてないだろう。私はもう手を引かなければならない。私は戦意を失った。

クリスマスが近くなっていた。私はウォークリー賞（オーストラリアでその年最も優れたジャーナリズム活動に贈られる）のため、再びメルボルンにいた。この1年間、私はまったく別のことにも打ち込んでいた。イスラム教徒の急進化と脱急進化、およびイスラム国の台頭をテーマにした2部構成のドキュメンタリーを制作していたのだ。この作品が2つの部門にノミネートされたことに満足感を覚えていた。私には少なくとも、まだキャリアが残っていた。少なくとも、まだ自分を活かせる場所を持っていた。

ホテルの部屋で寝ていると、携帯電話が鳴った。ベッドの端まで寝返りを打ち「はい」とつぶやいた。

相手は『シドニー・モーニング・ヘラルド』紙の保健担当記者、ハリエット・アレキサンダーだった。彼女と面識はなかったが、署名記事で名前は知っていた。彼女は情報公開法に基づき、IABによる調査報告書の全量のコピーを政府に請求したと話した。手続きは例に漏れず何カ月もかかったが、部分的に黒塗りされた報告書を入手したという。それで私に取材を申し込んできたのだった。私はシーツを巻きつけてベッドから出た。

「私自身は報告書を読んでいません」と私は言った。「コピーを受け取っていないからです。彼らは私には一枚も渡そうとしませんでした。どのような内容ですか？　そうだ、報告書を送ってもらえませんか？　取材はお受けします。その前に中身を見ておきたいんです」

数分後に報告書が届いた。目の前の画面を見て、私はまたしても不可解な世界に陥ってしまった。

# 24 公にされなかった外部調査結果

最初のページにはヘッダーとタイトルが書かれていた。「極秘。機密区分：保護。生殖補助医療技術における診療記録改ざんの可能性に関する調査報告書」[1]

内部監査局《IAB》の報告書によれば、最初の調査（突然「すべて終わった」と連絡が来たあの調査だ）では、「精子ドナーのコードが破棄、もしくは改ざんされた可能性があると見られる診療記録を84ファイル確認した」とのことだ。これらの記録は1979年から2005年までの範囲で確認され、その期間にはクリニック20が民営化された1994年4月以降も含まれる。クリニックの新たな所有者は、公立病院の過去17年分の患者の診療記録、スタッフ、そして「サンプル」を持ち去った。

なぜそんなことが許可されたのか？　なぜ持ち去った人々の名が書かれていないのか？　新しい所有者は、この記録や精子にどんな対価を払ったのか？　なぜクリニック20は民営化されたのか？　競争入札に出されたのだろうか？　報告書はこうした質問に何一つ回答していない。そもそも質問すらしていなかった。

報告書によれば、クリニック20は2種類の記録を保持し、それらを「はっきりと区別」していたという。その2種類とは、レシピエントの「診療記録」と精子ドナーの「診療記録」だ。つまり、いずれも患者の記録ということだ。卵子や胚のドナーおよび提供には言及されていなかった。その理由はクリニック20が精子提供のみを扱っていたからなのか、それともＩＡＢが単に報告書に記載していないだけなのかは分からない。

クリニック20では、精子ドナーが登録された順に、アルファベット3文字のコードを割り当てていた。この方式はＡＡＡから始まり、次はＡＡＢとなる。ＡＡＺまで埋まったら、2文字を次のアルファベットに置き換えてＡＢＡ、ＡＢＢ、ＡＢＣ……が使われる。

非常に興味深いのは、「１９７７年に設立された生殖補助医療技術《ＡＲＴ》クリニックにおいて、精子ドナーの記録における慣行は、現在の記録管理の基準と比べて最小限であった」にもかかわらず、「精子ドナーの合意文書や同意文書はおおむね一貫して存在した」と報告されていたことだ。クリニック20は保身には長《た》けていたが、実際の事務処理には長けていなかったということだろうか。ＩＡＢはまた、「機密情報である精子ドナーの記録をＩＶＦオーストラリアが大量に保有していた」ことも突き止めた。この７００人以上の精子ドナーの記録は、かつてクリニック20からＩＶＦオーストラリアに持ち出され、ニコル・スタンザーの説明通り、後にロイヤル・ノースショア病院の資産としてまた「物理的に移送」された記録のことだ。

ＩＡＢは、３１６０人のレシピエントと７００人以上の精子ドナーの合計「４０００人近く」の記録を調査している。その期間は１９７７年から１９９６年7月までの約20年、つまりクリニック20が民営化されたあとの数年も含まれる。

報告書はこれについて「各精子ドナーが関わる妊娠回数の上限を超えないよう、コード化されたドナーの身元は引き続き保持される必要があった」と述べている。「ＩＡＢが調査した記録によれば、旧ARTクリニックは当時の指針で、1人のドナーの精子による妊娠を10人までに制限していたことが示唆される。また精子ドナーの身元は、提供精子の適応や疾患を確認する場合など、病院のスタッフが精子ドナーに連絡する必要がある場合に備えて保持されなければならなかった。

ＩＡＢによれば、ドナーの精液はクリニック20で凍結保存され、「場合によっては10年以上」保存されていたという。また一部のドナーは「何度も精子提供を行っている……1人の精子から多数の（ときには何百もの）精子ストローが作られ、保管されていた」。何百もの精子ストロー。その一本一本に子どもを作れる可能性があったのだ。

ＩＡＢはまた、「ＨＩＶ検査がスクリーニング検査に含まれるようになった時期とほぼ同じ」1985年1月頃、クリニック20が提供精子の検疫期間をそれまでの3カ月から6カ月に延長したと述べている。不可解なのは、これに関して報告書に引用されていた手紙の内容だ。病院は1985年2月、精子ドナーの候補者に手紙を出していた。この候補者の懸念は「エイズおよび、メディケアをめぐる公立病院の医師の論争」だった。クリニック20はこれに対して「エイズの蔓延が体外受精プログラムに影響を与えたことはありません。また当院は私立病院のため、医師との論争もありません」と答えている。ロイヤル・ノースショア病院は公立病院であり、それ以前もずっとそうだった。私はこの件を自分の中の〝不可解な事実誤認〟リストに追加した。

報告書によれば、「1970年代後半から1980年代前半まで」「匿名による精子提供については、レシピエントが妊娠した場合、そのドナーのコードを特定できるレシピエントの診療記録は物理的に削除または破棄される。これが旧ARTクリニックの定めた指針（文書記録は未確認）であることがＩＡＢの確認した記録や文書から示唆される」とあった。

これだ――ドナーコードの破棄だ。どうやら文書化はされていないようなのに、なぜか「指針」として認められている。こうした記録の破棄は、文書化された他の指針とは完全に矛盾する。だがIABはその事実は検証しなかった。

報告書はこう続ける。「1994年に旧ARTクリニックが民営化された後、同クリニックが管理していたレシピエントの記録は閉鎖され、NSARTで引き続き治療を受けるレシピエントの記録が新たに作成された」。ここで記録が途切れたため、10人という上限が破られやすくなったのは間違いない。「レシピエントと精子ドナーの診療記録は引き続き、ニューサウスウェールズ州保健省の極秘資料として扱われる」。ということは、イリングワースは精子ドナーの記録を私にメールしてはならなかったのだ。

面白いことに、倫理委員会についても簡潔で気になる記述があった。「レシピエントが提供精子を利用するためのさまざまな承認条件について、複数の医療文書で倫理委員会が参照先とされていた」。その倫理委員会のメンバーに誰がいて、クリニック20が運営されていた期間を通して機能していたかどうかは当然書かれていなかった。委員会の決定事項として書かれていたのは「未婚者への精子提供は不可とする（後に婚姻を証明できれば可とする）」という、お節介でしかない未婚カップルへの規制だけだった。

倫理委員会に関する詳細がないかを探すと、委員会とは別の記載があるのに気がついた。あるページの一番下に、唐突に素っ気ない一文が書かれていたのだ。「これらの精子ドナーの記録をさらに調べた結果、1977年以降に提供された精子は現在もなお利用可能であり、また生存していることを確認した」

現在も？　１９７７年に採取された精子が、今も使える状態で保存されている？　ＩＡＢの報告書が提出されたのは２０１５年。つまり、38年前の精子ということだ。ゾンビのようなものではないか。この精子を２０１５年、あるいはそれ以前に融解して使っていたとしても、子どもの父親がすでに地中にいる可能性は大いにある。それだけ前ともなれば、劣化の具合についても医学的・倫理的に検証する必要がある。他にも私が気になる考慮事項は山ほどあった。それに、精子ドナーの中に、自分の精子が永久に保存されて使われるという同意書に署名した人はいたのだろうか？　いたとは思えない。

　これは不妊治療産業がいかにずさんであるかの好例だ。こうしたゾンビ配偶子の使用を全面的に禁止する法律やガイドラインは存在しない。ニューサウスウェールズ州の現在の法律では、提供された配偶子は最長で15年間保存できるとされている。だが「保存期間延長」の許可が保健省長官から下りることもあり、その最長期間は定められていない[2]（報告書には延長申請があったかどうかは書かれていなかった）。

　オーストラリアの国立保健医療研究評議会《NHMRC》は「臨床および研究における生殖補助医療技術の使用に関する倫理ガイドライン」を定めているが、配偶子の保存と使用についての規定はここでも何ら意味をなさない。ガイドラインによれば、２００５年より前に採取された提供配偶子は「将来の治療における身元情報の開示にドナーが同意していない限り」使用できないことになっている[3]。だが、重要な例外が２つある。１つは、すでに誕生しているＤＣ児の半分きょうだいをもうけるために配偶子を使う場合。もう１つは、すでに配偶子から胚が作られて保存されているが「ドナーと連絡が取れない」場合だ。このとき、ドナーの許可なく配偶子が使われる。

これはとんでもない抜け穴だ。その連絡は誰が監視するのだろう。クリニックはどこまで尽力すべきなのだろう。1977年に設置された固定電話に連絡すれば終わりといえるのか。もしドナーの記録やコードを破棄したクリニックなら、間違いなくそれで終わりにするだろう。ではクリニックがドナーと連絡が取れない理由が、自ら意図的に診療記録を破棄した結果だとしたらどうなるか。クリニック20はドナーコードを破棄した。それにもかかわらず、この公立病院に提供された精子は破棄されず、数十年後も民間病院で保存され、いつか融解されて何も知らない女性を妊娠させるために眠っている。

まるで子宮の中のジュラシック・パークだ。

IABは、クリニック20が精子ドナーに使っていた同意書も発見した。そのうち2段落のみが報告書に記載されていた。1段落目は、精子ドナーにはそのレシピエントが明かされず、レシピエントにも自分の身元が明かされないことに同意するという内容。2段落目は、精子ドナーが「人工授精によって生まれた子どもの身元を決して特定しようとせず、いかなる状況においてもその子どもに関する一切の主張を行わないことに同意する」というものだ。

つまり、レシピエントはドナーを知ることがなく、ドナーがレシピエントを知ることもなく、ドナーは自分の子どもを探してもいけないというわけだ。医師が課した、いびつな取り決めだ。だが私に――DC児に課された取り決めは何もない。私は私のしたいように行動できるようだった。これまでの行動を考えれば、私にとっては好都合だった。

クリニック20によるドナーコードの破棄は「文書化されていなかった」とはいえ「検討された」慣行とのことだった。IABはそこまで突き止めておきながら、誰が実行したかは突き止められなかったようである。「提供精子による妊娠の成立後、ドナーコードを破棄した人物は特定されていない」と報告書は述べている。また、「そうした行為をしたスタッフはいずれも管理者の指示に従っていた」とも書かれている。

ＩＡＢはそれ以上の調査をしなかった。

おざなりな調査に驚くのはまだ早かった。私は、ダイアナ・クレイブンがコードの破棄を認めたと伝えたはずだ。会話のメモは調査官に渡した。連絡先も教えた。それだけでなく、彼らがあと少しだけでも真剣に調べていれば、私が見つけたように、ダグラス・サンダースの自費出版物にたどり着いていたはずだ。

その著書の中で、ダイアナ・クレイブンは自身とクリニック20の他のスタッフがドナーコードを破棄していたと認めている。クレイブンの証言を編集したのはサンダース自身だ。だが本が出版された翌年の２０１４年、ダグラス・サンダース教授は『オーストラリアン・ストーリー』で、「コードが破棄されていたかどうかも、また仮に破棄されていたとしても、いつ、誰が、どのような状況で破棄したか、私は何も知らない」と証言しているのだ。２０１５年、ＩＡＢは報告書を発表し、誰の名も挙げることなく全員が無実だと結論づけた。

この報告書は自らが扱う重要な問題にしっかりと逃げ道も与えており、そのやり方は興味深いものだった。ＩＡＢの報告書は、クリニック20だけでなく他のクリニックでも記録が破棄されていたことを認めた上で、この行為を「匿名性の維持」と呼んでいた――こう呼ぶことで、記録の破棄が不正とは反対の、何か熟考された行為のように思われるというわけだ。ＩＡＢにとっての問題は、記録が「意図的に改ざんされた」（強調は著者による）かどうかということだった。

「〝改ざん〟という言葉は意図的なごまかしを連想させるため、この言葉の持つ誹謗《ひぼう》的な性質には特に留意した……１９８４年までに妊娠が成立したすべてのケースでドナーコードが破棄されていたという一貫性を踏まえ、この行為に意図的なごまかしの証拠は見当たらないと判断した」

つまり、すべての子どものドナーコードが一貫して破棄されていたため、〝改ざん〟ではないというわけだ。ＩＡＢの言い分では、クリニック20は被害を最大化したために罪を逃れたということになる。

「実質的にすべてのケースでドナーコードが破棄されていた時期は、１９８４年人工妊娠法の制定以前（裁可は１９８４年3月5日）（法案は両院で可決後、女王の代理人である総督の裁可を得て法律として成立する）と思われる。法の制定後３カ月以内に、コードは破棄されなくなった」とＩＡＢは書いている。

彼らがそう思った根拠はなんなのだろう。しかも、ＩＡＢは矛盾を意に介するふうでもなく、１９８４年人工妊娠法が導入された数年後、さらにコードの破棄があったと後述している。１９８９年のレシピエントの記録に、「修正液で隠されたと思われる」ドナーコードがあるというのだ。そのコードは「書類の裏側からも見えない」らしい。だがＩＡＢは結局、「事務的なミスだと思われる」と判断した。修正液の上に別のドナーコードが書かれていたからだという。

ＩＡＢの推論は、１９８４年人工妊娠法の導入によりドナーコードを破棄する必要がなくなったというものだった。私たちはこの法律で、ドナーの子どもではないと明言されたからだ。ＩＡＢによれば、「ドナーコードが最後に破棄されたのは１９８４年6月で、このコードは診療記録から切り落とされた」とある。１９８９年の例を除けば、であるが。また、クリニック20があるドナーに送った手紙の内容も例外だ。ＩＡＢが発見したこの手紙には、「１９８６年前後に大幅に見直された」指針によってコードは破棄された、そのため、そのドナーから子どもが生まれたかは分からない、と書かれている。だが、ここでいったんＩＡＢの言い分を信じてみよう。最後のコード破棄が１９８４年６月だったと仮定してみよう。１９８４年人工妊娠法以外で、その当時に何があったのか？

医学的処置によるＨＩＶウイルス感染の急増だ。

クリニック20のスタッフはＨＩＶの拡大を恐れ、１９８４年６月に最後にコードを切り取ってからは、それまで破棄していたドナーコードを保存するようになったのかもしれない。あり得ることだ。より暗い見方をすれば、クリニック20のスタッフは１９８４年６月までのドナーコードを破棄することで、患者に使われた提供精子を隠蔽したとも考えられる。こうすればウェストミード病院での事件のように、ＨＩＶ陽性のドナーの精子から女性患者やその子どもが感染しても、クリニック20の過失を証明する術はない。どのコードがいつ破棄されたかは、決して分からない。せいぜい、どの期間の記録がないかが判明するだけだ。

ウェストミード病院については、ＩＡＢの報告書にある出来事が書かれていた。ＨＩＶではない――だがその出来事は、「匿名性の維持」がいかに酷なことかを強く示していた。

ＩＡＢの調査官が見つけたロイヤル・ノースショア病院の内部文書には、ウェストミード病院のある精子ドナーのことが書かれていた。日付は１９９１年。良いニュースではなかった。

「……その後ウェストミード病院は彼を人工授精プログラムから外したが、彼の精子サンプルの１つから異常児が生まれたことは知らせなかった。匿名性の維持が当時のプログラムの絶対の指針だったからだと同病院のXXX氏は述べた」

ウェストミードのこのドナーからは〝異常〟児が生まれていたが、その事実は本人には知らされなかった。だが、この〝異常〟は、ウェストミードが彼をドナーから外すには十分な理由だった。

一方、事実を知らないこの男性は、自身の社会的な人間関係で、またはウェストミード以外でレシピエントに精子を提供することで、他にも〝異常〟児を生んだかもしれない。ウェストミードで〝異常〟児が生まれたと知らせることで、どんな匿名性が失われるというのだろうか。何もないはずだ。

その後、この男性から〝異常〟児が生まれていたとしたら、ウェストミードはその生死を問わず、何らかの責任を認めていたのだろうか。また、このドナーやレシピエント家族が負うかもしれない計り知れない苦痛や、生涯続く心の傷についてはどうなのか。

IABの報告書は、そうした疑問を投げかけてはいなかった。ウェストミードの〝異常〟児は、所詮はIABの調査の対象外なのだ。


結局、私が重要だと思う質問は、州政府が任命した専門の調査官でさえ投げかける気がないようだった。

残された手段は1つしかない。サンダース教授に直接質問することだ。私は彼の個人用アドレスに、自分が誰かという説明（名前だけでは私と認識されないかもしれないからだ）と、直接質問をさせてほしいと書いたメールを送った。宛先不明の通知は戻ってこなかった。だが彼からの返信もなかった。[4]

それから4週間近く経った頃、見覚えのない電話番号から着信があった。相手は年配の女性を思わせるしゃがれた声で、快活に話し始めた。彼女はダグラス・サンダースの妻、マーガレットだった。[5]

彼女が言うには、ダグラス・サンダースは体調が悪く、力にはなれないとのことだった。質問には自分が代わりに答えると彼女は言った。

私がクリニック20で起きたドナーコードの破棄を告発した本人であることをマーガレット・サンダースが知っていたのかは分からない。というのも、彼女はそもそもコードが破棄されていたこと自体を何も知らないように思えたからだ。メディアでの報道も、その後行政の指導で二度の調査が行われたことも知らないようだった。

「産科医として、ダグラスには患者の記録を25年間保存する義務がありました」と彼女は言った。

「それは……記録をすべてそのままということでしょうか?」と私は訊いた。「あるいは、記録の一部は破棄できたのですか?」

「破棄だなんてとんでもありません。彼は倫理的な人間です。そんなことするはずがありません」と彼女は答えた。

私は保健省が調査を行ったこと、その結果、ロイヤル・ノースショア病院の旧不妊治療クリニックで組織的な記録の破棄が確認されたことを告げ、だから質問しているのだと説明した。

「そうですか、でも今、ダグラスではなく私がはっきりと申し上げます。彼は私の知る中で最もといっていいほど倫理観の高い人物です。彼の妻だからこう言っているわけではありません」と彼女は答えた。続いて、「でも」とやや譲歩した。「仮にその話が本当だとしても、私たちには何も知らされませんでした」。どういうことだろう？「だから、事件はもっと後に起きたのだと思います」

まったく奇妙な話だった。ダグラス・サンダースはクリニック20で起きたドナーコードの破棄についてABCから質問を受け、答えている。その上、IVFオーストラリアのピーター・イリングワース、クリニック20のダイアナ・クレイブン、ヘルスケア苦情処理委員会《HCCC》も私に代わって直々にサンダースに尋ねている。クリニック20がドナーコードを破棄していた事実は政府の調査で確認されている。ダグラス・サンダースは設立以来ずっとクリニック20に在籍していた。マーガレットの言う「もっと後」とは一体いつのことだったのか。

私は彼女に、ダグラス・サンダースが2013年に本を出版したこと、その中で彼のインタビューに答えたひとりであるダイアナ・クレイブンが、クリニック20でのコード破棄について語っていることを伝えた。

「事実とは思えません」とマーガレット・サンダースは言った。

でも実際に、と私は言った。「彼女は本の中でそう言っているんです。サンダース氏はその本を出版しました」

「分かりました。それなら……この件でのダグラスの発言については、その本に従ってくださいとしか私はお答えできません」と彼女は言った。

彼女はドナーが匿名性を保証されていたこと、それには正当な理由があったことだけは認めた。正当な理由とは何かと尋ねた。「もし（コードが）ドナーを特定できる記録として残っていれば、生まれた子どもが20年後に戻ってこられるからです」と彼女は答えた。「その子どもが何らかの障害や問題を負っていた場合、病院にやってきて、父親の情報を入手し、責任を取れと言うこともできるからです」と彼女は言った。

「つまり、子どもに何らかの障害があった場合に発生するかもしれない申し立てから精子ドナーを守るためということですか？」

「そうです」と彼女は答えた。

マーガレット・サンダースの話はその後、海外のドナー（大半は貧しく飢えた人々、だそうだ）から提供される卵子の質がいかに低いかという話題に移った。そして、他にもし質問があれば手紙で送ってくれて構わないと私に言った。質問はダグラス・サンダースにも確認するが、彼が多くを語れるかは分からないとも述べ、自宅の住所を教えてくれた。

私は思いつく限りの質問を書き、サンダースの民間病院と教授職時代に関する質問も交えて手紙を送った。


1カ月後、返事が届いた。

だが、差出人はダグラス・サンダースでもマーガレット・サンダースでもなかった。ニューサウスウェールズ州政府のレターヘッドが入った手紙は、ロイヤル・ノースショア病院医療サービス部の部長からだった。

「ディングル様」から始まり「貴殿の質問事項がサンダース夫人より当院に転送されました」と書かれていた。

ロイヤル・ノースショア病院医療サービス部の責任者が突然、私とサンダース夫妻のやり取りに割り込んできたのだ。

彼はここ数年の報道や調査のことを知らないと見え、北シドニー医療地域統括局の責任者に直接問い合わせるよう勧めてきた。またこれだ。

「今後の（サンダース教授と）サンダース夫人への連絡は不適切と見なされます」と彼は警告し、「サンダース教授は健康上の理由で協力できかねます」と述べた。[6]

私は民間病院と大学時代の話をサンダースに訊こうとしたのだが、公的医療制度はそれでも防御策を講じるようだ。

手紙の末尾には、本状の内容はマーガレット・サンダース夫人にも送付されます、と書かれていた。

# 25　搾取されるドナーたち

内部監査局《IAB》の報告書には、私の個人的な背景の答えは書かれていなかった。私のドナーが誰なのか、彼はなぜドナーになったのか、何回精子を提供したのかは分からないままだ。

また、彼はこの状況についてどこまで知っているかも分からない。彼はクリニックがドナーコードを破棄し、自分の身元が特定されなくなると知っていたのだろうか。その当時、法の不在により、自分の精子が永久に保存され使用される可能性があると知っていたのだろうか。彼はすべての条件を受け入れたのだろうか。あるいは彼もまた騙されていたのだろうか。

私はある男性から話を聞いた。彼のことはボブと呼ぶ。ボブは近年、オーストラリアの大学で准教授をしている。実名は明かさないでほしいとのことだった。

ボブは精子ドナーだが、それに気づいたのはつい最近のことだった。

「本当に不思議な話なんです。多分信じてはもらえないでしょう」と彼は言った。信じられないような話なら、私はいくつも知っている。

80年代初め、ボブはシドニー大学の学生だった。

シドニー大学はもともと、婦人科学分野との関わりが強い大学だ。シドニー大学の産婦人科は1972年、クリニック20の所有者であるダグラス・サンダースが設立した。彼はその後の31年間、クリニック20の運営と並行して同科の職員としても活動した。80年代にHIV感染を引き起こしたウェストミード病院の不妊治療クリニックは現在、同大学の付属病院となっている。

1981年のある日のこと、ボブがキャンパスにいると、異変が起きた。

「何台ものワゴン車やトラックがシドニー大学にやってきたんです」と彼は言った。「大病院が関係していたようです。スタッフによれば、精子ドナーへの申し込みは酔っぱらいや麻薬中毒者ばかりで、まともな男性が集まらないのだと言っていました」。結構なことである。「こうして、最も多くドナーが集まるのはどの学部かという競争が始まりました……誰かが記録係として、文系と理系と工学系の人数をチェックしていました」

新入生オリエンテーションウィークのような賑わいが想像された。

「学部間競争とでもいうような雰囲気ができあがっていました」とボブは言う。「当時は加えて、『文系の学生はばかだ』とか、そういう非常にくだらない考えがあったんです。工学部の学生が文学部の学生に喧嘩《けんか》を吹っかけて暴力を振るうなど、そうしたことが日常的に起きていました。学生同士が対立していた時代だったのです」

「そうなんですね」と私は言った。他に言葉が見つからなかった。まったくくだらない話だ。いかにもマッチョな思考というか、悪《あ》しき体育会系な文化というか。容易に想像がついた。

「(この対抗戦は)大学の敷地内で始まったため、大学が主催したようにも見えました。その頃の僕は、この先結婚することはないだろうと思っていました。なら、参加したほうが良さそうだと感じたのです」とボブは言った。

こうしてボブはワゴン車に乗り込んだ。「この日にすべてが起きました、何もかも」とボブは慎重な様子で言った。「皆、申し訳程度の健康診断を受けただけでした。歩くことさえできれば誰でも良かったんでしょう」。彼は自嘲気味に笑った。「そうして、この日のことは忘れていました」

ボブはこのワゴン車が大きな公立病院から来たことは記憶しているが、どの病院かは覚えていないという。

彼の「競争」という言葉が頭から離れなかった。「それで、その競争はどう進められたのですか？」と私は訊いた。「純粋にドナーの数で？　それとも、その精子をそこで検査して、どれだけ優れているかを競ったとか？」（私はどうにも自分を抑えられないことがある）だが、ボブの頭にあったのは、より深刻な問題だった。

「いいえ、誰の検査もしなかったでしょう。これは確かです」と彼は断言した。

参加条件は2つだけだった。「研究生だけが対象でした。加えて、結婚などの取り決めを交わしていない研究生です」とボブは言う。「そこで行われたことはすべて「女性のためになることです」と謳われていた。「もちろん、医療なので、人の役に立つことではあるのでしょうが。ただ、なんと言ったらいいか、その……。彼らは優れた子どもを生み出そうとしていたような気がするんです。そう」。彼はついにその言葉を口にした。「つまり、何か実験的な、優・生・学・的な実験のようでした。僕の推測ですが」

ボブは気まずそうに笑った。まあそうだろう。優生学などとても容認できるものではない。しかも彼の場合、公立病院の医療スタッフが法的な監視もなく実行しているかもしれない優生学なのだ。

1981年当時、ニューサウスウェールズ州にはドナーによる人工授精を規制する法律は存在していなかった。

「この競争が開かれたのは2、3日ほどでした」とボブは言った。「その後は何もかもが消え去り、結局どうなったかは分かりません。ただ聞いた話では、ドナーに疾患があったり、予想外のことが起きたりと、さまざまな問題があったようです」

その後、ボブはこの日のことを二度と考えなくなった。その出来事自体をほぼ忘れていた――奇妙に聞こえるかもしれないが、医療行為と称されたこの状況や、当時の雰囲気は考慮する余地がある。そして、つい数年前、この出来事が彼の脳裏によみがえってきたのだった。

「今では信じられないほど倫理にもとる行為です」とボブは言った。「けれども、実際にあったのです……思い出すだけでも耐え難いことです。考えれば考えるほど、正気の沙汰とは思えません」

2017年頃、ボブに1通のメールが届いた。ローラン・ワッセルという女性からだった。ローランは私と同い年のDC児で、シドニー東部に位置する公立病院、王立女性病院の不妊治療クリニックで誕生した。

「『私の父親はあなたかもしれません』とローランは書いていました」とボブは言った。

控え目に言っても、衝撃だった。

ローランは自分がDC児であることを幼い頃（5歳頃だそうだ）に知り、自分なりに何年もかけてさまざまなことを調べていた。また、調査には他のDC児の助けも借りており、同じ王立女性病院のクリニックで生まれたジェラルディン・ヒューイットもそのひとりだった。2人とも、DCに関する自分の記録は破棄されたと言っていた。王立女性病院は南東シドニー医療地域統括局の管轄下だ。私は局に質問したが、記録が破棄されたかどうかを含め、回答は一切得られなかった。[1]ローランとジェラルディンは共に調査を進めた結果、ローランのドナーがボブである可能性に行き当たった。ローランはインターネットでボブの連絡先を発見し、自分の電話番号とともに彼にメールした。

「彼は必死な様子で電話をしてきました」と、ローランは面白そうに私に言った。「メールを送って15分もしないうちに電話があったんです。ちょっと信じられませんでした。そして私にこう言いました。『僕はおそらく君の父親ではないと思う。正直に言えば、精子を提供したことも忘れていた。もうだいぶ前のことだからだ』と」

ボブは電話を切った。考え直して、そして再びローランに電話した。

「今度は『提供したのは覚えている。でも、実は子どもを作るためじゃなかったんだ』と言っていました」。彼はワゴン車や学部間競争に関する話もしたそうだ。「(彼は) すべて実験のためだった、医師が最も賢い学生を調べて、どう遺伝子を操作すればスーパーベビーを作れるかを試すためだった、と私に告げました」。ローランはそう振り返る。

「ここであまり腹を立てないようにしよう、と自分に言い聞かせました。彼はその時点で、自分から赤ん坊が作られたという事実を理解していたとは思えなかったからです」

ローランとボブは共にDNAテストを受けた。2人は非常に近い親戚関係だったが、ローランの父親はボブではなかった。父親はボブの親戚だった。

彼の親族で精子を提供したのはボブだけではなかったのだ。

DCは1世紀以上前に始まり、この40年間で特に普及した――今や巨大産業に成長したというのに、私たちはその大きさにまだ気づいていない。いかに社会に深く浸透し、いかに身近な存在となったかにまだ気づいていない。私たちはDCを容認し、自ら関与し、そのことを隠蔽する。そして、世代を超えて現れる結果には何も配慮しないのだ。

本書を読んでいるあなたはこの話を興味深く思っているかもしれない――そうであることを願っている――が、それと同時にこの話は他人事だと思っているかもしれない。だが、DCがこうも普及するまで社会が容認してきた年月を踏まえれば、あなたの親が実の親だと保証できるものはDNAテスト以外に何もない。不安を感じる人にはこの方法をお勧めする。

DCは家族の中に隠れているものだ。あなたはDCを依頼して嘘をついている親かもしれないし、ドナーかもしれない。またはボブのように、精子を提供したためにまるで予期しなかった家族に遭遇することになるドナーかもしれないし、永遠に真実を知らされないDC児かもしれない。ときにはこの2つ以上の立場になっているかもしれない。

2005年、20代半ばのあるオーストラリア人男性は、精子ドナーになろうと決めた。彼のことをロブと呼ぶ。ロブには当時、信頼し合える交際相手がいた。そのパートナーにはすでに子どもがいたが、彼はいくら付き合っているからといって、父親になりたいとは思ってもいなかった。

ロブは大学の体育館で偶然、不妊治療クリニックが精子ドナーを募集しているという広告を見かけた。彼は以前から献血には登録していた。「精子を提供して人々の役に立つのもいいだろう」と当時の彼は考えた。「手続きは簡単でした。電話で興味があると伝え、クリニックの担当者から家族歴などの健康診断を受けた後、カウンセリングを予約したんです。そこでは家族が知ったらどう思うか、将来の自分はどう考えると思うかといった質問をされました」

この頃のロブは、いずれも問題ないと思っていたという。「子どもが僕を探そうと思ったら、まず何か書面を手に入れる必要があるはずです。そんな手間をかけてまでドナーを探そうとする子どもがいるなど、当時は思ってもいなかったからです」と彼は言う。

「それに、仮に子どもが僕を見つけたとしてもその頃には二十歳を超えた大人になっているでしょうし、僕の家族が知る必要はないと思っていました。しかも子どもの親はわざわざ正規のクリニックで不妊治療を受けるほどですから、心から子どもの誕生を願い、愛情を持って育てるだろうと信じていました。子どもも幸せな生活を送り、自分を見つけようとはしないと思っていたんです」

当時のロブは「3つのアルバイトを掛け持ちして全日制の大学に通う貧乏学生」だった。ドナーになることで、一度の精子提供で100豪ドルもの報酬を得られた。6カ月の検疫期間があったため、提供時にまず20豪ドルを受け取る。6カ月後に2回目の血液検査が完了すると、残りの80豪ドルを受け取れた。ロブは10回提供した。合計金額は2020年のレートで換算すると約1400豪ドルとなる。

ロブの生活は続いた。交際は終わりを迎え、大学も卒業した。彼の父親と母親はもともと米国の出身で、夫婦でオーストラリアに移住していた。ロブはその逆の道をたどった。彼は自身のルーツである米国に戻り、職を見つけた。ある女性と出会い、結婚し、結婚生活の中で子どもを授かった。

「僕は家族の歴史にずっと興味がありました。両親との関係がうまくいっていなかったせいもあると思います」とロブは言った。「家族史をより深く知れば、自分がいかに多くの人々とつながっているかを実感できると思ったんです」。そこで2016年、彼は家系図を作成する大手企業を通じて、一般の人でも受けられるDNAテストを受けた。

数年後、ロブは同じ企業でテストを受けたという人物からメッセージを受け取った。その人物はロブと一定の割合でDNAを共有していたため、自分たちは半分きょうだいだと言った。

ロブは信じなかった。

「顔写真加工アプリを使っていたので、ロシアのハッカーのいたずらだと思いました」とロブは言う。「その後さらに写真が送られてきました。それで母親に電話したところ、いたずらではないと言われたのです」。母親はそのとき初めて、ロブがDC児だという真実を告げた。ロブは36歳だった。

ロブのように、DNAテストでDC児だと判明するケースは世界中でよくあることだ。こうしたDNAテストによって、ようやく真実が明らかになりつつある。これは間違いなく、私たちが知る必要のある真実だ。

2020年に行われた「We Are Donor Conceived」の調査では、世界中の13歳から74歳までのDC児481人のうち、34パーセントがDNAテストを通して自分がDC児だと知ったと答えた。[2]親も周りも誰一人として、彼らが幼い頃も10代の間も、また成人しても真実を告げなかった。

科学は嘘をつかない。だが、ウェブサイトから真実を知るのは、本人にとって良い告知とはいえない。

社会には、DC児がこうした形で真実を知るのを阻止する義務がある。

私が初めてロブからこの話を聞いたとき、彼は自分がDC児だと知ってから2カ月も経っていなかった。彼はまだ到底、現実を受け入れられていなかった。最初の1カ月はただただショックだったという。

「今は悲しみと喪失感の間を行ったり来たりしていますが、怒りを覚えることもあります。僕が米国に移住した理由のひとつは、自分のルーツが米国にあると思っていたからです」とロブは説明する。「結局、嘘だったわけですが。でも、今はこちらで結婚して家族もいます。簡単にオーストラリアには戻れません」。ときに両親を恨むこともあると彼は言う――騙されたと感じているからだ。「誤解してほしくないのは、僕は良い人生を歩んできたということです。それは自分が選んで行動してきた結果だと思っていました。今ではその一部が嘘の上に成り立ってきたのだと分かります」

事実を知ったことにより、両親との関係も変化した。「両親への尊敬の念は薄れました。僕に事実を告げないという選択からは、彼らの弱さや不安、心の狭さが見て取れます……その選択は僕のためではなく、彼ら自身のためです……父は実の父ではなく、社会的な父でした。それでも僕にとってはやはり大切な人であり、これからもずっと〝僕の父〟ですが、今では違う文脈が加わるようになりました」。また、真実を知って明らかになることも多い。「成長過程で感じ取っていたものの、はっきりとは分からなかった長年の秘密が理解できました。事実を知ることでようやくすべてがつながったのです」

20代の頃に10回の精子提供をしたことについて、ロブは当時とはまったく別の思いを抱くという。

その頃は自分自身がまさにその行為で生まれたとは思ってもいなかったからだ。当時は「目の前の家族を家族として受け入れるのが当たり前だと感じていたため、実の父親が分からないという感情になかなか寄り添えませんでした」。

彼は今、精子提供について完全に逆の立場で考えている。DCで生まれた子どもの立場として。

「そのとき事実が分かっていたら、提供しなかったでしょう」と彼は言う。

「自分自身が悲しみや葛藤を知ったことで、他の人には同じ思いをしてほしくないと考えるようになったのだと思います。世界にはもう十分な数の人々がいます。もし子どもができなくても、それ以外の目的や意義を見出《みいだ》してほしいと思っています。僕はクリニックにも、もし自分のサンプルが残っていたら破棄してほしいと頼んであるんです」

クリニックはこれに同意したが、すでに胚が作られている場合、その胚は破棄できないと忠告したという（これはオーストラリアの標準的な慣行だ）。クリニックはまた、彼の提供精子からは、すでに7人の子どもが生まれているとも告げた。ロブは、もし生まれた子どもから情報を求められたら提供するつもりだと言った。それが彼の心を軽くする、せめてもの行動だった。

ロブは精子を提供したとき、まだ24歳だった。「若いうちは、先を見越した決断はできないと思います……人生のごく早い段階でそこまで考えるのは無理でしょう。貧しい若者は自分の選択から予期しない結果が生じても、それを正しく受け止められる状況にありません。だからドナー事業はこうした人々を対象にするのだと思います」

また、当時もし自分がDC児だと分かっていれば、いずれにせよドナーにはなれなかったと彼は言う。「自分が正確な家族歴を知らなければ、クリニックに報告もできないからです」

ドナーはその寛大な精神によって、自分が不利益を被ることもある。彼らはまた、搾取されやすい。そうなったときに問われなければならないのは、ドナーへの注意義務を怠っているのは誰なのかということだ。

オーストラリアには、世界で最も寛大な卵子ドナーとして知られる女性がいる。フェイス・ハウ。『ヘラルドサン』紙は彼女を「世界一の卵子ドナー」と書き立て、アデレードのタブロイド紙『アドバタイザー』は「メルボルンのスーパーママ」と派手に取り上げた。[3]

フェイス・ハウはビクトリア州在住で、まだ23歳の頃から17年の間、卵子提供を行い続けた。[4] これは、いくつかの理由で注目に値する。第一に、提供していた期間が驚くほど長いこと。第二に、ビクトリア州生殖補助医療局《VARTA》によれば、「望ましい」精子・卵子のドナーは25歳から40歳かつ、すでに自分の家庭を完成させた人物とされていること。[5] つまり、ドナーは自身の社会的関係の中で望む子どもを全員持った後に配偶子を提供すべきだということだ。だがこの安全策は必須ではない。VARTAは不妊治療クリニックが「独自の指針を設けることも可能」だと述べているからだ。そして注目すべき第三の理由が、ビクトリア州はDCに関して、オーストラリアで最も、とは言わないまでも、極めて規制が厳しい州だということだ。

フェイス・ハウは、VARTAの2つのドナー基準を満たしていなかった。彼女は25歳未満でドナー活動を始めた。そして、彼女が望む家庭は生涯完成しなかった。

フェイス・ハウは1993年に初めて卵子を提供し、後に排卵誘発剤を用いた卵巣刺激と卵子の採取を計42周期経ることになる。1周期以外はすべてオーストラリアの不妊治療クリニックで行われた。42周期というのは、どんな女性にとっても驚異的な数だ。しかも採卵はほぼ毎回、他人のためだった。

採卵は女性の身体に負担をかける困難な治療プロセスだ。女性は数日から数週間、毎日排卵誘発剤を注射して卵巣を刺激する。通常の排卵周期には1個しか排卵されない卵子を複数排卵できるようにするためだ。そして成熟した卵子を、医師が卵巣から直接採取するプロセスが採卵である。どの排卵誘発剤を注射し、卵巣にどの程度刺激を与えるかは、不妊治療医の処方次第だ。例えば、注射剤のひとつに、ゴナールエフという排卵誘発剤がある。チャイニーズハムスターの卵巣細胞を用いて製造される薬だ。[6]ゴナールエフを注射しても、その刺激周期に何個の卵子を採卵できるかは、刺激の強さと卵巣の機能に依存する。ただ、製造元のウェブサイトは、「生成される卵母細胞の目安」として8個から14個という数を掲げている。[7]

こうしたホルモンを投与する女性は、頭痛や吐き気から卵巣過剰刺激症候群に至るまで、さまざまな副作用のリスクを負う。[8]卵巣過剰刺激症候群とは、ホルモンの過剰な刺激により、卵巣が膨れ上がって痛みを伴う病気だ。その症状は腹痛や嘔吐《おうと》、血栓症、腹囲増加や急激な体重増加まで、軽度から重度の範囲に及ぶ。重症の場合は入院が必要なこともある。

不妊治療ではゴナールエフは一般的な処方薬とされ、フェイス・ハウも使っていた。彼女はそれ以外にも、通院していたクリニックからさまざまな薬を処方され、専門医の指示に従っては量や種類を周期ごとに調整して用いていた。

フェアファックスの新聞によれば、フェイス・ハウが卵子提供を始めたのは、不妊症の夫婦が『ジ・エイジ』紙に出した広告を見たのがきっかけだった。彼女は体外受精を行う公立病院のクリニックを経由し、匿名で卵子を提供した。その結果、双子の女の子が誕生した」[9]という。フェイスはこのときまだ、生涯のパートナーとなる男性であるグレン・ワトソンと出会っていなかった。彼女には自分の娘が1人いた。まだ18歳の頃に産んだ子だった。フェイスが23歳で初めて卵子提供をしたことについて、グレンは私にこう語った。「(彼女は)提供にとても前向きだったと聞いています。彼女は当時、完全に満たされていたわけではなかったようです。自尊心がかなり低かったのでしょう。卵子提供で、実際に誰かを救えたように感じた。それが自尊心を高めることになったのだと思います」

VARTAによれば、「望ましい」ドナーは「心身共に健康」で、「責任感があり、精神的に安定していること。また、生活が安定していて、充実した支援ネットワークを構築していること」とある。だが、やはりどれも〝必須〟ではない。

フェイスは卵子を提供し続けた。グレンと出会ってからもやめなかった。「とにかく、絶えず提供していたんです」とグレン・ワトソンは言う。だがフェイスは自分が卵子を提供したことを、常にグレンに伝えていたわけではなかったという。グレンは彼女の寛大さを愛していたが、度を超してほしくはなかった。「すでに10人の子が生まれていたとして、なぜそれ以上続けようとするんだ？　この先何人生まれればやめるつもりだい？　君はもう十分多くの人に贈り物をしたじゃないか。それに、薬も採卵も君の身体を傷つける行為だ」。グレンがそう心配するので、フェイスはあまり多くを語らなかった。

グレン自身、フェイスの勧めで精子を提供したことがある。それによって4人のDC児が生まれたそうだ。「私にはもう十分でした……でも、もし電話がかかってきて『あなたを必要としている人がいます。これとこれが必要で……』などと言われたら、やはり始めるかもしれません」

それこそがフェイスに起きたことだった、とグレンは言う。彼に言わせれば、医師たちは「フェイスの人の良さにつけこんだ」のだった。またフェイスからは多くの卵子が採取できたため、「彼女は金のなる木のようなものだった」という。グレンが言うには、特にモナッシュIVFのある不妊治療医は、彼女に個人的に電話をかけ、何度も卵子提供を依頼したそうだ。

「彼はただ電話をすればよかったんです。電話はいつも突然でした。何度も、何度も、何度もだ。

「そのやり方は妥当だと思いますか？」と私は訊いた。

「まさか」とグレンは即答した。「ですが、フェイスは多くの人にとって大当たりのくじのようなものだったと思います。彼女は採卵できる数の多さと、質の良さでも知られていました。それに、電話一本で来てくれるんですから」

フェイスは頼み事を断れるような人ではなかった。写真の彼女はブロンドの真っすぐな髪を持ち、顔立ちは整っていた。安心感と母性を感じさせる体型だ。若々しく、優しい表情を浮かべている。グレンは、「彼女は32回か33回、ホルモン治療を受けたはずです」と言った。

私の動きが止まる。私はすでに、フェイスの治療履歴に目を通していた。親切にもグレンが見せてくれたのだ。保管されてはいたものの、彼にとっては定期的に見るものでも、見たいものでもない。私は慎重に言う。「記録には、42周期受けたと書かれています」

「42回？」とグレンが訊き返す。

「ええ」とためらいながらも答える。

メルボルンIVFから提供されたフェイスの診療記録には、治療プロセスの一部が詳細に記されていた。ある周期に6個の卵子が採取された。次の周期には7個。後年、オーストラリアの病院で採取された卵子は9個だった。このとき彼女は38歳だった。卵子ドナーとしては高齢だ。

フェイスは毎回同じクリニックだけに卵子を提供したわけではない。彼女はビクトリア州最大手の不妊治療企業であるメルボルンＩＶＦとモナッシュＩＶＦに提供したが、最初は公立病院のクリニックに提供したと語っている。ビクトリア州ではすべてのクリニックが、ドナーおよびドナーによる配偶子提供を州の当局であるＶＡＲＴＡに報告するようになっている。よって彼女の正確な提供回数はすべてＶＡＲＴＡに残っているはずだ。

卵子提供がいかに困難なプロセスかを考えると、フェイスがなぜこれほど多く提供したのかは、やや理解し難い。彼女はオーストラリアで卵子提供の報酬を受け取ったことは一度もないと、グレンは断言する（インドで一度提供したことがあり、そのときだけは報酬を受け取った）。彼女が利他的な人物だったというのもあるだろうが、42周期も排卵誘発剤を使った治療を受け、その多くをパートナーや他の誰にも明かさずにいたというのは、疑問に思われる。

２００３年、卵子提供を始めて丸10年が過ぎた後、フェイスは内分泌科の診察を受けた。体重の増加と骨盤の痛みに不安を感じていたのだ。超音波検査の結果、多嚢胞《たのうほう》性卵巣症候群（長期的に糖尿病、心血管疾患、子宮内膜がんなどのリスクが高まる症候群）だと判明した。[10] だが、診察をした医師の診断書は、彼女が卵子提供のために排卵誘発剤を使っていることには触れていなかった。内分泌科医はフェイスが卵子提供をしていると気づいてさえいないようだった。彼はフェイスの異常なホルモン値に頭を抱えるだけだった。結局、原因は説明できないと書いた。[11]

フェイス・ハウが寛大な女性であったことは間違いない。だがよく考えてみると、フェイスが卵子提供を通して自尊心を高めていたというグレンの説明もまた、かなり筋が通っている。彼女がいくばくかの秘密を抱えて卵子提供を続けたことを考えると、その姿はある種、依存のように思われる。自分を愛し、心配してくれる人には言いたくないもの。ちょっとした陶酔感を味わえるもの。そして、自分を維持できなくなったらまた求めてしまうもの、だ。

だが喫煙やギャンブル中毒と違うのは、フェイスは卵子を提供するたびに不妊治療制度と関わり、その行為が記録されるようになっていたことだ。彼女と生まれてくる子どものため、彼女が何回卵子を提供したかは提供先のクリニック、そして州の機関であるVARTAに登録されていた。

グレンは、フェイスが42周期ものホルモン治療を受けたという事実をまだ呑み込めていなかった。「そんな……まともとは思えない」。おそるおそるグレンは言う。「医療の過失じゃないか。犬にだってそんなことしない」。彼は少し押し黙ってから言った。「結局、彼ら（フェイスの医師たち）はいつもこう言うんです。『彼女が選んだことです』と。でも、注意義務のようなものはあったはずです。あなたはもう十分提供しました、と言う責任は、誰かが負っていなければいけないんです」

2011年、フェイス・ハウは『サンデー・メール』紙に、自分には19人の生物学的な子どもと、自分自身の実の子どもが1人いる、と語った。だが後者は彼女の希望がすべて叶った結果ではない。[12]
数年前、それまで何年も他の家族が子どもを持つのに尽力してきたフェイスは、グレンとの間に

2人目の子どもが欲しいと考えた。だが、その後ある事実が発覚し、計画を見送らなければならなくなった。2007年、フェイスは開業医を訪れ、執拗《しつよう》な腹痛と身体のだるさを訴えていた。最初のスキャンと検査の結果、肝臓に「小さな限局性結節性過形成《FNH》と大きな肝腺腫」が示唆されたと、正式な報告書は伝えている。

この2つは別の疾患だ。FNHは大半が無症状で、長期的な影響はほとんどない。だが、肝腺腫はそうとはいえない。メルボルンの肝臓専門医クリストファー・クリストフ教授によれば、肝腺腫は「破裂して出血したり、肝細胞がんに悪性転化したりといった合併症が危惧される」という。つまり、悪性の肝腫瘍になるリスクがあるのだ。肝腺腫の原因は、経口避妊薬（卵子提供プロセスの一環としてフェイスにも処方されていた）や、他の種類の女性ホルモン薬の服用に大きく関係する。[13] フェイス・ハウの診療記録に引用されたある肝臓専門医の説明では「何周期もの体外受精と経口避妊薬の服用が遺伝毒性（肝腺腫の引き金となる直接的な遺伝子変異）を引き起こす可能性がある」という。

だが、その後何度も検査を受けた結果、フェイスの肝臓にある大きな腫瘤《しゅりゅう》はFNHと診断された。クリストフ教授を含め、オーストラリアの外科医の少なくとも2人以上が、この腫瘤を摘出するのは身体に負担がかかるし、その必要もないとフェイスに忠告した。FNHは良性の肝腫瘤だ。しかし、フェイス・ハウの診療記録ではこの腫瘤は何度も「腫瘍」と書かれている（腫瘤はこぶや塊、腫瘍は細胞が異常に増殖したもので悪性と良性がある）。フェイスがこの後に取った行動は、この記述が説明になるかもしれない。彼女はそれを摘出したかった。彼女はこの腫瘤ががんだと思い込んでいた。

「このがんを除去したら、まずは子どもを作りたいです」と彼女は2008年の『ジ・エイジ』紙で語っている。「けれども念のため、胚を凍結しておくつもりです」

その後、フェイスが自分の子どもを育てることはなかった。

フェイスは身体の痛みにかなり苦しんでいました、とグレンは言う。肝臓の腫瘤は大きくなる一方だった。フェイスは腫瘍を縮小する動脈塞栓を希望した。そうする必要があると信じていた。彼女の中ではこの腫瘍が命に関わるという確信があったのです、とグレンは語った。

2009年、フェイスは動脈塞栓を実施してくれる医師を探すため、タイに渡った。どうやら腫瘤の一部は縮小できたようで、さらに2010年と2011年の二度、再び手術を受けにタイに戻った。だが彼女の健康状態は思わしくなかった。2011年、彼女には肝臓の腫瘤以外にも、肥満や肝機能の異常といった健康上の深刻な問題が多数見られると、専門医は指摘した。

2012年、フェイスはまたもやオーストラリア人外科医の忠告に反して、タイに渡った。腫瘍を縮小してくれるというバンコク病院の外科医を、なんとか見つけ出したのだ。術後5日で退院。1週間半後、フェイスとグレンはメルボルン行きの飛行機に乗り、夜には帰国した。翌日、フェイスに嘔吐の症状が現れた。彼女は手術から2週間半後、ロイヤル・メルボルン病院に入院した。肝不全などの多臓器不全が起きたのだ。重病だった。集中治療室に数週間入り、何度か手術も受けた。だが、2012年12月1日、彼女は42歳で亡くなった。

オーストラリアの不妊治療クリニックは、最後の致命的な手術を含め、タイで手術をするというフェイスの決断には関わっていない。切羽詰まった女性がなんとかして手術を受けようとする心境は分かる気がするし、だからこそフェイスもタイに渡ったのだろう。だが、効率的にあちこちの病院を調べ、簡単に手術をしてくれる医師を探すというこのパターンは、17年間の卵子提供で身につけたものともいえる。その間、不妊治療医が卵子提供の申し出を断った、あるいは禁止したという診療記録は1つも見当たらなかった。

ＤＣには個人の選択権がある。だが医療機関にも注意義務がある。そして、ドナーが罪悪感、義務感、満足感に突き動かされて搾取の危険性にさらされるという、知られてはいないが強力な力もまた存在する。

遡ること2007年8月、不妊治療局はフェイス・ハウの事例とドナーの規制について、メルボルンＩＶＦに警告書を交付していた。

ビクトリア州不妊治療局のドナー情報登録によれば、フェイスの卵子からは2007年の時点で、すでに9家族が誕生していた（各家庭に何人の子が生まれたかは不明だ）。不妊治療局の首席行政職員であるルイザ・ジョンソンは、「認可を受けた不妊治療センターが、1人の提供配偶子から10家族を超えて故意に子どもを作ることはあってはならない」と警告した。彼女はまた、フェイスがビクトリア州以外にも卵子を提供したか調べることも急務だと述べた。

ジョンソンのいう9家族には、フェイス自身が産んで育てた娘は含まれていない。この実の娘を含めれば、フェイスの卵子からはすでに10家族が作られていたことになる。

不妊治療局はメルボルンＩＶＦに、フェイスをドナー登録から外すようには命じなかった。クリニックに一任しただけだ。

「1995年不妊治療法の指針および当事者の健康と福祉を考慮し、フェイス・ハウを卵子ドナーとして使用するかの臨床的判断はメルボルンＩＶＦに委ねるものとする」とルイザ・ジョンソンは書いている。

同日、メルボルンIVFはフェイス・ハウに書面を送り、宣誓供述書（公証人立ち合いのもと記載内容が真実であると宣誓した文書。法的効力を持つ）への署名を依頼した。フェイスはその中で、自身の提供卵子で子どもが生まれた家族は既存の9家族――モナッシュIVFで7家族、メルボルンIVFで2家族――だけであり、オーストラリア国内の他の不妊治療クリニックに自身のDC児はいないこと、また自身の卵子から作られた胚は国内でも国外でも保存されていないことを宣誓した。

だが『ジ・エイジ』紙によれば、この宣誓供述書には、フェイスが最初に卵子を提供して双子の女の子が生まれた公立病院は含まれていないようだった。この件を含めれば、フェイスはすでに10家族に卵子を提供したことになる。

数年後、私はVARTA（旧不妊治療局）に連絡した。フェイス・ハウの提供卵子からは最終的に何人のDC児が生まれ、何家族が誕生したのか、またその家族に公立病院の双子は含まれているかを明らかにするためだ。だがその質問は個人情報となるため回答できない、そもそも情報を探せないとのことだった。しかしながら、とVARTAは続けて、卵子提供で10家族の制限が破られたことはない、と言った。

宣誓供述書に署名した5日後、フェイス・ハウはメルボルンIVFの同意書にも署名し、卵子提供を再開した。

診療記録を見ると、メルボルンIVFはその後も引き続き、フェイス・ハウの卵巣からさらに22個の卵子を採取したようだ。

私はメルボルンＩＶＦに、フェイス・ハウに関する質問をいくつか投げかけた。そのすべてに対して、「申し訳ありませんが守秘義務の都合上、患者個人の情報についてはお答えできません」と回答があった。

メルボルンＩＶＦの親会社は、巨大企業バータスヘルスだ。バータスヘルスの最高経営責任者《CEO》、ケイト・マニングスは「当社は患者の皆様やドナープログラムに参加する皆様の治療と結果に責任を持ち、真剣に、そして誇りを持って取り組んでいます……また、社会文化的な責任を担う進歩的なドナープログラムの発展に向けて、日々尽力しています」と述べている。

モナッシュＩＶＦにも問い合わせ、追加の質問として、同社の不妊治療医が卵子提供を依頼するため、フェイスに個人的に電話をかけたというのは本当かとも尋ねた。回答はやはり「プライバシー上の理由により、個々のケースについてはお答えできません」というものだった。彼らはまた「患者と生殖補助医療技術（ＡＲＴ）によって生まれた子どもの安全と幸福は、当社のすべての行為における最優先事項です。これは当社が運営する厳格な指針と規制ガイドラインに準拠しています」とも答えた。

## 26　命の過剰生産

今日、精子ドナー、卵子ドナー、胚のドナーは豊かな国にも貧しい国にも、世界中にあふれている。広告やメディアは彼らを、「ギバー（贈り物を与える人）」と呼ぶ。ドナーが女性の場合は「天使《エンジェル》」と呼ばれることも多い（生殖器のある天使だが）。

だが、彼らの声が聞かれることはあるだろうか。成人したＤＣ児の（親の気持ちを推し量るのではなく、ひとりの大人としての）声を聞くことがまだ少ないのに加えて、ドナーの声もまたいかに少ないかを考えてみてほしい。これほど多くのドナーがいるのにだ。彼らが「後悔している」とか「取引の結果には一部不満が残る」というのを一度でも聞いたことがあるだろうか。聞いたことがなければ、ドナーは１人残らず結果に満足しているといえるのだろうか。

２０１４年、ナタリー・パーカーというシドニー在住の女性から電話があった。ローレン、レル、私の３人が前後編で出演した『オーストラリアン・ストーリー』を偶然目にしたのだという。彼女はそれまで、ある大きな決断に悩んでいたが、番組を観て決心できたと私に語った。

彼女の決断は、私の行動がまったく予期せぬ結果をもたらしたとしかいえない。私はその内容を聞いて恐ろしくなった。

ナタリー・パーカーとその夫は体外受精を行い、彼ら自身の実の子どもである2人の男の子を出産した。その治療の過程で作った胚が3つ余ることになった。夫妻はそれ以上、子どもを産む気はなかった。ナタリーはこうして、世界中の多くのカップルが直面する倫理的ジレンマに立たされた。「私たちが胚を作ったのは、自分たちの子どもとして活かすためです」と電話越しに彼女は言う。「それなのに、胚を破棄するか、まだ生きるチャンスを与えるかを決めなければならなくなったのです」[1]

ナタリーが葛藤していたのとほぼ同じ頃、私はいとこから同じ相談をされた。といっても、血のつながりで血縁を定義するなら、彼女は本当のいとこではないと今なら分かる。彼女は私の（社会的な）父親の姪《めい》だった。『オーストラリアン・ストーリー』が放送される前、彼女に電話をかけていた。これから何が起きるか警告し、そして何より自分の口から最初に真実を伝えるためだ。私は幼い頃から、いとこの中でも彼女とその姉に特別な憧れを抱いていた。幼い少女はいつも年上の女性を慕うものなのだ。皮肉なことに、その2人は私と血のつながりのない唯一のいとことなった。

彼女は私が本当に欲しかった言葉をくれた。「あなたは私のいとこよ、当たり前じゃない」と声を上げてくれた。「私たちはずっといとこ同士よ」と。ふたりとも泣いていた。出生は関係ないと彼女は言った。そうして話しているうちに、予想外の話になった。大抵の場合、私が不妊治療業界で見てきた暗い真実を話すと、相手からはやはりこの業界で体験した暗い真実が返ってくる。不穏なほどにそうしたことが多いのだ。

そのいとこの夫婦も、体外受精によって実の子どもを授かった。治療が終わり、彼らにも余剰胚が生じた。彼らもまたその後に訪れる感情の嵐に何の備えもできていなかった。ふたりが迫られた選択もナタリーと同様、胚を提供するか、破棄するかだった。何年間か、ふたりはひどく苦しい第三の選択肢を取った。不妊治療クリニックに多額の費用を払い、胚を保管してもらうのだ。それなら決断せずに済む。だが毎年終わりが近づくたびに、選択そのものはなくなっていないと思い知るのである。

彼女の通っていたクリニックでは、保存は10年間までと決まっていた。期限を迎えた胚は、そのクリニックの方針により自動的に破棄される。いとこ夫婦の気持ちは、このまま10年目まで保存し、最終的に破棄されるのを待つというほうに傾きつつあった。だが、それまでにはまだ何年もある。自分たちの決断がもたらす途方もない苦痛から逃れるためだけに、あと何年もクリニックに多額の費用を払い続けるわけだ。彼女はこう訊いてきた。胚を保存せずに提供すべきだろうか、と。

「どうだろう」と私は弱々しく言った（自分でも予想外の反応だった）。「自分自身の経験がある以上、私はこう思うとしか言えないけれど。でも、自分の遺伝子は提供すべきじゃないと思う」。自分の子どもは手放してはだめなのだと言いたかった。

「私もそう思ってた」と彼女は小さな声で言った。

ナタリー・パーカーの夫は、余剰胚は提供したほうがいいという意見だった。

「夫は私ほど胚に思い入れがあるわけではないし、もともと他人に共感することがあまりないんです」。彼女ははっきりと述べる。「彼は胚の提供に乗り気でした。他の人が子どもを持てる機会を提供しよう、って」。彼の中では、これは誰かを助けるか助けないかという選択だった。ナタリーにはそれほど単純な話とは思えなかった。

だが、ナタリーは胚に需要があることは知っていた。オーストラリアで保管されている未使用胚の数について、『シドニー・モーニング・ヘラルド』紙に掲載された記事を読んでいたからだ。[2] 記事によれば、胚は毎年12万個が移植されずに保管されているという。そのうち最大30パーセントは結果的に移植されないままだと、ある学者は見積もっていた（記事の最後では、オーストラリア《FS》生殖《A》医療学会の副会長がこの見積もりを否定し、胚を作ったカップルがその胚を最後まで移植しない割合は5パーセントに過ぎないと述べている）。

12万個の胚が保管され、うち30パーセント（とされる数）が破棄されていることにも驚くが、この記事で注目すべき箇所は他にある。それは冒頭の段落で呈される、斬新な解決策のことだ。「不妊治療を受ける親は、自分たちが作った胚の一部を他の患者に提供すると契約すれば不妊治療費の割引を受けられる。これは、クリニックでは凍結されたまま眠っている何万という余剰胚を利用する提案のひとつだ」。30パーセントという数字を見積もった学者はそう述べていた。

なんという提案をするのか。私はナタリーが送ってくれた記事を読んだ。これは、生殖補助医療がいかに何の考慮もなく社会規範を破壊するかというだけではない。その後——状況を〝是正〟するという名目で——周囲の応援団が状況をいかに急速に悪化させるかという典型例だった。

自分の赤ん坊を手放せば不妊治療費を割り引くという倫理観には疑問が残る（まるで現代のルンペルシュティルツヒェン（グリム童話に登場する小人。藁《わら》を金に変える代わりに赤ん坊を要求する）だ）。またこの提案はオーストラリアでは人体組織法、人身売買法で禁止されている人体組織の売買ではないかという法的な疑問もある。しかし、これらをさておいても、冷静に見て「なぜ?」という疑問が生じる。移植されない胚がなぜそんなにあるのだろう。

不妊治療の現場で一部の患者に、つまり、そもそも高価な体外受精が不要な異性同士のカップルに、必要以上に体外受精が行われている可能性はないか。もっと身体に負担の少ない選択肢に切り替えるべきカップルもいるのではないか。

その通りです、と不妊治療産業のベテラン医師、ロバート・ノーマン教授は言う。オーストラリアでは2013年、3万3000人以上の女性が不妊治療を受けた。2016年、このことについて彼にインタビューをした際、これらの女性の大半は体外受精を受けなくても、より簡易で安価で低侵襲《ていしんしゅう》（身体に対して害を与えにくい）な方法で妊娠できたはずです、と彼は答えている。「体外受精を受ける必要のない人々も受けているのだと思います。おそらく40〜50パーセントの人は体外受精をせずに妊娠できると私は見ています。それには妊娠しやすい期間を知り、生理周期を把握し、減量、運動、それに排卵誘発を行うことが大切です」

彼はまた、体重は年齢に次いで、オーストラリアの男女の生殖能力に関わる極めて重要な要因です、と言う。

モナッシュ大学産婦人科の研究グループ「女性のための根拠に基づくヘルスケア」で責任者を務めるベン・モルはこう問う。「体外受精を受けることにした人たちへ——胚を過剰に作ってはいないでしょうか?」彼女は続いて、「体外受精を行う場合、実際に何個の胚を作るべきでしょうか——また、医師は女性の卵巣をどの程度刺激すべきでしょうか?」という問いも投げかけている。

このプロセスの後にも、問うべきことはまだ多くある。私たちは過剰に胚を作るリスクを患者に警告し、心の準備を促しているだろうか――望んだ数の子どもを産んだ後、その命に対するつらい倫理的ジレンマが待っている可能性を伝えているだろうか。

最後に、不妊治療クリニックは毎年のようにカップルの精神的苦痛から利益を得て、移植されない胚を大量に保管しているのだろうか。これは問うまでもない。そういうシステムになっている。だがその問題点は、不妊治療の割引券と胚を交換して解決するようなことではない。

新聞でこの余剰胚の記事を読んだナタリーの心を捉えたのは、不妊治療費の割引ではなかった。余剰胚と、廃棄される胚がいかに多いか、また胚の提供を切望するカップルにとってそれがいかに残念なことかというメッセージだった。その後、彼女は私や私の友人たちが出演した『オーストラリアン・ストーリー』を観たのだった。

「『オーストラリアン・ストーリー』を観て、私たちが隠し事をせず、また（手放した胚から生まれた）子どもが身元をたどれるように書類上の条件にすべて同意すれば、それでうまくいくと思うようになりました。だって、生まれる可能性のある命にチャンスを与えることになるんですから。分かってくれますよね？」と電話で彼女は言った。私は思ってもみなかった反応に愕然とした。あの話で伝えたかったメッセージは、決してそんなことではなかった。

ナタリーは「私たちも子育ての過程に関わり、子どもとの関係を築いていければと思いました。そうすればその子は事実を知った上で成長できるし、後で傷つくこともないでしょうから」と説明する。これは彼女の言う通りだった。だが、私が身の上話を公表したのは、DCを推奨するためではない。いや、と私はここで我に返った。今はその話をしている場合ではない。過ぎたことだ。より重要なのは、ナタリーがこれまで途方もない思いを抱えてきたということだ。彼女は今、誰であっても耐えられないような、奇異でつらい現実を生きている。ひとたび何かを生み出せば、胚であれ、物語であれ、そこには命が宿るのだ。

2014年8月、『オーストラリアン・ストーリー』の第1部が放送されたわずか2日後、ナタリー・パーカーはオンラインで「胚提供ネットワーク《EDN》」という団体のウェブサイトを訪れた。EDNはシドニーに拠点を置く小規模な公認慈善団体（所得控除の対象外）[3]だ。ウェブサイトはパステルカラーの青や緑、紫を基調とした優しい配色で、どういうわけか花や森の小道の写真がよく目立っていた。EDNはサービスの見返りとして寄付を募っていた。例えば、情報リソース（ほぼ外部サイトへのリンク集のようだった）、質問用のメールアドレス、また「同じ状況に置かれた人たちとつながれる」フェイスブックの非公開グループへのアクセスがあり、そして何より重要なのが、個人広告欄だった。胚の広告欄。つまり不要になった赤ん坊の交換会だ。

ある広告がナタリー・パーカーの目を引いた。アンナ（仮名）と彼女の夫は胚ドナーを探していた。アンナの広告からは「前向きで明るく、誠実」そうな印象を受けたとナタリーは言う。「自分たち夫妻は間違いなく、将来のコンタクトを喜んで受け入れると書いてありました……また、夫を『首に樽《たる》をつけて雪道を進むセントバーナード』、自分を『チワワ』と表現していたことも好感が持てました――多分私が犬好きだからでしょう」

見知らぬ人同士の中で、ある日、人と人をつなげる要素、つなげない要素はなんなのか。その日の気分、ある一言、そして犬の話をしていたという事実。おそらくサイトの利用者は皆、犬が好きだろう。ただ言わないだけだ。

「出会い系の広告で〝この人だ〟と思うのと少し似ています」。ナタリーは言った。

私はEDNの個人広告ページを訪れた。「ご利用前には不妊治療の個別カウンセリング、胚提供に関する法的、医学的アドバイスを受けることをお勧めします」と記載されている。続いて簡単な説明と「寄付」ボタンが表示されていた。胚ではなく、EDNにお金を寄付するボタンだ。銀行振込、ペイパル、ビザもマスターカードも、すべて使えた。

ベビービジネスから生まれた身として、こうしたウェブサイトを見ると不快感が込み上げる。予想通り、書かれているのは提供する親、提供される親のことばかりだった。生まれてくる子どもの話題はないに等しい。不妊治療の他の分野と同じで、実際に作られる人間は議論の対象外というわけだ。胚を提供する親は、「正しいことをしている」と思っているのかもしれない。だが問題は、彼らが他人の、それもまったくの他人のためにそうしていることである。自分たちの子どものためではない。将来生まれる子どもを利用して正しいことをするつもりなら、何よりまず、その子どもの福祉と最善の利益を最優先とするべきだ。そう考えた時点で、なぜ自分の子どもをオンライン広告に出すのか、立ち止まって考えてほしい。

個人広告の中には、まるで子犬や子猫の話かと思うものもあった。「5つの胚を健全な家庭に提供します。妻と私の容姿は白人で、2人とも健康には問題ありません。同じ周期に採取された凍結卵子からは8歳と4歳の子どもが誕生しています。2人とも健康で賢く、容姿端麗です！」健全な家庭のための、容姿端麗な白人の子ども。メールが殺到するに違いない。広告には他にも、詳細がなく疑問が湧くようなものもある。「胚は南アフリカで保管されています。近場での提供先を探しています。オーストラリア以外の国の家庭が体外受精を受けられるよう、他国に輸送します」。一体どういうことだろう？　オーストラリアの医療基準が高すぎるとでもいうのだろうか？　それ以外には、興味深い〝セールス〟ポイントが強調されているものもあった。「ハーフの子どもが生まれます！」とか「私たちは頻繁に国外を旅しています……条件を満たしていると思われる方にはこちらから連絡します」というものもある。私が閲覧した日は17件の個人広告が見られた。だが、生まれた子どもに自分たちのことを知らせてほしいと書かれた広告は3件だけだった。

以降の取り決めは当事者同士で行われることになる。だが一部の取引では、人体組織そのものはもちろん、金銭も取引されることは容易に想像できる。ＥＤＮの「よくある質問」ページの中程にはこう書かれている。「臓器、精子、卵子、胚を含む身体の一部を金銭と交換することは、オーストラリアでは違法と見なされます。しかし、胚を提供する過程で発生する費用は通常、レシピエントが全額を負担します」と。「費用」が何を意味するかは誰にも分からない。どんな項目が含まれるかも分からない。確かなのは、当事者間でのこうした取引が規制されていないということだ。

ナタリーはアンナの広告を見て連絡を取ることにしたという。彼女はアンナにメールを送った。「胚提供ネットワークであなたの広告と連絡先を見て連絡しました。こちらの事情をすべてお伝えする前に、あなたがまだ胚ドナーを探しているかをお訊きしたいです。……また、あなたとご主人について少し教えていただければと思います」

アンナからはその日のうちに返信があった。彼女は「プロフィール」のコピーをナタリーに送っていた。それはＩＶＦオーストラリアのドナーおよびレシピエントリストに掲載してもらうため、アンナが記入したアンケート用紙だった。「結婚の状況：幸せな結婚生活、異性愛者。子どもはいない（諦めてはいない……）、スポーツ歴：器械体操（20年）、障害物レース、その他スポーツ全般、さまざまな慈善団体でボランティア活動に従事、好きな食べ物：サーモンと家庭料理、チョコレート（スマイルマーク）」。非の打ちどころのない性格がうかがえる。「主な長所：決して諦めないこと」。アンナは8年間、自分と（おそらく）夫の遺伝子、また一度だけドナー精子も使って不妊治療をしてきたが、子どもはできなかったと書いていた。質問のうち、「配偶子や胚のドナー、および提供配偶子や胚によって生まれた子どもとの接触や情報交換を希望しますか？」には、「はい（直接）」と「はい（クリニック経由）」の両方にチェックが入っていた。

アンナは最後の「メッセージ」欄にこう書いていた。「あなたの胚から生まれた子どもは、いかなるときも好まれ、愛されることでしょう。この子どもたちが日々幸せに暮らすため、私はあらゆる努力を惜しみません。どうぞよろしくお願いいたします（スマイルマーク）」

最初の連絡から2日後、ナタリーは再びアンナにメールした。「病院とカウンセリングのためにシドニーに来ました。話が進んで嬉しいです……すべてが始まったという感じでわくわくしますが、多少は緊張するものですね！」

アンナからはまたすぐに返事が届いた。「そうなのね、夢みたい！　とーーってもわくわくしています。こちらで必要なことがあればなんでも言ってください。今はバリ旅行の荷造りをしているところです……時間はあなたの都合に合わせます。必要なことは遠慮なく言ってくださいね。ナタリー、あなたの行動を心から尊敬します。改めてお礼を言わせてください。おかげで本っっっ当に幸せです。今も感謝しています」

2020年現在、ナタリーは当時を振り返り「興奮して自分を抑えるのが大変でした」と言う。彼女はアンナの言葉遣いを「チャーミング」だったと表現する。「大げさに相手を褒めて喜ばせるのが上手だったんです」。ふたりはIVFオーストラリアを通じて手続きを行い、その一環としての合同カウンセリングで、2組のカップルは初めて対面した。「彼らは実際、親切で誠実そうに見えました」とナタリーは言う。「合同カウンセリングで、彼女は正しいことだけを——本当に正しいことだけを言っていました。欲しいものを手に入れるために」。ナタリー夫妻は140ドルをかけて血液検査を受けなければならなかったが、費用はレシピエントに請求した。「請求しにくいという気持ちはありました」とナタリーは言う。それ以外の費用は発生しなかった。「(アンナ夫妻がIVFオーストラリアに)いくら支払ったかは分かりませんが、この費用も彼らの利益に貢献していたのでしょう」

手続きが進んで胚の提供が現実味を帯びる傍ら、ナタリー夫妻にはもう1つ、人生の大きな変化があった。一家は他州に引っ越していた。その間もアンナからのメールは続いた。言葉遣いは相変わらず「チャーミング」だったが、執着心じみたものも感じたという。ナタリーは一連の行為そのものに疑問を持ち始めた。

「(アンナの)執拗さはエスカレートし、私が返信しないと何度もメールしてくるようになりました。そのことをカウンセラーに話して、大きな決断なので少し迷っていると相談しました」とナタリーは言う。「『実際に胚が提供されるまでなら、いつでもキャンセルできます』とカウンセラーは教えてくれました。夫に話したところ、彼は『進めるべきだよ』と意見を述べ、『彼らは僕たちに期待しているんだから、今さらキャンセルはできないよ』と言いました」

大げさに期待を表現するほど、相手は罪悪感で断りにくくなるものだ。この2つの強力な感情もDCではよく見られるが、医師が考慮することも、規制が適用されることもない。だがナタリーの場合、そしておそらく他の多くの人たちにとっても、この感情が歯止めの利かない状況を招いたといえるだろう。

合同カウンセリングでは、（生物学的にはナタリーとその夫の）子どもが生まれた場合は通知する、と告げられた——それがナタリーにとって最悪の結果となるのだが。これは、ナタリーが期待する最低限の連絡だった。2つの胚の提供手続きは進み、2014年末、アンナに胚が移植された。

絶えず続いていたアンナからのメールは途切れた。

胚の提供後、「二度と連絡が来なくなりました」とナタリーは言った。変だとは思ったが、不妊治療が患者の心に大きく影響することもある。ナタリーは細心の注意を払ってメールを送った。「どうしているかと訊いても返事はありませんでした。私も生活に追われて、その後これについては考えなくなりました」

だが1年後、クリニックから電話があった。それは極めて事務的な連絡だった。「彼らが言うには、アンナは胚を2個移植したものの、うまくいかなかったとのことでした。また、（私たちの）3個目の胚がまだ残っていたので、どうしたいかという要件でした」。アンナはクリニックに、もう不妊治療はしたくない、最後の胚は使わないと伝えていたそうだ。「それはいかにもおかしいと思いました。あれほど執拗に子どもを望んでいたのに。なぜ諦めたのかと気になりました」

そこでナタリーはフェイスブック上でアンナのアカウントを突き止めた。恐ろしいことに、彼女はそのページの写真で別の人物も見つけてしまった。

# 27 胚の取引にある闇

ナタリーはアンナのフェイスブックのページから目が離せなかった。よく知る顔が見つめ返してきたからだ。

「小さな子どもが写っていたんです。私が胚を提供した時期に妊娠したら、この子くらいの歳になるだろうという男の子です」とナタリーは言った。「下の子のヒューゴとそっくりでした」。彼女はすぐにIVFオーストラリアに電話をかけた。「一体どういうことか、アンナはその後血液検査を受けに来たのかと訊いたら、彼女は治療で心を痛めて来院しなくなったというんです」

ナタリーには嘘にしか聞こえなかった。おそらく移植は失敗していなかった。2つの胚のうち1つは移植に成功した。そしてアンナはIVFオーストラリアと一切のつながりを断ち、自然に妊娠したひとりの妊婦として医療保険制度に加入したのだ。レシピエントは不妊治療クリニックのレーダーからいつでも姿を消すことができ、クリニックもその親を追跡しようとしなかった。この国に何人のDC児がいるか誰も正確に把握できず、まして私たちの出自を1人残らず特定することなど到底できない理由のひとつがこれだ。

「一連の手続きを最後まで行わないのは問題だと感じました」と現在のナタリーは言う。「IVF

オーストラリアに電話して事情を話すと、ピーター・イリングワースに伝わったようです。彼から電話がありました。『妊娠した事実を誰にも告げないとは、由々しき不当な行為だと思います』と言うので、私は『他の人も同じような目に遭っていないかが心配です』と返しました。これには『今回のようなことは私の知る限り初めてのケースです』という回答でした」。そう聞いてもナタリーは安心できなかった。「今回のことは、たまたまフェイスブックで見つかっただけだとも話すと、彼は私をなだめるような態度を取るので、まるで子ども扱いされているようでした」

私はIVFオーストラリアの親会社であるバータスヘルスに、ナタリー・パーカーとピーター・イリングワースとのやり取りはこの内容で間違いないか、クリニックではこれまで今回のようなことは起きなかったのか、また、ナタリー・パーカーの件で何か声明はないのかと尋ねた。

返答は、医師には患者の守秘義務に関する制約があるというものだった。「私たちには関係者全員に対する注意義務があるため、公式に声明を出す立場にありません」

アンナが自分の子だと言い張っていた子どもは、遺伝的には100パーセント、ナタリーとその夫の子だ。

「彼女に子どもを盗まれたと感じますか？」と私は尋ねた。これはナタリーにとってやや露骨に聞こえたようで、彼女は遠回しに、だが要はイエスと答えた。「例えば、お店なら何かを買えばお金を払わなければいけません。それと似たような話です――もちろん、お店と同じようにすべきだと言っているのではありませんが」と彼女は言った。「最後まで条件を守ることも、取り決めのひとつでした。だから、きちんと分類するなら、これは何かを盗むようなものだと思います」

ニューサウスウェールズ州の法に照らせば、この赤ん坊は最低限、州のシステムに登録される必要があった。またその記録のドナー欄にはナタリーと彼女の夫の名が記載される必要があった。この要求はアンナ夫妻に何の負担もかけることなく、それでいて子どもに大きな利益をもたらすものだ。登録によって子どもは第二の生物学的な両親とつながることができ、身を守るための重要な情報も得ることができる。

だが、そのいずれも叶わなかった。アンナ夫妻にとっては負担が大きすぎたのだろうか。単に嘘をつくほうが簡単だったのだろうか。いずれにしても、これはひどい詐欺行為だ。それでダメージを受けるのは赤ん坊だけではない。「身を切られる思いです」とナタリーは言う。赤ん坊の――すでに園児ほどに成長した――様子は今もフェイスブックで見ることができる。アンナの家も知っている。「夫は、名前も分かっていることだし彼が18歳になったらドアをノックしに行けばいいよ、なんて言いますが、そんなことはできません。するべきでもありません。成長する過程で知らなければいけないんです」。ナタリーにとっては2人の息子も気がかりだ。彼らは自分たちに弟がいると知りながら、連絡を取ることも会うこともできないのだ。「こうした環境で子どもたちが育つのをどう支えればいいのか、よく分からないのです」と彼女は漏らす。そう思うのも当然だろう。この状況は親としてひどく心の痛むジレンマだ。

ナタリーは決断力と行動力に優れた人だった。「初めは気持ちを踏みにじられた気がしました」と彼女は言う。「その後、今回のことから何か学びを得ようと決めました」

胚から子どもが生まれたと知った後、ナタリーは本格的に行動した。政府に手紙を書き、メディアにも事実を公表した。彼女は『シドニー・モーニング・ヘラルド』紙に、アンナには「赤ちゃん欲」があると語っている。不妊治療業界ではよく聞かれる、多数の論文が書けそうな興味深い言葉ではある。だがアンナの行為を「赤ちゃん欲」と言うのは、親の欲望以外の事実をごまかす、やはり遠回しな表現だ。「胚の強奪」というほうが正確だ。「赤ちゃん欲」などという、まるでピンクの花びらのようなやんわりとした物言いは口実を与えるだけだ。起きたことは許されることではない。これは子どもの強奪である。

アンナが妊娠を報告せず合法的に逃げられたというのが、ナタリーには理解できなかった。「私はニューサウスウェールズ州のこの法の抜け穴を塞ぎたかっただけです。そうすれば、今後はこうしたことが起きなくなるでしょうから」と彼女は言う。彼女の言う法の抜け穴とは、DCのレシピエントが治療を受けた後にクリニックから黙って去ることができ、クリニックには追跡の義務がなく、DC児を守るための法が導入された後でさえ何人のDC児が未登録のままなのかを誰も知らない、そうした状況を取り締まる規制がないということだ。ニューサウスウェールズ州では、法律が導入されたことにより、2010年以降に生まれた子どものドナーの匿名提供は廃止された。ドナーの身元情報はシステムへの登録が義務付けられ、子どもは18歳になれば情報にアクセスできるようになった。だがこの制度もやはり、まず親が子どもに事実を告げるかどうかにかかっている。そしてすでに論じてきたように、告げられることはほとんどない。

そこでナタリーは抜け穴を塞ぐため、当時のニューサウスウェールズ州保健相、ジリアン・スキナーに手紙を書いた。州政府はその頃、DCに関する二度の公聴会――私が委員会に自分の話をしたときのものだ――を受けて、2007年生殖補助医療法の改正を検討していた。

スキナー保健相はナタリーに、「IVFオーストラリアにおける胚提供の経緯につき、情報を共有していただき、ありがとうございます」と返事をした。「現行制度の抜け穴と見られる件については、提起された問題に対処するための策を検討いたします」[1]

ナタリーはまた登録の担当部門にもこの件を通告し、自分の生物学的な第3子は法に従って、DC児として、また自分と夫も彼のドナーとして登録されるべきだと訴えた。これにより、保健省法規制サービス部門の規制・コンプライアンス課が調査を開始した。

2018年の終わり頃、ニューサウスウェールズ州政府は2007年生殖補助医療法の改正法案を提出した。彼らはナタリーの話を聞いて、それに応えたのだ。この法案はナタリーの事例を踏まえ、不妊治療クリニックと患者に対してDCの治療結果の提出を義務付けていた。また、不妊治療クリニックからの情報提供要求に対して虚偽の報告をすることも違法とした。つまり、不妊治療がうまくいかなかったと嘘をついたら罪になるのだ。

ナタリーは自分の子どもについても、ようやく正式な結果が出たと教えてくれた。彼女の懸念は正しかった。アンナはクリニックから姿を消した後、ナタリー夫妻の遺伝子を持つ子どもを産んでいた。2020年3月、規制・コンプライアンス課の責任者からナタリーに通知が届いた。「貴殿と貴殿の配偶者の提供胚を用いて生殖補助医療技術《ART》を受けた女性が、その結果、〈生年月日〉に男児を出生したことを報告します……保健省のシステムに男児の出生の詳細を登録するよう、私から申し出を行います」

この決定により、男児の本名と生年月日がシステムに登録され、実父母にはアンナとその夫、ドナーにはナタリー・パーカーとその夫、また、ナタリーの2人の男児の性別と生年月日が詳細情報として記録されると責任者は告げた。「これにより……DCで生まれた男児が18歳に達した場合、自身の生物学的なつながりに関する詳細を確認できます」

ナタリーはその後の進展を確かめるため、規制・コンプライアンス課に電話をかけた。口頭で、その男児――彼女の生物学的な息子――がDC児として数日中に登録されることが確認できたとのことだった。

「情報が登録されていると（アンナがその男児に）伝えるかは分かりません。でも、もし彼が知りたいと思えば少なくとも情報はそこにあるということです」とナタリーは言った。

彼らと私たちを比べてみてほしい。私はDC児として、何年もかけてニューサウスウェールズ州の政治家や官僚と会い、自分の出生の秘密を打ち明けた。公立病院内の制度的な問題を明らかにした。何十人、あるいはそれ以上の子どもや家族に影響する問題だ。その結果、公式な調査が始まった。組織的な問題であることは疑うべくもなかった。だが、誰も責任を問われず、是正措置も講じられなかった。

一方ナタリーは親として、またドナーとして、深刻な問題を明らかにした。影響を受けた子どもは1人だけだと判明した。1カ月後、ナタリーは保健省長官その人からの書状を受け取り、「制度の抜け穴」を塞ぐ策を検討すると約束された。彼女は個人的な状況から結果を出し、州法を変えようとしていたのだ。

2018年の改正案は、私が参加した二度の公聴会の後に議論されたと思われる。彼らはナタリーの状況は考慮した。だが私の状況と、州議会調査委員会がDC児に関して勧告した問題は完全に黙殺した。クリニック20での行為を再発させないための勧告は、この改正案にはまったく盛り込まれていなかった。

州政府はなぜ親の声には耳を貸し、この業界から作られた子どもの声には耳を貸さなかったのか。利益という動機に立ち戻って考えよう。不妊治療産業は州政府に、盛んなロビー活動で働きかけている。そして州政府は公立の不妊治療クリニックの所有者である。ドナーがDCで最重要であるのは言わずもがなで、公立、民間関係なく、彼らは不妊治療業界の要だ。クリニックが他の不妊治療で結果を出せなかった場合、ドナーなくしてはDCを販売できない。つまり、最後のセーフティーネットが使えなくなるのだ。ドナーに幸せでいてもらわなければ、業界が提供できる究極の商品は売り込めない。

ドナーがひどい目に遭ったという話が広まれば、このすべてが脅かされる。不妊治療業界全体のイメージが悪くなり、業界を監督していると主張している政府も悪者になる。

一方で、もしDC児が何か訴えても、彼らが幼ければ〝子ども〟の話として無視すればいいし、大人であれば〝怒りっぽいだけ〟〝傷つきやすいだけ〟とはねつければいい。そして実際にそうしている。DC児を幸福にしても、利益につながらないからだ。DC児はむしろ、コストを発生させ、評判を落とす存在だ。

記録の保管にはお金がかかる。また、不妊治療クリニックでも保健省でも、私たちからの苛立たしい問い合わせに対応すれば時間的コストが発生する。

DC児に家族を知る権利を認めれば、公立でも民間でも、現実的なリスクが発生する。そこには事実――私たちを作るためにしてきたこと、あるいは今でもしていることの多くが、かなり不穏当だと示唆する明らかな証拠があるからだ。その1つでも明るみに出て、行為に関わった人物が渦中の人となったらどうなるか。広報にとっての悪夢だ。
だからDC児は無視するのが一番というわけだ。

とはいえ、誰もがドナーの意見を聞くとは限らない。政府はナタリーの訴えで動いたかもしれないが、胚提供ネットワーク《EDN》側の人々は話を何も聞こうとしなかったと彼女は言う。彼らはナタリーの苦境に一役買ったというのにだ。

「EDNに連絡を取りましたが、感じが良い対応とはいえませんでした」と彼女は言う。ナタリーはすでにEDNを含むオンライン胚提供支援団体の掲示板に状況を投稿していたため、「彼らももちろん事態を把握していました。けれども、EDNに正式にメールして状況を伝えたところ、返信は同情の言葉と、自分たちもドナーやDC児の支援強化を提唱していく、というだけでした」。提唱とは具体的に何をするのか、とナタリーは問い詰めた。「私は、〝個人広告〟サービスは生まれてくる命を商品化するものである……それを規制する法律のない州や準州で胚提供を支援すべきではないとはっきり言いました。彼らがなんと答えたかは覚えていませんが、今もサービスは続いています」

私はEDNにメールを送り、ナタリー・パーカーの件でいくつか質問した。その1つは、彼女とアンナの取り決めはEDNの個人広告システムから始まったという経緯を踏まえて、EDNはナタリーに何らかの責任を認めるのかという質問だった。

EDNから返信があった。「彼女が当ウェブサイトで状況を共有してくれたことに感謝しています。彼女の投稿は有益な情報として、胚提供を検討しているドナーに幅広い知識をもたらしてくれました。私たちは今後も彼女と協力し、胚提供のプロセス、ひいては胚提供で生まれてくるDC児を効果的に保護していきたいと考えています[2]」

ナタリーがEDNに抱く印象は、当然変わった。今も個人広告ページを訪れることがあるが、以前とはまったく別の——生まれてくる命を売り物にしたページに見えるという。

「虫唾《むしず》が走ります。人々はこのページを見ることはあっても、その前に適切なカウンセリングを受けることはありません。投稿には希望する条件をなんでも、聞こえの良い言葉を使って書けますが、空虚なだけです」

ナタリーは最近、DCを肯定する話に対して、多くのDC児と同じ反応を示すようになったという。自身の体験が思い出されるからだ。「最近、『オーストラリアン・ストーリー』の別のエピソードをテレビで観たんです。『C11を探して』とはまた別の。胚を他人に提供したドナー夫婦の話で、彼らはレシピエントの夫婦とその子どもと大家族として幸せに過ごしているというあらすじでした。そういう話を見ると、今では本当にぞっとします」

ローレン、レル、私の話を取り上げて以来、『オーストラリアン・ストーリー』は他にも〝不妊治療業界〟のエピソードを数多く扱ってきた。いずれもDCを肯定し、その大半が、ある特定の家族に需要のある話だ（幸せな親の物語にはどのテレビ局も抗《あらが》えない。『オーストラリアン・ストーリー』も例外ではなかったようだ）。例えば、あるエピソードは、匿名のドナーの提供精子を使って子どもを授かったシングル女性の話だった。女性はその後ドナーを探し出し、彼に性的魅力を感じ、ふたりは恋に落ち、交際に発展した。この女性の母親は、「ちょっとしたおとぎ話ですよね」と語る[3]。

この話への個人的な感想は、ここではほぼ口にできないことばかりだ。ただ、その精子ドナーは、一度もセックスをしたことのない他の女性との間に生まれたDC児のことは気にならないのか、とだけ言っておく。

他には、米国のサンディエゴに渡ったあるシングル女性のエピソードもある。彼女は提供卵子と提供精子を用いて26個もの胚を作り、娘を1人授かった後、他の胚をすべて手放すことにした、という話だ（サンディエゴを選んだ理由は、失敗した場合の返金保証があったからだという）。彼女はそれらの胚と生物学的にはまったくつながっていないにもかかわらず、どう処理するかを決められた。その胚を買ったからだ。[4]『オーストラリアン・ストーリー』では、この女性の壮大な計画も紹介された。彼女は残りの胚は提供するが、その条件として、生まれた子どもを自分の娘のきょうだいとして一緒に成長させることを望んだ。娘のための「村」を作ろうという構想だった。一人っ子の新たな甘やかし方、というところだろうか。

最後に、ナタリーが電話で話していたエピソードだ。これは不妊の夫婦と、彼らに〝余った〟胚の移植を提案する夫婦の話だ。「見知らぬ他人」という不気味なタイトルがつけられていた。[5]生まれたばかりの赤ん坊、ヘンリーの顔が画面いっぱいに映り、「ヘンリーの顔は胚移植が成功した証だ」という『オーストラリアン・ストーリー』の見出しが重なる。このエピソードが成功といえるのは、少なくとも「見知らぬ他人」の撮影時にすべての大人が良い関係を保ち、幸せであったこと、これが重要だ。

「ヘンリーを私たちの人生に迎えることができ、胸が高鳴りました。どこまでも愛に包まれた気分でした」。レシピエントの母親は、ヘンリーが生まれたときのことをそう語る。

ドナーの母親はレシピエントについて、「ヘンリーはいわば、大変な思いをしてきた彼らへの贈り物です。彼らは親になるべき人たちです。胚提供は何のコストもかけずに実施できました」と話している。

エピソードの途中には、ヘンリーが生まれて間もなく、病院にいるレシピエント夫婦をドナー夫婦が見舞う場面がある。ドナー夫婦自身の子ども、つまり、ヘンリーの実のきょうだいも一緒だ。

ヘンリーの生物学的な父親は、「ヘンリーを腕に抱くのは素晴らしい体験でした。子どもたちも彼に夢中になっていました」と語る。

ヘンリーの生物学的な母親は、「生まれた子を一瞬たりとも自分の子どもと思ったことはありません」と断言する。「私たちは決して軽い気持ちで提供すると決めたわけではありません。そうと決めたら、それがすべてです。気持ちが変わることはありません」

自宅のテレビでこのエピソードを観ていたナタリーは言葉を失った。「本当に良かったという人もいるかもしれません。でも結局は口約束です」。この状況がいかに簡単に変わることがあり、大人同士の約束がいかに無意味か、彼女は身をもって知っている。

私も言葉を失ったが、彼女とは違う理由だ。ドナーに「その子は自分の子どもじゃない」と決める権利はない。生物学的な子どもは常に「自分の子ども」だ。ドナーにその関係がどれだけ重要か重要でないかを決める権利はない。その子の生き方、人間性、感情を思い通りに整える権利もない。だがその子どもを作ったのはドナーだ。生物学的な親としての責任を負っているのもドナーだ。この関係は生涯続く。消すことはできない。このことが理解できないなら、そもそもドナーになるべきではない。

私が言いたいのは、ヘンリーの親が誰かを決められるのは、ヘンリーだけだということだ。もちろんこれは、ヘンリーの両親がこれからも彼に対して誠実で、自分たちがどう妊娠して彼を生んだかを隠さないと想定した話である。親は2人だと言うか、4人だと言うか、それとも全員と縁を切りたいと言うかは、彼が選ぶことだ。いずれ選ぶ日が来るだろう。だが彼はその後の人生で何度でも、その選択を変えることが許されている。

ヘンリーがまだ座ることもできないうちから親子関係の交換が成功したと祝うのは、やはり時期尚早な気がする。

ナタリー・パーカーの人生にハッピーエンドはない。現実はテレビのようにはいかない。現在は改正法案も可決され、期待できる面はある。自分の家族に起こったことが他の家族に起こらないよう、彼女は願っている。

だが、ナタリーにはまだつらい決断が残っている。

彼女は残る1個の胚を保存したまま、依然として苦しい選択に直面していた。

「規定が整備され、生まれる子どもが確実に登録されるようになるまでは、絶対に提供したくありませんでした」と彼女は言う。だが、その規定が整い、改正法案が成立した今も、彼女は決めかねている。

「どうすべきか分からないんです。いまだに決心がつきません」

一度完全に踏みにじられた信頼は、そう簡単に元には戻らない。

# 28 実際には売買される配偶子

幼い頃、私はずっときょうだいが欲しかった。親友を姉妹にしたい、隣家の子を弟にしたいとねだったことも一度や二度ではない。それくらい私たちは皆よく似ていた。私たちは皆、秘密や宝物、おもちゃの家を持ち、入り組んだごっこ遊びの世界に夢中になった。何度も口にしていれば、いつか本当になるんじゃないかと期待したものだった。

連絡をもらって以来親しくなったレベッカと私はある日、ロイヤル・ノースショア病院での件で国民党議員のジョン・バリラーロのもとを訪れた。レベッカも自分のドナーコードが破棄されたと知るひとりだ。彼女が共に議員に証言してくれたのは心強かった。ロイヤル・ノースショア病院はコード破棄を認めたが、生身の犠牲者が2人以上で政治家に向かって話をするのは、また別のステップだったからだ。

訪問後、私たちは日差しの中を駅に向かって歩いた。緊張感から解放され、終わったばかりのミーティングについて冗談を言い合った。マーティン・プレイス（シドニー中心部にある歩行者天国）を半分ほど来たところで、私たちはまったく同じタイミングで、同じように肩にかけた濃紺のバッグに手を入れ、リップバームを取り出して塗った。そして、互いを見てぎょっとした。そのリップバームはブランドと種類まで同じだったからだ。

笑ってしまうような出来事だったが、どれも偶然の一致に過ぎない。横にいたのが〝普通の〟友人だったら、きっと気にも留めなかっただろう。

出自に関わる記録に意図的に穴を開けられるのと、記録がまったくないのとでは、どちらがひどいといえるだろう。

私が立ち上げたニューサウスウェールズ州のDC児支援グループの中で、レベッカ以外に最も親しくしていたのがゾーイという女性だった。彼女も同い年だ。ゾーイを作ったのは不妊治療専門医のデイビッド・マコートという医師で、このビジネスを数十年続けていた。彼はシドニー南部の郊外、ハーストビルで民間の不妊治療クリニックを営んでいた。彼が経営の全権を握るそのクリニックはよく知られていたようだ。

１９８０年代、ゾーイの両親は不妊治療を依頼するため、マコート医師のクリニックを訪れた。「両親は正式に結婚していなかった」とゾーイは言う。「だから病院の（公的な）DCプログラムを受ける資格がなかったの」

だが、デイビッド・マコートはレシピエントにこうした条件を設けていなかった。DCに限らず、彼は多くの治療にこうした態度で臨んでいた、とゾーイは言う。「基準に対する姿勢が緩めだったのね。『赤ちゃんが欲しいんですね、分かりました、お手伝いしましょう』という感じ。普通の医師よりいい加減だというのは（両親も）分かっていたでしょうね」

ゾーイは偶然、ある興味深い書類を見たことがある。両親がマコートのクリニックに通っていた初期の頃のもので、彼らはゾーイを妊娠する前にその書面に署名していた。そこにはマコートが厳密にどういった方法でゾーイを作るかは書かれていなかったものの、ある異様な条項が書かれていたという。

「親と異なる人種の子どもが生まれても、医師は責任を負わないものとする」と、まるでなんでもないことのようにゾーイは言った。だが彼女も初めてこの書類を見たときは驚くだけでは済まなかった。「読んでいて気味悪くなったわ。まさかこんな条項を見るなんて。取引条項の一文よ」

確かに、こんな条項をわざわざ記載するのは妙だ。

「だから、マコートは記録管理が苦手だと自覚していたと思うの」

ゾーイが見つけたDC関連の書類は実質、非白人の子どもに対するこの免責同意書がすべてだった。これは決して彼女の探し方が足りなかったからではない。

ゾーイは10代後半の頃、両親から真実を告げられた。大学の1年目を終えた夏季休暇中のことだった。ある日の夕食後、両親が何か伝えたそうなそぶりを見せた。「嫌な予感がして、心が重くなったわ」。どのように告げられたかは正確には覚えていないそうだ。

「でも、それまで立っていた場所に急に穴が開いたような気がしたのは覚えてる。それくらい現実離れしたことだったから」と彼女は振り返る。その事実はゾーイにとってはまったくの予想外で、彼女を傷つけた。「両親とはずっと良い関係だった。ふたりは私に対してとてもオープンだったし、誠実に接してくれた。隠し事があるなんて思わなかったのよ。だから、この事実はそんな両親が隠すほどに大きな秘密で、私という人間の根幹に関わることなんだとも感じたわ。それを隠していたというのが信じられない。急に涙が出てきたのもよく覚えてる」

　ゾーイの両親は告知の「ちょうどいい機会」がなかったと説明し、彼女もその言い分は理解した。だが彼らの立場を理解することはできても、ゾーイにはまだその事実が受け入れられなかった。数週間後、「父とDNA鑑定を受けに行ったわ」とゾーイは言った。「万が一、と思って」。万が一何かひどい手違いがあり――万が一マコートの治療がうまくいかず、両親は実は自然妊娠していた場合を考えて、だ。

「父親とDNA鑑定を受けるのは、どんな気持ちだった？」と尋ねた。

「つらい気持ち」。彼女は少しずつ答えた。「結果を見るのは……つらかった」。真実は彼女のアイデンティティーを根底から覆した。当時はDC児の知り合いもおらず、彼女は悲しみと混乱をひとりで抱え込んだ。「どうすればいいのか分からなかった。この気持ちをどう扱えばいいのかも。打ち明ける相手もずっといなかった。友人に話せるようになったのは、海外に越して3、4年してからよ。以前の私を知らない人だから話せたの。10年の間はこの話をするたびに泣いてたわ」

　29歳のとき、ゾーイは答えを探し始めた。彼女はデイビッド・マコートに電話をかけた。だがマコートはすでにクリニックを売却し、今は「ファーティリティーファースト」という別のクリニックになっていた。ゾーイはそこにも電話をかけたが、ゾーイの診療記録はまったく残っていなかった。記録がないのは自分だけじゃないと感じた、とゾーイは言う。

「今はもうすべての記録がなくなってると思う。でも、ファーティリティーファーストがマコートのクリニックを買収したときは、まだ一部は残っていた。それは分かってるの」と彼女は言った。

「あなた以外の記録も?」と私は尋ねた。

「病院の人たちはいくらか見たと言ってたわ。そう、彼らが言うには、文字通り一箱分あったと」

ゾーイは激しい怒りをあらわにした。「このプロセスそのものが、どこまで行ってもレンガの壁で塞がれているような、または目の前でドアが閉ざされるような感じだった……全員が敵に見えたわ」


デイビッド・マコート医師は1983年にゾーイを作った。当時はひどい時代だった、という人もいるかもしれない。残念ながら生殖補助医療業界では今もひどい時代が続いている。

マコート医師は不妊治療の域を超え、連邦最高裁判所まで争われた法廷闘争で知られている。彼の元臨床現場、セントジョージ不妊治療センターに関するものだ。この裁判により、彼の治療室で行われていた不穏な実態が明らかになった。だが、この争いの中心は金銭をめぐる医師同士の問題であり、人をめぐる問題ではない。とはいえ、裁判が進むにつれて明らかになる人をめぐる問題も、決して見過ごせないものだった。

2002年、マコートは現職から退くことを決め、クリニックを別の不妊治療専門家、アン・クラーク医師に売却した。クラーク医師はすでに自分のクリニック、ファーティリティーファーストを所有し、さらにセントジョージ不妊治療センターをマコート医師から購入した。売却証書に記載された売却対象は、セントジョージ不妊治療センターの資産だった。証書によれば、資産は「記録、胚(法律上、購入者に所有権を移せる範囲で)、精子」が対象で、「記録とは当該事業の全記録を意味し、これにはドナーと患者のスクリーニング検査記録の原本および複製記録すべて……(および)

精子ドナーと患者の一覧、全患者の記録、同意書、業者経由の患者一覧が含まれる」。すべての記録書類は正しく整理されていることが前提とされ、セントジョージ不妊治療センターは「同意書、スクリーニング検査……および精子ドナーの身元情報（本人確認、連絡先および身体的特徴を含む）が（オーストラリア生殖医療学会《FSA》の）ガイドラインに準拠して実施されている」ことを保証した。[1]

　このように、マコートが水面下で精子と胚を売り払い、クラークがそれを買っていたのは不愉快な事実だ。不妊治療クリニックの所有者が変わるたび、こうしたことが起きている。だが後の法的手続きでマコートが書類記録をどう扱っていたかが明らかになったことにより、さらに不愉快な事実が判明した。マコートはろくな書類も残さずゾーイを作ったが、それから20年近く経った２００２年の売却時まで、このずさんなやり方はほとんど変わっていなかった。

　アン・クラーク医師はマコートのクリニックを購入した直後、その資産が必ずしも彼女の期待した状態ではないと気がついた。マコートのクリニックには３５１３本の凍結精液ストローが保管されており、理論的にはどのストローでも子どもを作れるはずだった。だが、３５１３本中３００９本、つまり86パーセントのストローは使えなかった。治療で妊娠に失敗したという意味ではない。それなら訴訟は起こらない。クラーク医師にはその精液のドナーが誰か、ドナーに疾患はないか、同じドナーからこれまで何人の子どもが生まれているのか、そもそも入手経路は適切なのかがまったく分からなかったために使えなかったのだ。

　２０１０年、ニューサウスウェールズ州最高裁のマクリーディー陪席裁判官は、この何千本もの精液ストローに関わる膨大な問題点を明らかにした。[2]マコートのクリニックは、精子ドナーの識別を業界の基準通りに実施していなかった。提供精子による凍結ストローの記録をクラーク医師に１

つも渡していなかった。精子ドナーの詳細も渡していない。精子ドナーの同意書の詳細も渡していない。精子ドナーのスクリーニング検査結果の詳細も渡していない。さらに、患者の一覧の複製記録も渡していなかった。

マコートはクリニックで一体何をしていたのだろうか。私はめまいがした。

マコートにはその後罰則が科せられることになった。だがその理由は赤ん坊の人権とは関係ない。これはすべてビジネスの話だった。

2002年、マコートのクリニックの所有者となったアン・クラーク医師は、資産の現状把握を実施した。精液を含めてだ。そして2004年、裁判が始まった。クラーク医師は使用可能な504本の精液ストローだけを残し、それ以外は処分した。[3] 2005年12月にはその504本もすべて使いきっていた。

そこで彼女は精子を新たに調達しようとした。クラーク医師はこれまでも、魅力的な市場であるオーストラリアの多数のクリニックから精子を購入していた。オーストラリアではドナーは総じて精子や卵子、胚を金銭などの利益と交換してはいけないことになっている。だがクラーク医師は、ウェストミード不妊治療センター、クイーンズランド・ファーティリティー・グループ（IVFオーストラリアと同様、多国籍企業バータスヘルスの傘下だ）、またデンマークの精子バンクであるクリオスインターナショナルなどを通して精子を購入できた。クリオスは世界中のDC児の間で、ある種有名な存在だ。というのも、世界に顧客を持つこの小売企業には、数々のスキャンダルを乗り越えてきた〝コレクション〟があるからだ。遺伝性疾患を持つドナーの精子、実の娘2人を殺害して有罪判決を受けたドナーの精子もその一部だ。[4]

精子の販売というこの露骨な市場が、なぜ人体組織の売買を禁じる法と併存できるのかは理解に苦しむ。

基本的な問いになるが、そもそもなぜ配偶子や臓器、血液、その他の人体組織の売買を禁止し、利他的な提供を——表向きはだが——守るのが重要なのか。ドナーが売りたいというならいいじゃないかと言う人もいるかもしれない。だが悲しいことに、こうした思慮のない発言は裕福な先進国だけに許されるぜいたく品だ。発展途上国では金銭と引き換えに、スラムに住む10代の若者から腎臓が摘出されている。[5]より丁寧な説明が、オーストラレーシア王立病理医会《RCPA》が定める「オーストラリアおよびニュージーランドにおける人体組織の使用に関する倫理的・法的問題についてのガイドライン」に書かれている。

「金銭の支払いを伴う人体組織の取引が人体の商品化であることは明らかである。この行為が非倫理的とされる理由には、以下が考察される。それが人体への配慮を欠くこと、弱い立場にある人々が搾取される可能性を生むこと、人体組織の提供によって体現される、他者を助けるという利他的な贈与〝精神〟に反していること、および、人々が自発的に組織を提供する意思を損なう可能性があること。この行為はまた、人体組織の提供を頼みとする治療や研究から得られる社会的利点を総じて損なう懸念がある」[6]

クラーク医師が精子を購入しようとしていた時期、ニューサウスウェールズ州の1983年人体組織法では「契約の当事者か否かを問わず、有価の対価と引き換えに……人体組織を販売または提供する」取引を禁じていた。[7]この条項は現在も有効だ。とはいえ、すでに述べた通り、ドナーが配偶子を提供する際に発生した「費用」の払い戻しは規制の対象外であり、この「費用」も定義されていない。これに加えて、人体組織の取引を禁じるこの法には、もう1つ重大な例外がある。それは、「その人体組織が加工または処置され、かつその人体組織を治療、医療、または科学のために使えるようにする目的で販売または提供される場合」はこの限りではないということだ。

つまり理論上、クリニックや医師はドナーの人体組織に金銭を支払ってはいけないことになっているが、「加工」された組織には相互に金銭を支払うことができるのだ。実際は商品化しているにもかかわらず、我々は人体組織を商品化していない、と主張できるのはこのためだ。生命倫理学者のニコラス・トンティー・フィリッピーニと倫理学者のニコライ・ゼップスは『メディカル・ジャーナル・オブ・オーストラリア』に掲載された論文にこう書いている。「どの法律やガイドラインにも明示されていないが、事実上、法と倫理の乖離《かいり》が起きている可能性がある。人体組織が加工済組織という製品になることで……販売され、代価が支払われ、そうした製品の製造者や販売者に金銭的利益をもたらすと想定されている節がある」。これは問題だ。なぜなら「人体組織のドナーは通常、自身の人体組織が個人の利益のためではなく、移植や研究を通じて地域社会の利益のために使われることを前提としている」からだ。[8]

クラーク医師は、マコート医師から購入した使い物にならない凍結精子を使えるものと取り換える必要があった。だがこれまでの業者には頼れなくなった。２００５年、国立保健医療研究評議会《NHMRC》の新たな倫理ガイドラインが施行されたからだ。これに従えば、クラーク医師が購入できる精子は、子どもへの身元開示に同意したドナーの提供精子だけだった。彼女はこれに従った。そして米国の精子バンク、ザイテックスに目をつけた。

ザイテックスという企業もまたスキャンダルとは無縁ではない。世界的な金融危機の後、同社は「在庫一掃セールのようなもの」と称し、「選《え》りすぐり」のドナーの精子を200米ドル「割引」して顧客に提供した。[9]「選りすぐり」の中には、これまで繰り返し提供してきたドナーも含まれていた。その数年後には、健康で大学の学位を持つ知能指数160のドナーだと同社が謳っていた男が、実は学位を持たず過去に双極性障害（躁鬱《そううつ》病）と診断され、強盗による逮捕歴もあるドナーだと分かった。この男の精子はすでに購入され、世界で36人の子どもが生まれている。一部の家庭からは早くも、子どもの精神衛生に深刻な問題が見られるという報告も入っている。[10]

だがザイテックスは精子の他に、ドナーの写真や彼らが話す音声も公開していた。「レシピエントはザイテックスのウェブサイトを閲覧でき……希望すればより詳細な情報や、より多くの写真も購入できました」と、クラーク医師とマコート医師の訴訟で裁判長を務めたグゼル判事は言う。これが不妊治療の分野でなければ、「市場」と呼んで差し支えないだろう。

クリニックの買収後、在庫をほぼ丸ごと入れ替えなければならなかったクラーク医師が苛立ちを感じたことは想像に難くない。だが、3度の主要な法廷闘争のうち1度目は、クラーク医師がマコート医師を訴えたのではなく、その逆だった――マコート医師が支払債務の不履行を理由に、クラーク医師を訴えたのだ。[11]クラーク医師はその後、逆にマコート医師と彼のクリニックを保証の不履行で訴えた。

その後数年間、マコート医師が所有していたクリニックは医療過誤でもずさんな記録管理でもなく、保証不履行という理由で厳しく追及された。この国の優れた法律家は、生まれた子どもたちの〝被害〟ではなく、クラーク医師がザイテックスから精子を調達しなければならなかったという〝被害〟について、適切に職務を遂行した。

3度目かつ最終ラウンドでもある法廷で、連邦最高裁判所はマコート医師がクラーク医師に損害賠償をしなければならないと評決を下した。[12] マコート医師は結局、100万ドル以上の賠償金を背負うことになった。クラーク医師は現在もクリニックを運営している。治療ではザイテックスのストローを使っているのだろう。マコート医師から作られた子どもへの答えは見つからないままだ。

# 29 とんでもない不妊治療医

デイビッド・マコートのクリニックは２０１０年から２０１３年にかけて数度の裁判にかけられたが、彼が訴えられたのはこれが初めてではない。マコートはそれ以前にも、当時のニューサウスウェールズ州医療審判所（現ヘルス《H》ケア《C》苦情処理《C》委員会《C》）で裁判にかけられていた。この判決は一般公開されていないようで、どこにも記録は見当たらない。だが、この裁判は女性と子どもの健康および安全に直接関係していたと、裁判に関係ない場所で２人の人が教えてくれた。

90年代後半、ある女性（ここではジェーンと呼ぶ）には子どもに関して気がかりなことがあった。彼女には２人の息子がいた。２人ともＤＣ児だった。

１９８０年代、ジェーンはなかなか妊娠できなかったため、夫とともに地元の一般医を訪れた。「病院は夫を検査して――そこで問題が見つかりました」とジェーンは言う。「それ以上の検査は不要でした」。選択肢は養子縁組かＤＣだと告げられた。ふたりは後者を選んだ。「その一般医はいくつか不妊治療クリニックを当たってくれたのですが、どこもキャンセル待ちでした」。１カ所を除いては。「マコートのクリニックには空きがありました。それが彼のクリニックを選んだ理由です。ＤＣのことはよく分かりませんでしたが、もう少し調べるべきでした」

ジェーンはそのとき28歳で、自分たちの選択に不安を抱えていた。「これは自分が望んでいたことなのか自信が持てず、尻込みしていました。カウンセリングを受ければ安心できたのでしょうが、当時はその選択肢を思いつかなかったんです。マコート先生の検診は何度か受けましたが、彼はカウンセラーではありません。私が受ける治療の手順をざっと説明しただけでした……かなり淡々としていて、まったく思いやりを感じませんでした。『あなたを妊娠させます、言う通りにしてください』という感じです」

ジェーンは妊娠し、男の子を産んだ（彼をトムと呼ぶ）。数年後、夫妻は2人目の子を持ちたいと考え、再びマコートのもとを訪れた。1990年、2人目の子が生まれた（この子をベンと呼ぶ）。

他の多くの不妊治療医と同じように、マコートもジェーン夫妻に子どもの出自について嘘をつくよう告げたという。「子どもには話さないようにと彼は言っていました」とジェーンは言う。「でも、私にはそれが正しいとは思えませんでした」

親の中では珍しく、ジェーンはその逆の選択をした。「子どもたちが理解できる年頃になってすぐ告げました。2歳頃です」と彼女は言った。現代の親がいまだにまったくできていないことを、彼女は30年前に何のカウンセリングも受けずに実行したのだ。私は心から感心した。

「真実を告げればもう何も隠すことはありません。子どもたちも受け入れてくれるはずだと思いました」と彼女は言う。

だが、彼女自身が知らないことは子どもにも話せない。

長男のトムが10歳くらいのとき、「自分はそのうち髪が抜けて、早いうちにハゲるんじゃないかと騒ぎ始めたんです。なんとしてもドナーのことをもっと知りたいと言っていました」とジェーンは言う。トムがあまりにせがむので、ジェーンはマコートのクリニックを再訪したという。

ジェーンによれば、マコートのクリニックでは記録を10年まで保存する決まりがあったという。だが残念ながら、トムの記録は保存期間をわずかに過ぎていた。「トムはただ、この先自分がハゲてしまうのかを知りたいだけでした。あとはドナーが賢かったかとか、そういう個人を特定できないようなことです」。だが答えは１つも得られなかった。トムの記録がないからだ。まったく不当だと思います、とジェーンは言う。だがトムの弟のベンなら答えが得られるはずだ。ベンはまだ８歳だ。ベンのファイルは保存されていなければならなかったんです、とジェーンは言った。

「次男はまだ10年経っていないのに、記録はありませんでした」とジェーンは言う。「マコートは記録をまったく保存していないという話を（当時はまだ活動していたドナー《D》・コンセプション《C》・サポート《S》・グループ《G》を通じて）聞きました。でも、マコートはそれでいいと思っていたようです」。ジェーンによれば、記録がなければ見つかるものもないからだということらしい。「彼はドナーに連絡がいかないようにしたかったんです。ドナーは私たちのようなレシピエントに人生を狂わされないよう、匿名性を保証されていたからです」

ジェーンはトムとベンの記録がないことに納得がいかなかった。そこで１９９８年、マコート医師の不妊治療を受けた数名の元患者と共同で、ニューサウスウェールズ州医療審判所に提訴した。

ＤＣＳＧの共同創設者レオニー・ヒューイットによれば、裁判手続きには「大変な時間がかかった」そうだ。ヒューイットとＤＣＳＧは手続きに関わり、家族を支援していた。ジェーンは、ライド病院で行われた審問についてこう語る。「医師と思われる３人の陪審員から、ばらばらな観点で質問されました。私の向かいにはマコートと彼の弁護士が座っていました」

「（その裁判は）まるでやっつけ仕事でした」とレオニー・ヒューイットは言う。[1]

ジェーンとレオニーによれば、この裁判には他にも当事者がいた。4人の子どもを持つ母親だ。彼女にはなんとしても、子どもの生物学的な父親を探さなければならない理由があった。子どものうち、少なくとも1人が地中海貧血症を患っていたのだ。地中海貧血症は、重症型になると定期的な輸血を余儀なくされたり骨が変形したりすることもある遺伝性の血液疾患だ。重症型の根本的な治療法は骨髄移植に限定されるが、たとえ骨髄ドナーが見つかっても、移植手術そのものが命取りになる場合もある。[2] 現在、地中海貧血症の遺伝子を持つ可能性のあるすべてのカップルには、子どもを持つ前にスクリーニング検査を受けることが推奨されている。

「その家族にとっては、記録を見つけることが命に直結していました……それでもマコート医師は彼らを助けようとはしませんでした」とジェーンは言う。

自身のクリニックで生まれた赤ん坊であるにもかかわらず、彼はその診療記録を提供しなかった。それどころか、記録そのものが存在しないことが裁判で明らかになったとジェーンは言った。

この訴えにどんな判決が下ったのかは定かでない。というのも、事件を扱ったニューサウスウェールズ州医療審判所（現HCCC）がその記録を見つけられないからだ。HCCCの広報担当者は、「マコート医師への告訴はHCCCが州医療審判所から引き継いだ」と語った。これらの判決文は、当時は公開されていたらしい。だが「当時からかなり経ったため」、その記録は内部文書や公開されている文書の中にも見つからないのだという。

この裁判で争われたのは、その後も市民に深刻な影響を及ぼしかねない問題だ。それなら判決文も公開され続けるべきだったと思うのは私だけではないだろう。

私は何度もマコートと連絡を取ろうとしては、すげなく断られてきた。だがある日まったく突然、私がかけた電話がマコート本人につながった。しかも彼は、その電話で直接質問に答えてくれるという。

デイビッド・マコートは、70年代のある時期から自身のクリニックでDCの治療を行うようになったと話した。当時のドナーは彼が教えていた医学生だったそうだ。

「では、講義か何かでドナーの話を持ちかけたんですか？」私は訊いた。

「ええ、そうです。彼らに頼みました」と彼は即答した。そして、おそらく10豪ドルかそれぐらいの報酬を支払ったはずだが、よく覚えていないと言った。「学生への説明では確かに伝えたのですけれどね」。当時彼が教えていたのはキング・ジョージ5世母子記念病院という公共施設で、現在はロイヤル・プリンス・アルフレッド病院の一施設になっている。ロイヤル・プリンス・アルフレッド病院といえば、私にメールをくれたルーシーの職場だ。当時、医療スタッフがドナーになっていたとし、私もクリニック20のスタッフを当たってみるといいと助言をもらった件だ。

「あなたがクリニックを運営していたとき、記録管理はどうしていたんですか？」私はマコートに尋ねた。沈黙が続いた。

「ああ、紙に書き留めていたんです」と彼はようやく答えた。「他の医師と同じです。メモを取っていたんです。たしか当時のドナーの名前も。でも、早くに破棄してしまいました。彼らが提供しなくなったからです。基本的に、そうしたドナーの名はすぐに破棄してしまいました。質問は以上ですか？」

つまりどういうことかと私は訊いた。

「ドナーが精子提供をしたら名前を書き留める。そのドナーが提供をやめたら記録を破棄する、ということです」と彼は答えた。

「なぜ破棄したのですか？」

「匿名性のためです」

「分かりました」と私は言った。「ですが、もしドナーに健康上の問題があった場合、ファイルを破棄していたら連絡が取れないのではないですか？」

「まあ、彼らは健康な医学生でしたから。それに、まだ20代です。健康に大きな問題がある可能性は低い。というか、彼らには早い段階で尋ねていたので確認済みです……先天的か遺伝的に何かないかどうか」

「ええ、まさにそれについてなのですが」と私は言った。「先天的な問題があった場合はどのように——」

「ああ、まずドナーにはなれません」と彼はかぶせて答えた。「登録できません」

「でも、どうして分かるんですか？」

「質問したからです」と彼は言った。「彼らは医学生です。ばかじゃない」

「なるほど」

アン・クラーク医師との訴訟を招いたクリニックの売却に際し、数千本の精子ストローにラベルが貼られていなかった、あるいは正確なラベルではなかったことについても質問した。

「精子ストローにラベルがないのに、家族数の制限を破っていないとなぜ分かったんですか？」

「それはクリニックが売却された後の話ですよね。私はすぐにすべて破棄しました」

「売却時にはすべて破棄されていたということですか？」私は驚いて訊いた。

「ええ」と彼は言った。「そうです、ドナーに関する情報はすべて」

DC児にとって、こうした話を聞くのはつらい。この男が作った子どもの中に私の親友もいると思うと、なおさらつらい。ゾーイにはもっといい医師がいたはずだ。トムとベンの兄弟も、マコートから作られた他のすべての子どもたちにもだ。

「情報を破棄していたとして、そのドナーが家族数の制限を超えていないかはどう把握できたのですか？　誰か1人でも把握できていましたか？」

「まず、〝家族数の制限〟とは何を意味していますか？」と彼は言った。

私は気分が悪くなった。

「それから」と彼は続けた。「上限ということでいえば、クリニックではかなりのドナーを抱えていました。同じドナーを使ったとしても、その制限を破っていた可能性は極めて低いでしょう」

「クリニックでは家族数について、何らかの方針がありましたか？」

「ああ、そういえば。ええ、あったと思います」と彼は言った。「でも、もう忘れてしまいました……私が定めた方針というより、医療団体の決めた方針だったと思います」

私は自分のメモを見返した。

「1998年、病院の記録管理について、HCCCから訴訟を受けませんでしたか？」

「覚えていません。もしかしたらあったかもしれません」

私はDCSGの元メンバーが教えてくれたと前置きし、あなたはDCの治療を受けた2人の女性から、子どもの診療記録が存在しないことで訴えられたはずだと告げた。また、片方の女性の家族は地中海貧血症を患っていたということも。

「何かしら心当たりはありませんか?」

「ありません」と彼は答えた。「何の話だか、さっぱり。あなたは20年以上の前の話をしているんですよ。その間にはいろいろなことがあったんです。もしかしたらこの先、思い出すかもしれませんが、今は思い出せません。でも、何も問題はないでしょう。20年も前のことなんですから。あるいは20年以上も、ですね」

よく分かった。

訴訟に関して何か正式な書類は発行されたかとジェーンに尋ねた。「裁判に出席したお礼状くらいだったと思います。それだけです」と彼女は言った。

医療制度は保身に走ったという印象がジェーンには強く残った。トムとベンは生物学的な家族に関する情報の不在に、その後何十年も向き合わなければならなくなった。地中海貧血症の家族がどうなったのかは、ジェーンにもレオニー・ヒューイットにも分からないままだ。

# 30 レイプまがいの精子提供

2005年、ヘレン・エデルと彼女の双子の姉妹アンが全国ネットのテレビに出演した。かつてダグラス・サンダースが登場し、クリニック20が家族の制限を破ったとして追及された『フォー・コーナーズ』の特集、「父親探しの旅」だ。

ヘレンとアンは当時40代半ばだったが、自分たちがDC児だと知ったのは二十歳を超えてすぐの頃だった。ふたりはドナーが誰かも突き止めていた。母親の不妊治療医だった。

番組が放送されてから15年後、私はヘレンと連絡を取ることができた。彼女はオーストラリアの地方部に住んでいた。アンはすでに他界していた。私たちの子ども時代は幸せとはいえなかった、とヘレンは語る。「父は私たちにとってひどい親でした。私たちはいつも罵られ、言うことを聞かなければ拳が飛んできました。家庭内暴力が凄《すさ》まじかったんです。母が仕事に出かけた後は、革紐で縛られることもありました」

ふたりが21歳になる頃には両親は離婚していた。母親は再婚した。義父は「嫌な男でした。本当に気持ちが悪かったんです」とヘレンは言う。ある日彼と激しい口論になり、自分たちが父親の本当の子どもではないと言われたふたりは言葉を失った。両親はシドニーのバルメイン病院の医師ジヨン・ドハティーのもとに通っており、母親は彼から人工授精の治療を受けて妊娠したのだった。「母は自伝を書いていたんです」とヘレンが教えてくれた。電話の向こうで何か捜していたかと思うと、彼女は驚いたことに、その一部を聞かせてくれた。「ここに私が妊娠できる希望があった。ドナーの精子を使うことにしたのだ。主人も賛成してくれた……ついに好機が訪れ、ささやかな処置が施された」。不妊治療を説明する、戦後の奇妙な言葉選びが印象的だった。まるで1950年代の専業主婦向け雑誌だ。「このことは20年間ほど秘密のままだった」

そして、後に真実が暴露された。「かなり大きな衝撃を受けました」とヘレンは言う。ヘレン姉妹に暴力を振るって疎んじていた男は、実の父ですらなかった。「心から怒りを感じました。以来彼には二度と会いませんでしたし、葬式にも出ませんでした。それくらい憎かったんです」

その後、20代から40代にかけての20年間、ふたりは「いつも何かを求めていました」とヘレンは語る。幼少期の家庭内暴力は「男性問題に多大な」影響を及ぼし、真実を知った後の数年間は特にひどい時期に陥ったという。「20代の頃、アンと私は数々の性的暴力にさらされました。レイプ、虐待、暴力など、おぞましい体験をしてきたんです……70年代のオーストラリアは、人種差別も性差別も横行する国でした。女性として生きるのはつらかったのです」。この生きづらさが幼少期の虐待、自尊心の低さ、人工授精による出生のどれに起因しているか、ヘレンには分からない。多分すべてが関係しているのだろう。「家庭内暴力を人工授精のせいにしていいのかしら」と電話の向こうでヘレンが思案する。「私にも分かりません」

事実を知った3年後、アンはドハティー医師に手紙を書き、生物学的な父について慎重に尋ねてみた。驚いたことに、1983年2月、ドハティーから返事が来た。ヘレンがそのコピーを送ってくれた。黄ばんだ用紙にはタイプライターでこう書かれていた。「ドナーは非常に優秀な若い医師でした。後に実験医学の分野で成功したので、知能は保証できます。花粉症ですが、遺伝的な病気はありません。当時は独身でしたが、今は結婚して子どもがいます」

ここまでは（ある意味）普通だ。だが以降は安っぽいドラマのようになってくる。「外見は体格が良く、角ばった顔は精悍《せいかん》。笑うときれいな歯が覗きます。運動神経は極めて抜群」。そして最後に、アンへの押しつけがましいお説教が書かれていた。「本当の父親というものは、あなたが宿ったときからその誕生を待ち望み、あなたを育て、愛する人です。生物学的な父親は、遺伝子の半分を提供し、あなたが誕生するのを助けただけに過ぎません」

ヘレンによれば、アンは手紙を受け取るとすぐドハティー医師に電話をしたという。「彼は本当に失礼な人でした」。ドナーが誰なのか教えてほしいとアンが訊くと、ドハティーは怒鳴り出したそうだ。「彼はアンにこう返しました。『本当の父親が誰かだなんて、よくそんなことを訊けるもんだ』と」。アンは大泣きし、父親探しを諦めた。

ふたりは40代になり、レオニー・ヒューイットをはじめとするDCSGに支援を求めた。ふたりはドハティー医師からの手紙をヒューイットに見せた。ヒューイットはその手紙を奇妙に感じた。彼女は『フォー・コーナーズ』でこう語っている。「かなり慎重に、ふたりに衝撃を与えないよう、そっと尋ねました。『医師がドナーだと思ったことはありませんか？』」

ふたりはまったく予想外のこの質問に、はっとさせられた。すぐにドハティー医師を捜して小さな田舎町を訪ねたが、彼は10年前に亡くなっていた。そこでドハティーの息子に、DNA鑑定を受けてもらえないかと依頼した。彼は承諾した。ヘレンはその結果を私に送ってくれた。あとは『フォー・コーナーズ』で双子が語った通りだ。鑑定結果は、亡くなったジョン・ドハティー医師がふたりの生物学的な父親であると示していた。彼は自分の精子を使って、何も知らないヘレンたちの母親に人工授精を行ったのだ。母親は、それが匿名のドナーのものだと思っていた。「彼は別の部屋でマスターベーションをして精子を提供したんです。当時は新鮮なものを使いましたから」とヘレンはさらりと言う。この時点で母親は亡くなっていた――担当医がどのように患者を騙したか、彼女はついぞ知ることはできなかった。

「『フォー・コーナーズ』の放送後、2人の異母きょうだいから電話がありました」とヘレンは言った。「1人はシドニーで弁護士をしている女性でした。私たちがあまりに自分とそっくりなので驚いたようです。彼女の母親もドハティーの患者でした。家族で番組を観ていて、それで分かったそうです」

もう1人がDNA鑑定に同意したドハティーの息子だ。彼は番組を観て双子に怒りをぶちまけた。「それから一度も話していません」と、15年前を振り返ってヘレンは言う。だが彼女は気にしていなかった。「多分、それも大したことないと思うくらいに波瀾《はらん》万丈な人生を送ってきたからでしょうね。それに、自分の家族のことで精一杯だったので……私は3人の素晴らしい子どもに恵まれ、孫も4人います。今では一族の年長者ですよ。ドハティーなんて気にしていられません。もうどうでもいいんです」

不妊治療医が自分の精子を使って人工授精をする事例は、世界中で起きている。これはまた別のレベルの犯罪行為だ。多くの倫理的・職業的な境界線を越えており、さまざまな嘘も入り混じる。

不妊治療に突然、黒く不快な要素が入り込むのだ。性的満足のためか？　権力の誇示か？　そして、もし医師の精子を使われた女性が訴えようと思ったら、オーストラリアではどのような法的手段が取れるのか？　その答えは不明だ。

これはレイプにあたるのだろうか？

この問題は、国外ではすでに司法の場で議論されている。米国のある学者は、可能性は半々というところだ、と答えている。これは複雑な問題なのだ。米国では不妊治療医が精子ドナーだったと発覚することは、小説の中の事件ではない。認めるか認めないかではない。現実に起きていることなのだ。

米国では１９８７年、数名の医師が自身の精子をＤＣの治療に使ったと認めている——これは他でもない、米国議会技術評価局《OTA》（科学技術の社会的影響を評価して連邦議会の政策立案・決定を支援するための機関。１９９５年まで運営）の調査結果だ。しかも、彼らは凍結保存されたものではなく、新鮮なものを使ったという。

この調査は数百名の不妊治療医を対象に行われた。報告書によれば、22パーセントの医師が新鮮な精液のみを使用していると回答。さらに多くの医師は、新鮮な精液と凍結精液を両方使っていた。「新鮮な精液の入手先」は医学生、病院のスタッフ、他の医師などであり、「自身の精液を使用する医師はほとんどいなかった（2パーセント）」とのことだ。自身の精液を使ったことがあると答えた医師はそれぞれ、これまで複数の患者に——具体的には4人から50人の女性に使用したと答えた。

この調査が行われたのは１９８７年だ。以来、米国では不妊治療医が自ら運営する不妊治療クリニックで自身の精子を使って子どもを作り、告発されるケースが増加している。例えば、インディアナ州のドナルド・クライン医師、アイダホ州のジェラルド・モーティマー医師、コネチカット州のベン・ラメリー医師、バージニア州のセシル・B・ジェイコブソン医師、バーモント州のジョン・ボイド・コーツ医師、テキサス州のキム・マクモリーズ医師など、このケースは全米で見られる。[1]

この告発の結果、少なくともクラインとジェイコブソンという2人の不妊治療医が2つの州で起訴された。だが問題なのは、彼らが起訴された当時、その行為を裁く特定の法律は存在しなかったということだ。2019年、デジタルメディア『バイス』はこの件を、「医師が自身の精子を使って人工授精。大半の州では合法」という見出しで報じた。[2]

現在、少しずつではあるが、米国の議員はこの問題に向けて動き始めている。

アリソン・モトルクは15年間にわたって生殖技術についての執筆を続ける、カナダのジャーナリストだ。不妊治療業界のオンラインニュースサイト『ヘイ・リプロテック』を立ち上げ、ほぼどの主要メディアにも欠落している、堅実で示唆に富む視点を提供している[3]（オンライン雑誌『スレート』ももう1つの貴重な例外だ）。

2020年2月、モトルクは、医師自らがドナーになることの問題に切り込んだ。「家族が行き場のない怒りを覚える理由のひとつは、医師に責任を負わせるのが法的に難しいことです。医師が自分の精子を患者に使ってはならないと明確に禁じた法律はありません」。ここでもまた、起こり得る問題に対する法の整備不足が障害となっている。

モトルクは、このジレンマを研究しているインディアナ大学の法学教授ジョディ・マデイラにインタビューを行った。医師を裁判にかけない選択肢はない、とマデイラは言う。彼らを見逃せば「この行為は法に問われないという印象を与えることになりますし、インフォームドコンセントなどの法的な枠組みにも反します」。

マデイラはまた、「3つの侵入」という痛烈な名の理論を展開する。1つ目の侵入は、医師が自分の精液を患者の子宮腔《しきゅうくう》に注入するときに起こる。「患者は処置そのものには同意していますが、医師の精子が使われることには同意していません」とマデイラは言う。2つ目の侵入は、「医師の生殖細胞が患者の生殖細胞と結合し、子宮内膜に着床し、胎盤を形成し、考えられる限り最も密接な方法で生理的障壁を破るとき」だ。不快感が込み上げる説明だが、重要なことだ。「3つ目の侵入は……子どもが生まれた後に起こります。子どもは患者の家庭に迎えられ、彼らの子どもと見なされ、法的な権利と患者の家族の感情的・社会的・金銭的支援を受ける権利を得ます」とマデイラは説明する。つまりはカッコウの托卵《たくらん》であり、患者は生物学的には医師の子どもである子を育てることになるわけだ。

このいずれも決して、DCで生まれた我が子に母親が抱くであろう愛情を否定するものではない。ただDCそれ自体と同じく、この問題を理解するには、複雑な状況を善悪や是非という以上の見方で考える必要がある。

親が子どもに無限の愛情を注ぐことは誰にも責められないし、もちろん、その子どもにも罪はない。だからといって、医師の行為が許されるわけではない。結果が良ければどんな手段を使ってもいいとは限らない。母親はその手段に同意していない。侵害されたと思うのは当然だ。母親は絶えずその記憶を思い出さなければならないのだ。

モトルクは『ヘイ・リプロテック』の記事で、「これはレイプといえるのか？　その答えはグレーです……類似した行為を見つけるのが難しいからです」というマデイラの発言に続けて、「だが一番近い違法行為は、医師と患者の性行為ではないかとマデイラは考えている」と書く。「基本的に、医師は患者と性行為をしないことになっている。力の差が広く認められているからだ。この力関係によって、本心では同意していない患者が断りにくいという状況が生まれる」

この問題は性行為ではなく、医療処置の問題だという人もいるだろう。マデイラはこう問う。「しかし、医師が診療室の近くの部屋でマスターベーションをして射精し、その精液を採取し、診察室の患者の膣に注射器とカテーテルで注入する。このような授精が果たして医療といえるでしょうか?」医療的な接触は、たとえ目的が患者の妊娠を助けることだけだとしても、「簡単に一線を越えて性的接触になる可能性があります——その場合は少なくとも医師自身の満足感が介在します」と彼女は主張する。

モトルクも同じ意見だ。「この行為は何か性的で——レイプのようなものですらある。やはりいろいろな意味で、医師と患者のセックスよりもずっとひどいことのように思われる。患者は身体的にも感情的にも弱い立場だからだ……彼女たちは嘘の被害者だ……その後の人生を幻影に苛《さいな》まれて生きることになる……子どものことは愛しているが、子どもをこの世に誕生させた行為は憎んでいる。忘れたくても忘れられない。まさにその行為が愛する子どもに刻まれているからだ。私には、これは犯罪のように思われる」

米国の多くの州でも、議員たちは同じ結論に達している。こうした行為は犯罪とされ、「生殖医療詐欺」や「生殖医療における暴行」という罪状で徐々に知られるようになっている。

米国で初めて生殖医療詐欺を違法とする法律が制定されたのは、1996年。カリフォルニア大学アーバイン校の不妊治療クリニックで、不妊治療医が患者に無許可でその配偶子を別の患者に使用していたことがきっかけだった。同州はこの不祥事を受け、同意された目的以外で配偶子を故意に他人に使用または移植することが違法となった。違反した場合は3年から5年の禁固刑または5万米ドル以下の罰金、あるいはその両方の罰則が科せられる。[4]

2019年、インディアナ州とテキサス州もそれぞれ、生殖医療詐欺を違法と定めた2番目、3番目の州となった。どちらの州も、きっかけはDC児とその母親が起こした社会運動だった。彼らがDNA鑑定を受けた結果、不妊治療医の犯罪行為が発覚した。[5]

テキサス州がこの法を導入したのは2019年6月だ。その大きな契機となったのは、DCで生まれたイブ・ワイリーという30代の女性とその母親、マーゴ・ウィリアムズが勇敢にも声を上げたことだった。ワイリーはドキュメンタリー番組『20／20』に出演し、詳細を語った。自身の母マーゴ・ウィリアムズは匿名の精子ドナーを使って妊娠したと思っていた。だがワイリーが民間のDNA鑑定を受けた結果、ドナーは母の担当医、キム・マクモリーズであることが判明した。

マクモリーズはワイリーに対して行為を認めた一方で、母親もある程度まで同意していたと主張した。彼はワイリーにこう言った。「恩師と話をして……精子を混合したほうがより妊娠しやすくなると聞いたのです」[6]。そこでマクモリーズは、ワイリーの母親の選んだドナーの精子に自分の精子を混ぜたのだという。彼はまた、精子の混合はワイリーの母親とも相談した、彼女は地元の医師である匿名のドナーの精子と自分の精子を混合することに同意したとも述べた。その結果、マクモリーズは自分の精子だけを使ったのだ。母親にはその地元の医師が誰かを――つまりそれも彼自身だとは告げなかったと彼は認めている。

だがマーゴ・ウィリアムズはそんな同意はしていないときっぱり否定した。それどころか、地元の医師の精子は使いたくないとマクモリーズに伝えたと主張した。彼女は生まれた子どもに偶発的近親相姦が起こらないよう、地元以外の（当然マクモリーズも除いた）医師を選んでいた。[7] テキサス州の議員はワイリーとウィリアムズに同意を示し、このような詐欺行為は犯罪だと結論づけた。

テキサス州では現在、不妊治療におけるこうした詐欺行為の被害者は、犯罪が発覚した時点から最大2年間まで訴訟を起こすことができる。そのため「時間が経ちすぎた」という声が方々から上がることもない。[8] 有罪となった場合、医師には6カ月から2年の禁固刑および1万米ドル以下の罰金が科せられる。[9]

ワイリーは「事実を知らない被害者たちに情報を伝えることが私の義務でした」と法の制定を歓迎した。また、DCは女性に子どもをもたらす恩恵だと信じて疑わない風潮の中で、彼女はフェミニズムの言葉を使って自身の行為をこう語る。

「私は医師に何かするために行動したのではありません。女性の生殖に関する権利、同意の大切さを守るために行動したのです[10]」

本書の執筆時点で、米国ではカリフォルニア州、インディアナ州、テキサス州、コロラド州、フロリダ州の5つの州で、生殖医療詐欺法や生殖医療における暴行法が制定されている。[11]

舞台をシドニーに戻そう。私はある女性から話を聞いた。彼女をキャサリンと呼ぶ。キャサリンには愛する子どもが2人おり、兄妹はすでに成人していた。彼らは自分がDC児だと知っていたが、ドナーを知る権利は持っていなかった。だが最近、息子に新たなアイデンティティーが形成された。

80年代後半、キャサリンは夫とともにシドニーの有名な不妊治療クリニックに通っていた。DCの治療を始めて5カ月経ったが、妊娠には成功していなかった。次の展開はほぼ予想できていた。「6カ月目になったら、（医師は）新鮮な精子で試そうとするのだろうと思っていました。実際、そうなりました。新鮮な精子を使ったという彼の患者から聞いたことがあったんです」

私はこの事件の記録をたどることができない。キャサリンもまた、医師に自分の診療記録を破棄されたひとりだからだ。破棄した医師をアーロンズと呼ぶ。当時は1987年、つまりオーストラリアが提供精子のHIVスクリーニングを全クリニックに導入した2年後だった。HIV感染を防ぐための検疫期間を設けるには、凍結保存しかない。つまり、新鮮な精子は検疫されていないということだ。[12]

半年後にキャサリンは妊娠し、男の子を出産した。彼をジョッシュと呼ぶ。

数年後、キャサリン夫妻は子どもがもう1人欲しいと思うようになり、同じクリニックを訪れた。「同じドナーを使いたいと依頼しました」とキャサリンは言う。「アーロンズは、それはできない、と言いました。ドナーは国外にいるのでもう提供できない、居場所も分からないので連絡できない。くだらない考えは捨てなさいとのことでした」。キャサリンと夫は考えた末、いずれにしても〝素直に〟前に進むことにした。そしてもう1人女の子を授かった。彼女をアバと呼ぶ。

アバとジョッシュにはそれぞれ別の生物学的な父親がいる。ジョッシュは特に、その父親を知りたいという強い欲求を持ちながら成長した。2019年、ジョッシュからキャサリンにある質問がメールで送られてきた。そのメールを見て、彼女の世界は砕け散った。

彼女はそのとき劇場の暗い客席に座っていた。携帯電話がメールを受信した。ジョッシュからのメールには「お母さん、アーロンズっていう人と何かつながりはある？」と書かれていた。「これがドナーの名前だったんだ」

「やられた」と思わず声が出た。周囲が彼女に目を向ける。「中にはいられず、私は外に出て泣き出しました。冷静ではいられませんでした。まさか、という思いでいっぱいでした」

ジョッシュは家系図の作成を支援する大手の民間企業を使って、DNAテストを受けていた。この企業のデータベースには他の利用者から送られたDNA情報も登録されており、テストを受けると、血縁関係のある登録者が自動的に見つかる仕組みだった。ジョッシュはすでに数名、かなり近い親戚を見つけていた。

この結果を見ると、アーロンズがジョッシュの父親のようだった。そうだとすれば、アーロンズは自分の精液をキャサリンに注入したことになる。

まるで暴行されたようだとキャサリンは言う。

「吐き気がします。嫌悪感しかありません。ドナーが医師だったなんて、倫理的にどうかしています」と彼女は強く言う。

1年経っても、キャサリンは立ち直れなかった。息子を愛しているのは間違いない。だがアーロンズが自分の精液を使ったかと思うと、たまらない嫌悪が込み上げるのだ。「欺かれたと感じます。すっかり騙されました。こんなことは間違っていますし、暴力を振るわれた気分です。この行為は医療の範囲を超えていると思います。これは絶対に起きてはならないことでした」。キャサリンはジョッシュの中にアーロンズを見るという。「ジョッシュを見ると、頭の形が（アーロンズと）似ているのが分かります。立っている姿も。私にははっきり分かってしまうんです……夫と診察室に入ったとき、アーロンズが（ジョッシュの育ての父に）こう言ったのを覚えています。『髪の色が同じですね』と。その言葉がこんな意味を持つなんて、当時は思いも寄りませんでした」

アーロンズから受けた治療も、今となっては別の意味に思える部分が多々あったと彼女は言う。

「治療を始めて4カ月経った頃、アーロンズがこう言ったのを覚えています」と彼女は振り返る。「彼は私の手首をなでながら、『君はまだ若い。私たちが妊娠できるようにしますから』と言ったんです」。彼女の声には激しい嫌悪が混じっていた。「（精液の）ストローを使う治療では毎回、夫も診察室にいたというのに」。キャサリン夫妻はその数年後に離婚した。その後ジョッシュは元夫に「ドナーはアーロンズだと思う」と告げたという。「（元夫が）どう感じたかは分かりません。困惑したというだけではなかったでしょう」

治療の一環として複数の女性に自分の精子を、しかもその夫が見ている前で受精させるなど、まるでカルト教団だ。ジョッシュがメールでアーロンズの名を出したとき、その可能性は恐ろしいほど真実味を帯びていた。彼女は以前、アーロンズのこうした行為を耳にしたことがあったのだ。

「実は、被害に遭った家族は私たちだけじゃないのです」と彼女は言う。子どもたちがまだ幼かった頃、キャサリンはボランティアとして、DC児の親は子どもにどう告知すべきかをテーマに病院で講演したことがあった。

「ある女性がやってきて言ったんです。『私はシングルマザーで、1990年に子どもを産みました。アーロンズが新鮮な精液を使って生まれた子で、父親はアーロンズです』と」

「なぜ彼女はそうと分かったんですか？」と私は訊いた。

「アーロンズから聞いたそうです」とキャサリンはあっさり答えた。『自分はどうしても妊娠できなかったので、新鮮な精液の使用を受け入れるしかなかった』ということでした」（凍結精子より新鮮な精子のほうが妊娠しやすいという神話は、それを否定する証拠があるにもかかわらず根強く残っている）[13]。

「彼女はアーロンズが自分の精液を提供したと初めから知っていました。彼女がそれを打ち明けた相手は私だけです。だから私はずっと自分の中にしまっておく必要がありました。この話には本当に驚きましたが、彼女はそのひとりに過ぎなかったんです。同じ目に遭った女性が他に何人いるかは分かりません」

アーロンズはすでに引退したが、まだ生きている。だがキャサリンは彼とは対峙《たいじ》せず、答えを求めてもこなかった。ジョッシュもだ。

アーロンズにクリニックでの治療について話を聞きたいと依頼すると、承諾の返事があった。彼はインタビューで、DCの記録は破棄したと述べた。これは診療記録がまったく残っていないというキャサリンの説明と一致する。

「長年の治療で、あなたは何人の子どもの父親になったのですか？」と私は尋ねた。

「覚えていませんし、何を言っているのか分かりません。そんなこと考えたこともありません」と彼は答えた。

私はメモを取った。

「では、患者の人工授精に自分の精子を使ったことはありますか？」と訊いた。

「ありません」彼は落ち着いていた。

「新鮮なものも、凍結したものもですか？」

「使っていません」

「以前あなたの患者だった女性に話を聞きました。息子がＤＮＡテストをした結果、生物学的な父親があなただと分かったと――」

「彼女になぜ私の生体情報が分かるんですか？」と彼が口を挟んだ。これはもっともだった。私は少し時間を割いて、ＤＮＡデータベースから親類同士をつなげるサービスが普及していることを説明した。

「要は、彼女の息子はあなたが生物学的な父親だと言っているのです。治療のどこかでご自身の精液を使った可能性はありませんか？」

「覚えている限りはありません」。彼は臆面もなく答えた。

「この女性は別の患者に会ったとも証言しています」と私は続ける。「あなたの治療を受けたシングルマザーの患者です。この患者はあなたの精子で人工授精をしたと、あなたから直接――」

「何かの間違いです」

「何か心当たりはありませんか？」

「ありません。事実無根です」

行き詰まったように思われた。だがこの疑惑は深刻な問題で、行為があったことは明らかだ。それに、アーロンズはＤＣの記録を破棄したことを認めている。私はふと思いついた。彼がジョッシュの父親でないなら――もしそうならキャサリンが苦悩から解放されることは間違いないが――彼はそれを証明したがるのではないか。

「無実を証明するために、DNAテストを受けませんか?」と彼に尋ねた。

彼はフッと笑った。「お断りします。人のためにわざわざDNAテストなんて受けません。ばかばかしい」

「そうですか、分かりました」

「あなたなら受けますか?」と彼が訊いてきた。

「そうですね、関係性を証明したい相手がいるなら、受けない理由はないですね。やましいことがなければですが」と私は言った。

「そうですか。でも私はそもそも血液検査が嫌いなんです。まして人から頼まれて受けるなんて」

「最近は唾液でもできると思います」と私は言った(実際に可能だ)。

「だとしても、他人にテストされるのは気持ちのいいものではありません。生活にも支障をきたすでしょうし」

私はこの言葉に反応した。「なるほど。都合が悪そうだと?」

「生活に支障をきたしそうだからです」

「そうでしたか」


この件での唯一の救いは、ジョッシュにとって、ようやく生物学的な起源が見つかったと思えたことだ。彼は今、心から満ち足りた気持ちでいるという。

それによって今度はキャサリンが苦悩することになったが、ジョッシュが数十年抱えてきた不安やもどかしさは消え去った。

「ジョッシュは心から満足しています」とキャサリンは言う。「答えが分かって晴れやかな気持ちでいます。これで彼の問題は万事解決です。真実を知ることができたのが嬉しいんです。アーロンズは、私たちがお金目当てだと思っているんでしょう。でも（ジョッシュが）欲しいのは情報だけです。ジョッシュはアーロンズと話したがっています。絶対に不可能でしょうが」

キャサリンがジャーナリストにこの話をするのは初めてだった。当然ながら緊張した様子だった。だが彼女が沈黙を破ってくれたのは大きな一歩だった。これはアーロンズ医師が自身の精子で人工授精を行ったことを訴える初めての証言となったからだ。

こうした行為で公に非難されたのは、オーストラリアではアーロンズ医師でまだ2人目だ。だが双子が明らかにした1人目のドハティー医師と違って、アーロンズはまだ生きている。彼がこの世にいる限りは、どのような事実であれ答えは得られるし、必要になれば裁判にかけるチャンスもある――当局にその勇気があればだが。

こうした事件は世界中で立て続けに起きている。

英国では2012年、ロンドンにあるバートン・クリニックの創設者ベルトルト・ビースナーが、同クリニックで生まれた300〜600人の子どもの父親であった可能性が明らかになった。調査は映画監督のバリー・スティーブンスと法廷弁護士のデイビッド・ゴランツが行った。ゴランツは2012年、「（ビースナーは）少なく見積もっても、年に20回は精子提供をしていたと思われる」

と語っている。[14]ビースナーは70年代に亡くなった。２００７年、同クリニックで１９４３年から１９６２年に生まれた人々がＤＮＡ鑑定を受けた結果、18人中12人がビースナーの子どもであると判明した。

カナダでは２０１５年、不妊治療で高い評価を受けていたノーマン・バーウィン医師が、自分の精子を使ってクリニックの患者に人工授精を行っていたことがＤＮＡ鑑定で明らかになった。バーウィン医師はカナダ不妊学会の元会長で、カナダ勲章の受章者でもあった（職務違反の発覚により返上）。彼は２０１４年までの30年間、この行為を続けていた。[15]

南アフリカでは２０１８年、オーストラリア人女性のフィオナ・ダローチと彼女のきょうだい２人が全員、母親の不妊治療医であるノーマン・〝トニー〟・ウォーカーの実子であったと『サンデー・タイムズ』紙が報じた。[16]フィオナ・ダローチがウォーカーの甥《おい》と連絡を取り、ＤＮＡ鑑定を受けたことから親子関係が発覚したという。彼女はまた米国に２人の異母きょうだいがいることも突き止めている。同紙によれば、ウォーカー家の代表は「ウォーカーが認知した子どもや孫が、彼らと〝半分きょうだい〟だと証明するＤＮＡ鑑定は存在しない」と反論しているという。ウォーカー自身は１９７７年に自殺している。

医師自らがドナーになるという行為は後になって暴かれる。その行為で生まれたＤＣ児が成長し、自ら過去を遡って真実を追求するからだ。だが、そうした行為が明るみに出た国のうち、すべてのＤＣ児に出自を知る権利が法律で保障された国はない。[17]たとえ法律があっても、生まれた年や受胎された地域によって条件が異なるため、導入はまだ段階的でしかない。

一方で、ドナーの匿名性は昔も今も、法律や制度で擁護されている。この状態で、生殖医療詐欺はもう起こらないとなぜ言えるのか。言えるわけがない。これまでの歴史と同じ道をたどるなら、この問題は今生まれている赤ん坊に委ねられ、数年後、数十年後に彼らが答えを探すことになる。この混乱をどう処理するかは彼らが背負うことになる。

# 31　DNAテストで見つけたもの

私は犬の散歩をしながら、電話で友人のレベッカと話していた。会話をしながら街路樹を過ぎ、住宅街や工場の倉庫街を通り抜け、どこへ行くでもなくただ歩いていた。当局がクリニック20やそのスタッフの責任を問うことはなさそうだし、彼らが私たちの父親探しを手伝ってくれるわけでもない。私たちは行き詰まっていた――ダマスコの回心のように、私たち以上に私たちの出自に詳しい第三者が、1人でも回心してくれれば話は別だが（キリスト教徒を迫害していたパウロはダマスコへ向から途中にキリストと出会い回心したと言われる）。「私たち、DNAテストを受けるべきだと思うの」と、レベッカが何度目かの提案をする。道路を渡ろうとしていた私は足を止めた。「そうかもね」と曖昧に返す。

大抵のことがそうであるように、これについてもレベッカが正しい。だが提案を受け入れるにはもう少し時間が必要だった。

一昔前のDNA鑑定は高額で、大抵は裁判所からの要請で受けるようなものだった。当時は鑑定したい相手が厳密に決まっていて、その相手と2人で研究所に行き、何百ドルも支払うことでようやく遺伝的なつながりが正式に証明できた。DC児にとってこの種の方法は、理論的には遺伝的な家族を探すのに役立つといえるが、実際には大きな制約があった。まず、相手を見つけなくてはならない。つまり、鑑定を受ける前にはほぼ正解を割り出す必要があったということだ。さらにその相手にも、自分との鑑定に同意してもらわなければならなかった。

だが近年は革命的な変化が起きていた。一般消費者向けのＤＮＡ検査キットが、時間を持て余した定年退職者の（およびその他の）市場を賑わせていたのだ。巨大な家系図を構築したいという人たちが、こぞってこのキットを使っていた。使い方は簡単だ。小包が郵送されたら、自宅で唾液サンプルを採取し、それを返送すればいい。価格も１００米ドルほどと比較的手頃だ。

だがこのような一般向けＤＮＡテストの最大の功績は、自分ひとりで匿名性を無効にできるということだ。キットの流行は、国連の子どもの権利条約第８条、アイデンティティーを保全する権利を私たちに静かにもたらした。ただ、それには対価が伴った。

その対価とは、自分のＤＮＡを民間企業に提供することだ。選択肢の中には、アンセストリーＤＮＡ、ファミリーツリーＤＮＡ、23アンドミーなどの大手企業がいくつかある。最大手だけに送る人もいれば、数社、全社に送る人もいる。だが企業にＤＮＡを送るということは、あなた固有の遺伝コードをその企業に解析させるということだ。遺伝コードはあなたを作る情報だ。それを渡すのは私にとって、あまり気分のいいこととは思えなかった。

ＤＮＡを提供した後、その企業はどうするのか？　もちろん、そこから利益を得ようとする。例えば最大手のひとつであるアンセストリーはどうか。同社は「遺伝情報を集約し、地域の人々や民族に関連する健康とウェルネス、寿命、また身体の状態への理解を深めるため」、あなたの情報を研究に使用する。情報は営利や非営利の研究機関と共有されるかもしれないし、そのやり取りには金銭的利害があるかもしれない[1]。アンセストリーは現時点では否定しているが、将来的には法執行機関に遺伝情報が開示され、犯罪捜査に利用される可能性だってある[2]。また、こうした言明やそれ以外に関する企業独自の規約が変更されないとも限らない。サービスを初めて利用するとき、膨大な利用規約を読んでから「同意する」をクリックする人がどれだけいるだろうか。その後、最新の規約を詳細に確認し、更新箇所を確認するだろうか。企業が売却あるいは買収されたらどうなるのか。アンセストリーはすべての個人情報保護方針を継続すると主張しているが、この先あなたのDNA情報がどう扱われるかは誰にも分からない。

懸念すべきはDNAだけではない。アンセストリーが各顧客から取得するデータ項目を挙げれば、その多さに驚くはずだ。アンセストリーには名前、メールアドレスの他にも、パスワード、クレジットカード番号などの支払い情報、請求先住所、配送先住所、性別、生まれた年、また携帯電話番号や写真、家族に関する情報などの顧客が提供するコンテンツ、デバイスのIPアドレス、アンセストリーのサイトへの遷移元と遷移先サイト、許可した場合は携帯電話の位置情報、インターネットプロバイダーや携帯電話会社、また、当然アンセストリーのサイトでの検索履歴や他のユーザーとのコミュニケーション、あらゆるアクティビティーなどの情報が蓄積されている。かなり充実したデータセットだ。

だが、自分のDNAの一部と引き換えに、それだけの価値ある情報を買えることもある。

DNAテストの一連の流れは、唾液サンプルの送付から始まる。数週間待つと、企業から結果が送られる。そして――これが何より重要なのだが――あなたの情報がデータベースに登録される。その瞬間からあなたのアカウントと紐付くDNA情報がデータベースの一部となり、遺伝的なつながりが山ほど示唆されるようになる。その大半はあなたとある程度のDNAを共有した、面識のない赤の他人だ。

アンセストリー、ファミリーツリーDNA、23アンドミーなどには今や膨大なデータが蓄積されている。その大半が欧米の顧客で占められているため、利用者が欧米の出身なら、親戚は間違いなくすぐに見つかるだろう。その親戚は8世代前の祖先を共有するなど、関係性を想像できないほどの遠縁かもしれない。そのような遠い親戚なら、おそらく大勢見つかるはずだ。ここで大勢、というのは何百人規模という意味だ。だからもし彼らをまったく知らなくても、何も問題ない。

DC児が夢見ているのは、結果を受け取った瞬間に報われるシナリオだ。異母・異父きょうだいがすでにテストを受けていて、たちまち彼らが見つかる、あるいは生物学的な親が見つかるというものだ。確かに、中にはテスト後すぐに答えが分かるDC児もいて、その数はおそらくあなたの想像以上に多い。

だが、そう簡単に見つからない場合は、面倒だが別の方法もある。サイトに「遠い親戚」として表示される人の中でも最も関係の近い親戚に連絡し、そのサイトで家系図を作成していたら見せてもらえないかと礼儀正しく依頼する。家系図はきっとある。それこそ皆がこのサービスを利用する目的だからだ。本当かどうかは別として、家系図の作成は今やポルノに次いで人気の高いオンライン娯楽と言われることもある。こうしたつながりで連絡を取れば、大抵の人は快く承諾してくれる。相手があなたの親戚として表示されているなら、あなたも相手の親戚として、家系図の枝葉のどこかにいるからだ。

収集された膨大な家系図は、必ずどこかであなたにつながっている。家系図を見つけたら、次は過去に遡って、親戚との共通の祖先を探し出す。その起点、つまり、そのつながりが生まれている祖先を見つけ、今度はその祖先から現在に向けて、自分の家系図を作成する。利用するのはサイトにいる他の人々のDNAだけではない。出生届や死亡届、結婚予告（英国国教会から結婚のライセンスを得るための慣習）、新聞記事、旅行記録、州外や国外への移動といった、あらゆる歴史的手がかりを調べるのだ。

こうすることで、たとえ生物学的な親がDNAデータベースで見つからなくても、やがて彼らにたどり着く。

自分のDNAだけを頼りに、生物学的な親を見つけられるというわけだ。

これに必要な作業は山ほどある。徹底的な調査も時間も必要だ。DNAキットの利用者が多いほど手がかりは増えるが、それでもフルタイムの仕事に匹敵する作業が見込まれる。かつて私がインタビューしたDC児のひとりは、毎晩数時間を費やし、1年かけて出自を探ったことがある。作業はやがて行き詰まることもあるだろう。決定的なつながりを持つ遠い親戚が現れ、データベースの欠けた部分が埋まるまでは先に進まなくなるかもしれない。この場合、親戚の登場をただ待つのもいい。突破口は意外に早くやってくるものだ。あるいはその間、別の企業のデータベースを当たってもいい。そこではきっと、別の親戚が鍵になる情報を持っているはずだ。さらに別の突破口として、「サーチエンジェル」に頼ることも可能だ。彼らはすでに自分のため、あるいは他人のためにこの作業に取り組んできたベテランだ。遺伝子系図（この手法で作られた系図はこう称される）に魅了されて専門の域に達した一般人は大勢いるのだ。選択肢の中では、サーチエンジェルは最善の策だと思われる。少し手伝ってほしいときも、何から何までお願いしたいときも、彼らは親身になって多くの助言を与えてくれるに違いない。

一般消費者向けDNAテストには、他にもいくつかの大きな利点がある。

1つ目は、結果が更新され続けるということだ。登録したデータは自分で操作しなければ削除されず、その裏で日夜アルゴリズムが作動する。誰かを特定して半ば強制的に研究所に連れていき、高額な費用を払ってテストを受けさせなくてもいい。何もしなくても、すぐに1人目のきょうだいが見つかる可能性がある。数年以内には2人目、3人目のきょうだいがテストを受けて、あなたを見つけて驚くかもしれない。

2つ目の利点は、遺伝子系図はあなたの意思で参加し、継続し、やめられる活動だということだ。ようやくDC児が自ら選択し、ある程度の主導権を持てるようになったという意味で、その意義は大きい。他人の許可や善意、また彼らが職務を遂行する基本的な職業意識や適性にすべての運を委ねることなく、自分で答えを見つけるために大きな一歩を踏み出せる――自分のDNAさえあれば、それが可能になったのだ。

DC児の多くはDNAテストに関心を持っている。私は2018年、オーストラリアとニュージーランドのDC児が集まるフェイスブックのグループでアンケートを行った（まったく体系的とはいえないが）。60人ほどが参加してくれた。全員がすべての質問に答えたわけではないし、あくまでフェイスブックの簡易アンケートで、正式な調査ではない。とはいえ、得られた結果はかなり興味深かった。61人中57人、つまり93パーセントの人が、生物学的な家族を探すためにすでにDNAテストを受けていた。残りの7パーセントはいつか受けるつもりだと言い、受けるつもりはないと答えた人は1人もいなかった。

DNAテストを受けた人の中では、3分の2が生物学的な父親かきょうだいを見つけていた。かってDC児のほぼ全員が生物学的な家族を1人も知らず、知ることも許されなかった頃と比べれば、これは驚異的な割合だ。しかも2018年時点では家族が見つからなかったという残り3分の1の人たちも、その後に見つかった可能性がある。

DNAの前ではどんな嘘もごまかしも無効になる。DCの匿名性はもはや通用しない。これを読んで不安を抱く〝匿名〟のドナーに、あなたはもう逃げられないのだと伝えたい。

だが、怖がらなくていい。アンケートから得られた他の傾向も見てみよう。DNAテストでドナーかきょうだいを見つけた38人のうち、32人(84パーセント)が、この体験は有益だったと答えている。無回答だった残りの6人は、答えない選択をしたか、質問を見逃したか、有益とも無益ともいえなかったのだろう。いずれにしても、無益と答えた人はいなかった。テストを受けて後悔したかとも尋ねたが、後悔したと答えた人もいなかった。

相手にどこまで期待していいのかを見極めるのは、冷静に努めても難しいことだと思う。まして多くのDC児がそうであるように、相手にずっと無視されてきた場合はなおさらだ。だが、ようやく見つけた生物学的な家族に対して成人したDC児が期待する1つの基準は、きっとオープンな態度、受け答え、節度あるコミュニケーションなのだろう。

こう思うようになるのは容易ではなかったが、ようやく答えが出た。大半のDC児にとって自分のDNAは高い対価だが、これは自分で選択できる対価なのだ。

父とは血がつながっていないと知った5年後。幾度となく困難に見舞われ、壁に突き当たってきた後に、私はアンセストリーのDNA検査キットを購入した。細長い透明な容器に唾液を採取し、企業に送った。

ちょうど7週間後、受信ボックスに最初のDNA結果が届いた。私はそのつながりを素早く目で追った。一番近いつながりは〝三《み》いとこ、四《よ》いとこ〟の範囲だった。つまり高祖父母、あるいはその親世代の先祖が同じ親戚ということだ。それ以上に遠い親戚も大勢いた。遺伝子系図コミュニティーの一風変わった文化では、フルネームを使うことがほとんどだ。ハンドル名は使わない。これは重要だった。たとえ関係が遠くても、フルネームは手がかりになるからだ。

だが、生物学的な父やきょうだいはいなかった。レベッカと私は同じタイミングでアンセストリーのテストを受けたが、親戚の中に彼女は表示されていなかった。やはり私たちが姉妹とは考えにくかった。まったく、友人が家族だなんて、そうそうある話ではないようだ。

レベッカともゾーイとも、私たち親戚かもねと冗談を言い合うことはあった（DC児のコミュニティーでは、こうした軽口が聞かれるまで、そう時間はかからない）。ゾーイは私よりわずかに背が高く、色白で目は青い。長く明るいブロンドの髪は軽い巻き毛で、北欧系の容姿だ。レベッカは私よりかなり背が高く、目は緑色。茶色いくっきりした巻き毛で、肌は地中海にルーツを持つ母親譲りの黄褐色だ。私は日本人に似た容姿で、現地にいると日本語で話しかけられることも珍しくない。私たち3人が一緒にいると、まるで「多様性」と書かれた安っぽい映像素材のようだった。だがDC児の友情は、容赦ない現実を常に覚悟しなければならない間柄であるのもまた事実だった。もし私たちが姉妹だとしたら？　私たちはよく似ているから――だから仲良くなったのだろうか？　お互いをよく知るようになると、友情と信頼の意思表示として、こんな言葉を交わすこともあるだろう。

「本当の姉妹だったらいいのにね」

私はアンセストリーでつながった遠い親戚のうち、一番関係の近い数名に、家系図を共有してもらえないかとメールで丁重に依頼した。父方の家族の情報を探しているとも書いたが、理由は言わなかった。最初のメールでは言わないことにしていた。どんな偏見が潜んでいるか分からないからだ。だが私の特徴的な遺伝子の組み合わせは、最初の大きな手がかりになった。私の純然たる生物学的な母親はマレーシア系中国人だ。アンセストリーの登録者は一見してほぼ全員が白人で、私がつながった相手も全員、明らかに白人だった。つまり、アンセストリーのサイトで私がつながる相手は全員、生物学的な父方の家族だ。そこで、この新たに見つかった遠い親戚たちには、私たちが父方の血筋でつながっているはずだと書いてメールした。何通かメールを打った後、いったん作業を中止した。

私は結果に深入りしている場合ではなかったのだ。その瞬間を楽しむ余裕もなかった。自分のルーツがどの国に何パーセントあるかという結果を延々と眺めることもしなかった（眺めていると、いくらでも満足感に浸っていられたが）。26パーセントがスコットランド人という結果を見て、アウター・ヘブリディーズ諸島に暮らす老練な羊飼いを画像検索することもなかった。アンセストリーの結果が届いたまさにそのとき、私は初めてＡＢＣの『フォー・コーナーズ』を任されていたからだ。

『フォー・コーナーズ』は制作に多大な労力を要する番組だ。私はこの40分のドキュメンタリー番組を数カ月で完成させようとしていた。失敗するわけにはいかなかった。忙しいどころではない。洗濯や食事など、仕事以外の生活はとっくにかなぐり捨てていた。そんな状態だったので、アンセストリーから結果が届いた夜、カフェインを過剰に摂取した身体で数本の撮影をこなし、スタッフと車で帰途に就いていた私に余裕などなかった。特に関係の近い親戚数名に手短なメールを送ることで精一杯だったのだ。

レベッカとはその後、特に関係の近い親戚の話をした。彼女と私のリストには数名、同じ親戚が同じくらいの近さで存在した。さらに数名、より特徴的な名前も存在した。これは手がかりになるかもしれない。

そして、発見した。レベッカのつながりにも、私のつながりにも、最も近い親戚――三いとこ、または四いとこ――として同じ人物が現れたのだ。私たちは同じ男性を、同じくらい近い親戚として共有していた。

これは、私たちがどういうわけか（遠縁の）親戚だということを意味した。私は専門家ではないなりに、それ以外にあり得る関係性を整理しようとした。母方の親戚である可能性だけは排除できた。私とつながりのあるヨーロッパ系の人物は全員、父方のはずだからだ。最近では、つながった相手が「父方」か「母方」かが表示されるようになるという話もあるが、この時点ではその情報はなかった。そのため、私のつながりが鍵だった。

もちろん、彼がレベッカの母方のつながりという可能性はある。彼女の母親はイタリア出身だが、その父親と私の父親がヨーロッパ人の祖先を共有していた可能性もある。となると私たち2人がつながる理由は3つ、レベッカの母親と私の生物学的な父親が親戚か、私たちの父親同士が親戚か、または生物学的な父親が同じであるかだ。

私はそこまで考えて、疑問を棚上げした。アンセストリーは、アルゴリズムがすべてのつながりを分析し終えた段階で、その情報を送ると言っていた。きっちり2週間後に最終的な結果が出るまでは、何もできない。憶測を重ねても、らちが明かない。脳を仕事モードに切り替えた。

レベッカから電話があったのは、メルボルンで別の撮影をしているときだった。

「はい」私はぼうっとしたまま電話に出た。スタッフから離れて市内の格子状の道路に入る。

「姉妹よ！」彼女は嬉々《きき》として叫んだ。

「何のこと？」

「アプリを見てよ、つながりを確認して！」と彼女は言った。

私は疑いながらもアプリを開いた。つながりのうち、最も近い親戚の表示に変化が起きていた。レベッカが表示されていたのだ。結婚式で撮られた彼女の美しい横顔と、「予想される関係：いとこ」の文字。

「本当に？」私は興奮したが、手放しで信じたわけではない。もともとすぐに物事を信じるタイプではないし、第一つじつまが合わない。

「ううん、違うと思う」と彼女は言った。レベッカはこのときすでに、DNA解析の集中講座を受講し終えていた。「いとこ？」「センチモルガンの長さを見ると、私たちはただのいとこ以上にDNAを共有してるのよ」

センチモルガンとは、遺伝子間の距離を表す単位だ。遺伝子系譜学国際協会の説明によれば、遺伝子系図の文脈では「遺伝的距離を示すのに使われる。染色体に沿った距離を示すのに使われることが多い」とある。[3]

私も確認した。レベッカは正しかった。身長、目の色、顔立ちなどの身体的な特徴がまったく似ていないにもかかわらず、私たちは1800センチモルガン近くのDNAを共有していた。これは遺伝的に極めて近い関係である可能性を示している。アンセストリーの結果は私たちがいとこである可能性を示していたが、いとこというにはあまりに多くのDNAを共有していた（私の推測では、まだ発展途上のアンセストリーのアルゴリズムが、2カ月しか離れていない私たちの誕生日を処理するときに混乱し、いとこの可能性を示唆したのだと思われる。2カ月違いで生まれる姉妹はまずいないし、DC以外では異母姉妹でもあり得ないことだが、いとこなら何もおかしいことはないからだ）。

センチモルガンの値を見れば、答えは明らかだった。私たち2人が共有するDNAの長さからして、私たちは異母姉妹か、おばと姪か、あるいは祖母と孫の関係だった。私たちはこの可能性に大笑いした。

まず、祖母と孫はあり得ない。ニューサウスウェールズ州の精子凍結期間が恐ろしく長いといっても、私がレベッカの子どもの子どもでないのは明らかだ。彼女には2人の子どもがいたが、この電話の時点ではまだ幼児と赤ん坊だった。また私には子どもがいなかったので、レベッカが私の孫であるはずもない。

おばと姪の関係も筋が通らない。私がおばだとすれば、レベッカは私の実の兄弟姉妹の子どものはずだ。だが私は一人っ子だ。また私が姪だとしても、レベッカの兄弟姉妹の子どもでなければならない。レベッカには私たちよりずっと年下の弟が1人いるが、時間はこの世界では一方向にしか進まない。少なくとも、私が父親より年上になることはなさそうだ。

残る選択肢はただ1つ、異母姉妹だ。

「言った通りでしょ」と彼女は茶化すように言った。

「その通りになったわね」。私は笑った。「あなたは正しかった」

私には姉妹がいたのだ。

だが、姉妹がいるというはどういうものなのだろう。生活において、姉妹の占める位置はどこなのか？

姉妹関係については多数の研究や理論がある。ただグリーティングカードを送り合うだけの姉妹もいるだろうが、研究の中には、姉妹関係は特に密接だという説を肯定する結果もある。少なくとも米国のある研究は、どの子どもも幼少期は男きょうだいより女きょうだいに、より親密さや親しみを感じると結論づけている。[4] また、4歳から8歳のきょうだいを対象とした英国の研究では、2人きょうだいの構成（兄妹、兄弟、姉弟、姉妹）のうち、年下のきょうだいを思いやる気持ちが最も強いのは、妹を持つ姉であると分かっている。しかし、姉妹関係にはライバル意識も絶えずつきまとうようで、その証拠に、姉妹の絆《きずな》ゆえに生まれる愛憎の揺れ動きは、フィクション・ノンフィクションを問わず多数の作家、また研究者たちをひきつけてきた。一方で、２０１０年の研究では、姉か妹かにかかわらず、女きょうだいがいることで思春期の子どもの心の健康が保たれることも判明した。女きょうだいを持つ10歳から14歳のあらゆるジェンダーの子どもは、孤独や愛されていないという意識、罪悪感、自意識で落ち込むことが少ないという。[5]

どの研究も興味深い。心温まる話もある。だがいずれもレベッカと私には当てはまらない。私たちは一緒に育ったわけでも、幼少期の体験を共有しているわけでもない（唯一あるとすれば、公的医療制度にドナーコードを破棄されたという共通点だ）。出会った時点で2人とも大人になっており、キャリアを確立し、パートナーも人生の居場所も見つけていた。ライバル心を抱く必要もなかった。私たちは友人だ。姉妹という関係がこれ以上何をもたらすというのだろう。

DC児の姉妹が互いを見つけたのが成人後にもなると、研究も理論も役に立たないし、グリーティングカードを送り合う年齢もとうに過ぎている。私たちをどう作るかという規制も管理もないのに、私たちがどう成長すべきかという指針があるはずもない。姉妹であるレベッカと私は、どれくらい似ているのだろう？　少なくとも外見はまったく似ていない――だが、私にとって重要なのは、内面がどれくらい似ているかということだ。全容はいまだに分からない。答えを知るには一生かかるかもしれない。

正直に言えば、私はある種のプレッシャーも感じていた。友人から突然姉妹になったとはいえ、姉妹とはどういうものかが分からなかったからだ。レベッカには少なくとも弟がいる。私は姉妹として何を期待されているのだろう。姉妹としてどう接していくべきなのか。もし良い人間関係の基準が社交性というなら、私は良い友人ですらないと思う。人とまめに連絡を取るのは気疲れするし、気まぐれに連絡をして、会いたいときに会うという関係のほうが心地良い。友人のことは大好きだ。だが私にとっては、たとえしばらく音沙汰がなくても、会ったときにはまたいつもの関係で付き合える仲間であることが大切なのだ。私は定期的な友人付き合いが苦手な性分だ。

レベッカと私については、彼女のほうが良い姉妹だと言っておく必要がある。思いやりにあふれ、親切で寛大。感情指数も知能指数も高い。文字通り誰がきょうだいになるかも分からないこの世界で、私は素晴らしい姉妹を得た。姉妹関係の在り方にルールがなく、姉妹とはこういうもの、という周囲の期待を背負わなくていいならば、私は彼女の姉妹になれそうだ。そう思いたい。

私たちは姉妹だった。私は姉妹を見つけることができた。この2つは別の文脈だ。全く個人的な感想になるが、レベッカという姉妹を見つけることができたのは、5年前にすべてが始まって以来、私にとって最高の出来事だった。解毒剤とは言わないまでも、それに匹敵するほどの効果があった。実の姉妹を得て、私の中の何かが解放された。私は人間らしさの一部を取り戻した。赤ん坊工場はきょうだいグループという一生続く不安を生んだが、私は答えの1つを手に入れた。その瞬間、以前よりずっと幸せになれた。欠けていた部分が埋まったからだ。私はひとりの人間で、家族の中で2つの役割を持つ重要な存在だと実感できた。

自分は実在する人間なのだと証明されたのだ。

## 32　遺伝子系図のスーパー探索者

姉妹関係を理解しようとあがき続けていた私のもとに、アンセストリー経由で新たなメールが届いた。６〜９世代前の祖先を共有する親戚からだった。ヘザーという親切な60代の女性だった。郊外住まいで、修士号を持ち、数独を解き、地元の病院でボランティア活動をするという勤勉な人だ。この説明は事実だが、彼女はまたそれ以上の存在だった。ヘザーはものすごい人だと言う他ない。彼女は私とレベッカの人生を永遠に変えてしまったのだから。

「はじめまして」とヘザーは書く。「先日はご連絡をありがとう。私はすでにいくつか家系図を作成しているんですが、少なくともその１つにディングルという姓の方が数名います。これがあなたの探しているお名前かしら?」これは見当違いだった。「もしお父様の姓について何か情報をもらえれば、関係ありそうな人を私の家系図の中から探してお送りできるかもしれません……この家系図にはおそらく１万８０００人以上が載っているので、情報によっては有益な回答ができそうです」。途方もない数だ。「詳細を送ってもらえれば、お力になれるかもしれません。私たちにはそう遠くない昔に共通の祖先がいるはずですから」

感じの良さそうな人だった。そして、私がこのメールに返信する前に、彼女は続く3通のメールを寄こしていた。彼女の脳内では常に全方位とやり取りが行われているのだろう。

「こんにちは、またメールを送ります。私のいとこに紐付くDNAマッチングから、ようやくあなたと私のつながりが分かりました。そのいとこはジョンといいます。彼のDNAテスト結果も私が管理しているんですが……あなたは私よりも彼と近い関係だといえそうです。この情報が役に立つといいのだけれど……」

「こんにちは、サラ。ジョンの右側の『家系図の表示』をクリックすると、ジョンの父親がいる家系図にアクセスできます」

「こんばんは、サラ。彼の父親の正式な名前はこちらでした、ごめんなさいね。もう1つのほうはジョンの祖父の名前なのかもしれません」

私は彼女の話にまったくついていけていなかった。アンセストリーのサイトでどこまで深く調べられるのかすら知らなかったのだ。だが、ヘザーがこの作業に長けていることは明らかだった。

「ヘザー、素晴らしい情報をありがとうございます！ ディングルは私の姓ですが、実父の姓ではありません。残念ながら、私は実父が誰で、オーストラリアの（あるいは国外の）どこに住んでいるのかもまったく分かりません。唯一分かっているのは、私はヨーロッパ系の遺伝子を彼からしか受け継いでいないということです。近い親戚とのさまざまな関係から家系図のつながりをたどって、なんとか父を割り出したいと思っています」と私は返信した。すると彼女はすぐに1通だけでなく2通のメールを送ってきた。

「こんにちは。3、4週間後にジョンの奥さんに会うつもりなので、協力してもらえないか訊いてみますね。彼女の名前をあなたに伝えていいかも確認しておきます……」

感心していると、次のメールにはさらに興味深いことが書かれていた。

「ちなみに、私は父の両親を探し出すことができました。父は両親を知らなかったのです。DNAテストも結果を裏付ける証拠になったから……あなたにも最後には運が巡ってくるかもしれませんよ」

私はすぐに返信を書いて感謝の気持ちを伝えた。実際、父親のくだりは興味深かった。彼女なら事情を知った上で、味方になってくれるかもしれない。彼女にはここで本当のことを話しておくべきなのかもしれない。

DNAテストは多くのDC児の最後の（そして唯一の）希望であると同時に、養子になった人たちにとっての希望でもある。その中には養子縁組がかつて、あからさまな赤ん坊泥棒とはいかないまでも、言うなれば野放しに近かった世代の人々も含まれる。ヘザーの父親は養子だったのかもしれない。これは私の立場からすれば好都合だった。もしそうなら、家族を見つけたいという欲求もそれを拒否されたときの憤りも、説明は要らないからだ。あるいは、私の出生がすでにヘザーに知られている可能性も大いにあった。

ずっと後になって、養子という推測はそう遠くなかったと知った。ヘザーの父親は3歳で里子に出され、58歳で亡くなっていた。「父は自分の親が誰かも知らず、なぜ捨てられたのかも分からないまま一生を送りました」とヘザーは言った。

1980年、父親の死から何年も経った後、ヘザーはその答えを探すことにした。当時はまだアンセストリーのような企業はなく、DNA鑑定は使えなかった。ヘザーは昔ながらの方法を活用した。公的に入手できる情報と、人間の知恵だ。彼女は父親の出生証明書を入手した。母親の欄には名前があったが、父親の欄には名前がなかった。まずは母親（父方の祖母）の生涯を調べた。次にコミュニティーサービス省に電話をかけて、父親の里親斡旋所について尋ねた。意外にも、ヘザーはそこで自身の祖父の情報を得ることができた（「多分無理だと思っていたのだけれど、教えてくれたんです」と彼女は正直な気持ちを語った）。だが祖父の連絡先は労働組合の事務所だった。

不運なことに、ヘザーの父方の祖父のフルネームは姓も名もありふれていた。選挙人名簿などの保管文書で祖父の名前を探したところ、「100万件はありました」と彼女は言う。そこでヘザーは父方の祖母の生涯、住所やその他断片的な情報から、祖母が出会って子どもをもうけたと思われる相手を割り出そうとした。そしてシドニー中心部の通りに住む男性に行き着いた。父親が生まれた場所からわずか1ブロックしか離れていない。ヘザーはその結果を出生・死亡・婚姻登録局の記録と突き合わせ、この男性が労働組合の事務所で働いていること、写真の外見が父と酷似していることを確認した。何年も後にアンセストリーのDNAテストを受け、親戚とのつながりからも証拠を得た。ヘザーは父親の実の両親を見つけ出したのだ。

ヘザーは彼らの子どもに連絡を取った。その中にはヘザー自身のおばにあたる、父の腹違いの姉妹も含まれる。ヘザーは父が里子に出された理由という、もう1つの答えにもたどり着いた。「父はとても繊細で思いやりのある、優しい人でした。でもつらい過去を持つ、過酷な生涯だったようです」とヘザーは語る。「父自身には何の罪もないというのに、父は婚外子という烙印《らくいん》や拒絶と何年間も闘わなければならなかったんです」

拒絶され続けた生涯という父親の真実をついに勝ち取ったとき、ヘザーはどう感じたのか。「興奮しました」と彼女は即答した。「ずっと開いていた大きな穴が埋まったように感じました――父は宇宙から落ちてきたわけではなかったんだと……それが分かったときは、本当に感動でした」ヘザーが喜んだのは、父の過去が分かったからというだけではない。「この真実がジグソーパズルのように、私の最後のピースを埋めてくれたんです」と彼女は説明した。「それは私にとって大きな意味がありました。抜け落ちていたアイデンティティーが埋まったような気がしました」

ヘザーと連絡を取り合うようになって2日目のこと。受信箱をチェックして、たじろぎそうになった。彼女から1通ならず5通ものメールが届いていたからだ。驚愕だった。明らかに、彼女は疲れを知らない人だった。

「吉報よ！　範囲をもっと絞り込めます。DNA結果でまた別のつながりが見つかりました（71ページ中21ページ目です！）」

70ページ分のDNA結果？　正直なところ、私はこのとき分かったふりをしただけだった。

「これで〈A家〉の遠い祖先は除外でき、ジョンと私が共有する親戚が残ります……彼らを〈B家〉としますね」。彼女はそう書くと、人名や彼らの歴史的背景の断片を次から次へと繰り出した。ある祖先はアイルランドのドニゴールの出身で、私はその祖先の最初の妻との子どもの子孫、ヘザーは2番目の妻との子どもの子孫だそうだ。

私はほとんど理解できなかった。だが1つだけはっきりと理解した。ヘザーはぐいぐいと前に進み、一歩ずつ確実に1980年代へと、シドニーのロイヤル・ノースショア病院の、私が作られたあの日に迫っていた。何もないところから、凄まじい速さで答えを手繰り寄せていたのだ。2日目が終わる前にまた別のメールが届いた。ヘザーは、いとこであるジョンの妻からの協力も取りつけたとのことだった。

「あなたのお母様の名前、せめて姓か、あとは住んでいた地域が分かるといいのだけれど。それから、もしできたら歴史的な背景も教えてもらえないかしら。あなたが養子なら、コミュニティーサービス省に記録があるはずです。養子でない場合、お母様の出生証明書を見せてもらうことはできるかしら」

ヘザーたちが知りたいのは社会的な手がかりだった。私の両親がどのように出会って子どもをもうけたのかを調べるためだ。これはどのような子どもにおいても、まったく理にかなった方法だ――DC児を除けばだが。

本当のことを打ち明けるときが来た。ヘザーは電話番号も教えてくれていたので、私は電話をかけた。

私は『グッド・ウィークエンド』の記事を送ると伝えた。これが説明になるはずだ。この記事がかなり役に立つのは実証済みだった。私は個人的な話やDCから生じたごたごたの全容を初めから語り直すことにも、また〝制度〟がいかに制度化されていないかを説明することにも疲れ果てていた。そのため「自分はDC児なのだがドナーを探すにはどうすればいいかを教えてほしい」と突然連絡してきた人たちにはこの記事を送っていた。政府に問い合わせるべきか？　それともクリニック？　通常、ビクトリア州以外で生まれた人にとってはどちらも当てにならないと答え、その証拠として記事を添付した。そして、私たちの支援グループに加わり、ミーティングかオンラインで参加するといいと伝えた。

だが今回はその記事をヘザーにただ送るだけにした。そして祈った。彼女の親しい知り合いに精子ドナーがおらず、彼女がドナーの視点で物事を見ていることのないように。私の言動があまりに支離滅裂で、自分の家系図には関わらせたくないと思われることのないように。

これは杞憂《きゆう》に過ぎなかった。ヘザーは父親についての答えを探し、祖父のことを探した経験から、私の感情を熟知していた。「あなたを批判する気持ちになんてなりませんでしたよ」。何年か後に訊いたとき、彼女はそう答えてくれた。「それよりも、親を知る権利を否定されたことのほうが気になりましたし、ひどいことだと思いました」。こうして彼女の持ち前の好奇心が頭をもたげた。「この困難に挑むことにはわくわくしましたし、『よし、ここで何か貢献できるかもしれない』と思ったくらいです」と彼女は振り返った。

ヘザーに記事をメールしてすぐ、彼女は私の不安を解消してくれた。30分もしないうちに返信があったのだ。「素晴らしい記事だわ！　ジョンの奥さんにもコピーを送りますね。ふたりでどんな方法があるか考えてみます。〈B家〉とあなたの親戚をつなぐ手がかりもいくらか確認できています」

26時間後、ヘザーからまたメールが届いた（まるで刑事だ）。「こんにちは。あなたの情報に合致すると見られる2つの有力な可能性について、良い報せを見つけました。ファイルを添付します」。それだけだった。2つの有力な可能性というと、もしかして……。添付ファイルを開く。2人の男性の名前が書かれていた。ヘザーが私の父親かもしれないと思った人の名だ。

この2人をティモシーと呼ぶ。それぞれのティモシーについて、リンクトインのプロフィール、職場の住所、ツイッターとフェイスブックのアカウント、出身校や親の職業といった詳細に、片方のティモシーが最近テニストーナメントのシニアの部で優勝したという記事まであった。1人は高校の英語教師。もう1人は州政府の道路海事庁に勤めていた。

私は唖然《あぜん》とした。2人のティモシーをじっと見る。どの程度信じていいのか測りかねた。どちらの可能性にどれだけ望みを託すべきなのか？　あるいは、どちらも父ではないと自分に言い聞かせるべきなのか？

ヘザーは徹底的に調査していた。だが彼女は、どちらもまだ断定はできない、追うべき手がかりはまだあるからと書き添えていた。それなら、と私は心の中で――やや未練を感じながらも――2人の可能性を排除した。どちらも私の父親ではない。いつ終わるとも分からないプロセスは、まだ始まったばかりなのだ。

この調査そのものにおいて、私は無力だという思いもわずかにあった。調査は私の仕事の中心だ。だがヘザーは、共通の祖先から枝分かれした1万人以上の人物を網羅した家系図を作った、この道の達人だった。彼女のほうが私より卓越した知識を持っているから、彼女がこの調査を主導しているのだ。ティモシーの件で、私はそう感じていた。だがその後は気持ちを切り替え、自分にもできることはあると気がついた。彼女には「知り合いに連絡して（80年代に精子提供をしていた善良なドナーで、実子からの連絡にも寛容です）、男性への連絡の仕方や話の切り出し方などを訊いてみます」とメールした。「男性」とは、もちろん精子ドナーだ。

「そうね、いい考えだと思います……かなり繊細な話題だし」と彼女も言った。「他の人たちの可能性が消えるまで、そうして少し待つのもいいかもしれないわね……私は検討材料として、引き続き情報を送りますね」

遺伝子系図作りにおいて、ヘザーが恐ろしいほどの情報処理速度と技術を兼ね備えた達人であるのは言うまでもないが、彼女は一般に公開された情報しか使わないことには触れておく必要がある。彼女が情報を引き出す対象は古い選挙人名簿、婚姻届、ソーシャルメディアなど、皆が閲覧できるものばかりだった。それでもヘザーは自分の家系図に膨大な枝葉を加え、流刑地時代のオーストラリアまで遡り、膨大な知識を積み重ねてきた。端的に言えば、私とレベッカにとって、彼女はまさに必要な人だった。何年もかかったが、彼女は私たちが必要とする知識を備え、純粋に私たちの力になりたいと思ってくれた初めての人だった。ヘザーに出会えたことに感謝せずにはいられない。

ヘザーから説明を聞くため、私たちは翌月に会うことになった。また、私のいとことして表示されているレベッカは姉妹であることも説明した。ヘザーのページにももちろん、レベッカが遠い親戚として表示されていた。翌月の参加人数は4人になった。ヘザー、私、レベッカ、そしてレベッカの下の子のエミリーだ——驚くべきことに私の姪だ。私には姪がいて、甥もいた！　おばとして、私はどう接するべきなのか？　混乱と自信喪失のループは続く。

私はその頃、明らかに多忙を極めていた。もはやメールや文字で確認できるものがなければ何が起きているのか分からないほどだった。というのも、数カ月前、スクリーンタイム・オーストラリアという制作会社のプロデューサーから連絡があり、DCをテーマにした番組への出演を打診されていたからだ。彼らはオランダで放送されているテレビシリーズのような内容にしたいと言っていた。それはDNAテストからきょうだいを探すDC児たちを追うというもので、真に迫った説得力があり、申し分のない素晴らしい番組だった。私はスクリーンタイムの制作チームにヘザーとレベッカのこと、翌月の話し合いのこと、この2週間がいかに起伏に富んでいたかということを話した。するとプロデューサーが話し合いの場を撮影してもいいかと訊いてきた。ありがたいことにヘザーもレベッカも了承してくれた。今にして思えば、この時点で私たちはすでに、日常生活という境界の外にいたのだと思う。

集合場所はシドニー大学のフィッシャー図書館になった。スクリーンタイムのプロデューサーが頑張って館内の雰囲気の良い場所を予約してくれたため、プライバシーも確保できた。結果的にこの判断が役立った。話し合いの数日前、ヘザーからのメールの嵐の中にはまたもや衝撃的な1通が含まれていたからだ。

「土曜日の確認です」と彼女は書いていた。「ところで、今回は本当にあなたのお父さんが見つかったかもしれません！　アンセストリーの結果を基に、私を含めてあなたとある程度DNAを共有する7人から割り出しました……推論は表にまとめて説明したので、他の情報も併せて送りますね」と文末に書いてあった。

本当に？　と思ったが、我に返った。期待しても、またぬか喜びになるだけだろう。ヘザーに言わせればずっと前――実際には1週間ほど前――彼女は2人のティモシーの歴史をしきりに精査し、候補から外していた。私はそのとき、2人に何の感情も持っていないことにほっとしたのだ。だから今回も同じように慎重にならなくてはいけない。「ありがとうございます。では土曜にお会いしたときに推論の詳細を聞かせてください。それまでは何も質問しないでおきます」と返した。

彼女らしいというか、ヘザーは父親を見つけたというだけでなく、駐車場の詳細、昼食を持参したほうがいいというアドバイス、図書館付近でコーヒーを飲める場所が書かれた気遣いにあふれるメールを送ってくれた。また私たちが彼女の姿を確認できるよう、写真も添付されていた。ブロンドの女性が大人の雌ライオンを楽しそうになでている（彼女はよく南アフリカを旅するのだと教えてくれた）。私はもう驚かなくなっていた。メールをレベッカに転送した。

土曜日までの数日がとても長く感じられた。

その日は冬に入ったばかりで、雨が降っていた。シドニー大学構内に入り、中庭にある石造りのアーチの下でレベッカと落ち合った。四角い中庭の一角では幹の曲がったジャカランダから水が滴り、よく手入れされた芝生に染み込んでいた。レベッカは黒いジャケットとマフラーを身に着け、ベビーカーを押していた。中から小さなエミリーが覗いた。愛らしいエミリーは穏やかで、たとえおじいちゃんが地下牢《ろう》から現れたとしても、それがどうしたのだと言わんばかりの雰囲気に包まれていた。

一方、私はそわそわして落ち着かなかった。レベッカも同じだ。お互い緊張しながらも冗談を言い合い、その後フィッシャー図書館に向かった。館内の階段を下ってガラスケースの並ぶ暗い地下の階を進むと、照明に照らされた広い空間に出た。中央には大きな机があり、綴《と》じられていない書類や数冊のバインダー、多数の紙をテープで貼り合わせた、長く曲がりくねった家系図が丁寧に並べられていた。机の向こう側で書類を整理しているのが、ヘザーだ。肩まで伸びたブロンドの女性が光に照らされている。彼女が私たちの秘密の鍵を握っているのだ。明らかに何か話したそうにうずうずしている。興奮気味に挨拶すると、その後ヘザーは堰《せき》を切ったように、私たちが何者かという答えを教えてくれた。

# 33　見つけたかもしれない

ヘザーは何時間もかけて、私のものと思われる家系図をまとめてくれていた。そこには6世代前から私たちの直前である1世代前まで、系統、婚姻関係、生まれた子どもがそれぞれ整理されていた。しかも彼女は公文書館を探し回って、できるだけ大勢の人物の写真も印刷してくれていた。そのすべてが机に広げられ、私たち2人が部屋に入ったときにまず目に飛び込んできたのがこれらの資料だった。

その後ずっと後になって、ヘザーは私たち2人に初めて会ったときの印象をこう語った。「……まあ、2人ともよく似てる、と思ったわ」

ヘザーはそれを口に出さずに話し始めた。生物学的な父親の名を告げるでも、私たちからの矢継ぎ早の質問を受けるでもなく、彼女は自分の推論を、世代を追って説明することにしたようだ（静かに撮影していたプロデューサーはこの方法をかなり気に入っていた）。話の内容からすれば、この方法は合理的で最も効率がいい。だが私には退屈だった。

ヘザーの話はジェームズ・ムーアから始まった。アイルランドのドニゴール生まれのその男は馬泥棒で、彼が私たち3人の原点だ。私たち3人は皆ムーアの、馬泥棒の血縁だった。彼は盗んだ馬を染色するというささやかな工夫をしたが、成功はしなかったようだ。つかまって有罪宣告を受け、オーストラリアに流刑された。

1829年、ジェームズ・ムーアは囚人船ファーガソン号でオーストラリアに上陸した。快適な航海ではなかった。同乗した軍外科医によれば、216人の囚人はアイルランドを出港したとき、すでに「栄養不足と気力の衰えにより健康状態が悪化」していたという。[1] 海上では悪天候とひどい船酔いに見舞われ、重度の壊血病（ビタミンCの欠乏によって引き起こされる）を、赤痢と「肺の病気」が悪化させた。船がシドニー・コーブに上陸したときの死者はわずか2名と、当時の航海にしては悪くない数字だった。ジェームズ・ムーアは生き延び、服役のための囚人コロニーに送られた。ヘザーによれば、彼が私たちの6世代前の祖先らしい。

「へえ」とは言ったが、ずっと昔に亡くなった祖先に何らかの意義を見出すのは、ひどく難しい。私はまず直近に関する答えを聞いて、それ以外は後回しにしてほしかった。だがヘザーは続けた。ムーア家には子どもがいた。後に孫が生まれ、ひ孫が生まれた。祖先のつながりの中には白人のオーストラリア人で最初の詩人のひとり、チャールズ・ハーパーがいたため、ヘザーが興奮していた。彼女はセピア色の写真を取り出した。長い顎ひげと髪に交じる縦縞はアナグマを連想させ、整髪料を使って頭の両側で固めたもみあげは、まるで頭から短い翼が生えているようだった。ヘザーとレベッカに向けていかにも感動したような声を出したが、実際はほぼなんとも思っていなかった。

ヘザーは幸運にもシスター・ケニーとつながっていた。シスター・ケニーことエリザベス・ケニーは1880年、ニューサウスウェールズ州の地方で誕生した。彼女は私たちの数世代前の祖先なのだとヘザーは言う。大抵の場合、高名な誰かとぼんやりとつながっていると言われても特に感動しないが、ケニーの話は別だった。

シスター・ケニーは一家がクイーンズランド州ダーリングダウンズに所有する土地に住み、独学で医学を学んだブッシュナース（看護の訓練を受け、保健師助手のような立場で医師の少ない地域の治療に当たった人々）だ。馬で患者のもとに駆けつけては、無償で治療を行った。第一次世界大戦では軍の輸送船の看護師として活動し、〝看護師長《シスター》〟に昇格。帰還後は救急車の搬送に使われる担架を考案して特許を取得した。だが彼女がその名を知られるようになったのは、ポリオ（急性灰白髄炎）の治療だった。ポリオは感染力が強いウイルス性の病気で、死に至ることもある。幼少期の子どもが感染しやすく、永久的な麻痺が残る人もいる。当時ポリオを予防するワクチンは存在せず、現在も確実な治療法はない。シスター・ケニーは医学界から猛反発を受けながらも新たな治療法を確立し、ポリオ患者の生活の質に大きく貢献した。

1930年代、シスター・ケニーはクイーンズランド州に診療所を開設。ブッシュナース時代から確立してきた実用的で入念なノウハウによってポリオ患者の治療に当たった。彼女は温浴、温湿布、受動運動（リハビリの一種。筋肉が硬直しないよう、他人が筋肉や関節を動かす）を取り入れ、添え木や添え金などの歩行用装具を廃止して能動運動を促した。こうした治療法は、医師やマッサージ師からひどく嘲笑された。オーストラリア人名辞典には、「強い意志を持つケニーは……保守的な医療専門家から反対された。ケニーは従来の治療法を手厳しく批判したが、医療専門家は歩行用装具を廃止するよう推奨するケニーの治療法を犯罪だと見なしていた」とある。私はこの女性に好感を持った。

シスター・ケニーはポリオ患者に対するこの画期的な治療法を英国、その後ブリスベンに紹介した。地域の監督医は、彼女の患者はより回復が早く、肢関節も柔軟であることに注目した。だがオーストラリアの医療専門家の大半は、依然としてこの治療法を相手にしなかった。「私は改革を匂わせたり、承認された治療法に反したりする方法はすべからく非難するという、この異常ともいえる医学界の姿勢を予期していませんでした」と彼女は言う。[2]

そのため、1940年、シスター・ケニーは渡米した。ミネアポリス総合病院でポリオ患者の治療を始めた。自身のポリオ療法を広めるため、世界中の医師や理学療法士にも講義を行った。1942年、ミネアポリスにエリザベス・ケニー診療所が開設された。診療所はその後シスター・ケニー・インスティテュートとなり、彼女のポリオ療法は、私たちが現在リハビリテーション医学と呼ぶ治療の基礎を築くことになる。[3]シスター・ケニーは『*And They Shall Walk*（かくして彼らは歩む）』と題した共著の自伝をニューヨークで出版。本書を基にした映画も作られた。1950年、彼女は米国議会から、入国手続きなしで米国に入国できるという珍しい栄誉を授かった。

今日でも、カーレッジ・ケニー・リハビリテーション・インスティテュート（およびその財団）は障害や慢性疾患を持つ人たちのリハビリテーションを続けている。オーストラリアは米国ほど彼女の治療を正当に評価しておらず、こうした機関もない。だが誰に訊いたとしても、シスター・ケニーならそんなことは気にしないと言うだろう。彼女が言ったとされる「一生をヒツジとして過ごすより、1日でいいからライオンでありたい」という言葉がそれを物語っている。

ヘザーはある本を持っていた。題名は『*Sister Kenny: The Woman Who Challenged the Doctors*（シスター・ケニー：医師に挑んだ女性）』だ。レベッカと私はその本を手に持ち、にやりと笑う自分たちの写真を撮った。

シスター・ケニーが素晴らしい人であるのは確かだが、私たちの実父とはまだ遠く離れている。だが彼女の物語は20世紀までたどり着いた。私たちの直系の祖先まで戻ってきたのだ。多くの家系、多くの姓がぶつかり合い、半分が吸収され、もう半分が勝ち残った。その結果、チャールズ・ハーパーの子孫の女性が、ニューサウスウェールズ州の小さな田舎町出身の男性と結婚した。夫婦は3人の子どもを産んだ。そのひとりが私の祖母だった。

ヘザーが見せてくれた祖母の写真を、私はまじまじと見た。写真はオーストラリア戦争記念館に保管されていたものだった。父方の祖母はオーストラリア空軍《RAAF》の曹長として国を守った。ワイシャツとネクタイ、ブレザーという出《い》で立ちで、一方の袖には記章の鷲《わし》が見られた。上品な紺青の略帽を斜めに被る姿はたまらなく凛々《りり》しく、その下の髪は、カールしていた。

洗練された装いにも目が行ったが、私の視線を捉えたのは彼女の顔だった。

私は彼女の顔の中に自分の顔を見た。そしてレベッカの顔も。

私の顔の中に母の顔があるのは確かだ。髪、目、体格、頬骨など、私はどう見てもアジア人である。だから私は明らかに母の娘だというのは確実なのだが、実際にどこが似ているかと言うと、具体的にはよく分からない。私はずっと他のユーラシア人の顔を調べてきた。白人らしさはどこに表れ、アジア人の遺伝子が顕性なのはどこなのか。私の場合はどうなっているのかを突き止めようとしたが、結局分からなかった。だが、この女性が答えをくれた。私がやや丸みを帯びて色白になり、ＲＡＡＦの制服を着た姿が彼女だ。輪郭も、少しとがったあごも、口元もえくぼも同じだった。一世代を超えているのに、まだこれほどの遺伝子が受け継がれていることに驚いた。レベッカに対する答えも見つかった。街でレベッカと私にすれ違っても、誰も私たちが血縁関係だとは思わないだろう。だが、この突然の祖母の出現が、何よりの証拠となった。彼女はその容姿をもって、私とレベッカをつなげる架け橋となってくれた。

実際に似ていると思える家族を見たのは生まれて初めてだった。

何も言わずにレベッカと顔を眺め合った。そのとき思ったことをはっきり声に出したかどうかは覚えていない。私は驚くことしかできなかった。ヘザーは私たちが部屋に入ったとき、「この2人には彼女の面影がある」と思ったと後から教えてくれた。具体的には「頬骨、顔のつくり。レベッカは鼻が彼女とそっくり」なのだそうだ。

ヘザーが「彼女には2人の息子がいて」と説明する間、私たちは黙って彼女の写真を見つめていた。息子は2人とも地方で生まれたそうだ。「でも1人は70年代後半から80年代前半にシドニーに住んでいたから、彼があなたたちのドナーで間違いないと思うわ」

そしてヘザーはもちろん、その息子の写真も持っていた。それはヘザーが取り出した中で初めてのカラー写真で、画像の粗いフェイスブックのプロフィール写真だった。明らかに祖母だと分かる写真が核心に切り込むものだとしたら、この写真はまったく逆の効果を持っていた。私は完全に混乱させられた。写真は休日に撮られたようだ。男性はおそらく50代。アイロンの利いた黄色いポロシャツに、細いワイヤーフレームの眼鏡。髪は茶色で、八の字の口ひげは両端がはね上がっている。場所は海軍基地のようで、彼はドイツのUボートのような船の前に立っていた。わけが分からなくなった。彼と私はまったく似ていなかったのだ。

一体どうすれば彼が私の生物学的な父親ということになるのだろう。どうすれば彼と私がDNAの半分を共有していることになるのだろう。

レベッカも同じ気持ちだと分かった――この人が？　答えを探すために何年もかけ、組織にも挑んだ……その末に分かったのが、彼がネッド・フランダース（アニメ『ザ・シンプソンズ』の登場人物）に似ていることだというのだろうか？　この男性は何も悪くない。彼は楽しそうだし、幸せそうだった。海軍基地を回るのがさぞ楽しかったに違いない。だが私たちと彼は似ていなかった。よくよく見たが、何も感じない。何もつながっているように見えないのだ。私は迷信を信じるたちではないが、初めて生物学的な親を見たときは、何か直感的なものを感じるのが普通ではないのだろうか？　彼とレベッカが似ていると思えた点は、茶色い髪、面長ともいえる輪郭（彼女は否定するかもしれないが）だけだった。彼と私が似ていると思えた点は、どちらも黄色が好きだということだけだった。

ヘザーがなぜ時間をかけて全世代の誕生と死亡、結婚を説明する必要があったのか、ようやく腑《ふ》に落ちた。初めにこの写真で説明されても、到底信じられなかっただろう。すべて聞いた後でもまだ本当だとは思えない。DNAは嘘をつかないが、ヘザーは世代を間違えているのではないか？　ヘザーには申し訳なかったが、彼女は私たちが困惑するのを見て（「少し期待が外れた」と後から聞いた）、懇切丁寧に説明してくれた。またいかにもヘザーらしい親切心を発揮し、持ち帰って見られるようにと私たち一人ひとりにファイルを用意してくれていた。そこには三十数ページにもなる調査と分析結果がまとめられていた。RAAFの制服を着た女性の情報もあった。そちらはまるで自分の顔を見ているような、奇妙な気分だった。

ポロシャツの男性をスティーブン・マッケンジーと呼ぶことにする。彼はどうやら、私たちの父親らしい。

プロデューサーはレベッカと私に個別にインタビューを行い、反応を記録した。ドキュメンタリーで記録されるのは、あるがままの反応だ。私は心の中では動揺も困惑も感じていたが、それが表情や態度に出ていたかは分からない。すぐに喜びや達成感が得られたわけではないし、そうあるべきとも思わない。それはテレビの中の約束事であり、現実とは違う。現実は、ずっと秘密にされてきた自分の根源的な何かを得られても、すぐには処理できないものなのだ。私は自分の感情が理解できなかった。時間が必要だった。全国ネットのテレビ番組に出演し、自分の人生を公表し、受胎されたその瞬間から他人に搾取されてきたというのに――それでもなぜか、自分をさらけ出さないという本質は変わっていなかった。私はすっかり取り乱していたのに、それを表に出さないところはそのままだった。

それにはもう1つ、別の懸念もあった。それは、スティーブンと連絡が取れた後、彼がどこかでこの映像を見たらどうなるかということだ。私がまずいことを言っていたらどうしよう。そのせいで、築けたかもしれない関係が台無しになったらどうしよう。何が火種になるか分からない。私の言葉を相手がどう捉えるかは分からなかった。

この状況を複雑にしていたのは、入念すぎるともいえるヘザーの調査への姿勢だった。その時点ですでに予期すべきだったが、彼女は私たちの実父の名前や写真だけでなく、シドニーでの古い住所や学歴など、人生の断片的な情報も探してくれた。彼はシドニー大学出身で、レベッカの何代も前の先輩だった。ヘザーは彼のきょうだい、姪、甥の名前も見つけていた。そして、最後の爆弾として、彼の連絡先まで入手していたのだ。

ヘザーが私たちにくれたファイルの最後に、電話帳から几帳面にコピーされた資料があった。そこにはスティーブン・マッケンジーの名前、正確な住所、電話番号が載っていた。

レベッカと私はその連絡先を眺めた。デジタル時代の子どもである私たちは、同世代なら誰でもする行動に走った。ヘザーのラップトップを囲み、グーグルで検索したのだ。クイーンズランド州にある彼の自宅を発見した。フェイスブックのプロフィールを見つけた。それから、彼の名前で掲載された大量の投書も見つけた。都市部の日刊紙、コミュニティー紙、雑誌、ニュースサイトもあった。同姓同名の別人でないのは、投書の最後に書かれたフルネームと郊外の地区名で分かった。州の道路問題から連邦政府の政策への意見までと、私たちの父はかなりの投書家だったようである。私たちは〝キーボード・ウォーリアー〟（インターネット上で攻撃的になる人）を父に持ったのだろうかと思い始めた。だとすれば、彼はかなり初期、かつ礼儀正しい部類に入る。どの投書も丁寧な言葉で書かれ、ちょっとした皮肉すら礼儀正しかった。むしろその箇所が特に丁寧だった。彼はオーストラリアの共和制への移行を支持すると書いていた。また、アスファルトについて。当時の首相であるマルコム・ターンブルへの賛辞。オーストラリアの伝統的な地方政党、国民党への批判。〝guys〟という言葉は女性を排除することにならないという強い主張の投書。つまり、さまざまなことに関心を持っていたようだ。

彼は書評も豊富に書いていた。マキャベリからタキトゥスまでが網羅される中、ある批評が私の目を引いた。クリストス・チョルカスについて書かれたものだ。彼は世界的ベストセラー『スラップ』（オーストラリア現代文学傑作選第3巻、現代企画室、2015年刊）で最もよく知られるオーストラリアの作家で、数々のヒット作を生み出してきた。彼はゲイで、登場人物の多くもゲイである。私はチョルカスについて書かれた批評を仔細《しさい》に読んだ。プロデューサーから離れてヘザーを部屋の隅に引き寄せた。

「ヘザー。少し気になっただけなんですが。彼はゲイじゃないでしょうか」

「私もそう思います」。ヘザーは躊躇せずにそう言った。彼のソーシャルメディアのプロフィールには、他にも1つ2つほどそう感じる点があったという。「でも何も言わないことにしました。あなたたち自身がどう思うかに任せたかった。それに、私の世代ではそうした話はまだ極めて個人的なことですから」

私は肩をすくめた。「それは私にとっても同じです」。私が考えていたのは別の次元のことだった。「彼がもしゲイなら、私たちによりオープンに話してくれるかもしれません。彼には奥さんも子どももいない可能性がありますよね」

彼女はうなずいた。「ええ、その可能性はありますね」


それから帰宅して何をしたか、その後数週間をどう過ごしたかはよく覚えていない。日々をどう彷徨《さまよ》っていたのか、記憶にないのだ。だが、心から安らぎを感じていたことはよく覚えている。彼は実在した。つまり、私たちも実在するということだ。私たちがどのようにして生まれたのかにも、それ以前から存在したすべてのものにも理由があった。それが分かった途端、私は人類と完全につながったのだ。こうした乖離を感じたことがなく、家族の一員としてのアイデンティティーを常に確立している人もいるだろう。そうした人たちに対して、それがいかに心強いか、それによって得られるものがどれだけ大きいかを私は到底説明できない。私に唯一言えるのは、私の中には黒く決してほどけない結び目のような苦しみがあったこと、その日それが緩まってほどけて、真っすぐになったこと、そして私は息ができたということだ。

レベッカは親切にも、私に数ヵ月間の猶予をくれた。突然電話をかけるのは最善の策ではなさそうだと彼女には伝えていた。住所も分かっていることだし、手書きの手紙なら感じの良い方法で私たちを知ってもらえるし、好意的に受け止めてもらいやすいと考えたのだ。もし何も返事がなければ、もっと手っ取り早い方法はその後に考えればいい。

だが私は手紙を書くでもなく、何も行動を起こさなかった。彼の名が書かれた紙が手元にあると思うと、それだけで十分幸せだった。ここで父親探しを終えても構わなかった。数年前『グッド・ウィークエンド』に書いたことは本心だった――もう1人の父親は必要ない。私を15年間育ててくれた父以上の父などいない。私が許せなかったのは、専門家と呼ばれる大勢の人たちが私を作り、私の生物学的な父親が誰かを知りながら、その情報を私から故意に取り上げていたことだ。これは私への侮辱であり、到底納得のいくものではなかった。だが、私は彼ら全員に打ち勝った――私は名前を見つけ出した。しばらくはただその余韻に浸っていたかった。

ようやく得た幸せを楽しんでいたのだと思う。自分自身に対する答えを手に入れた。恋人のサムと婚約したばかりで、素晴らしい関係を築いていた。また、プライベートはDCに振り回されてめちゃくちゃだったにもかかわらず、仕事もなぜか順調だった。

だが、レベッカは焦燥感で居ても立ってもいられなくなっていた。彼女は11歳の頃から自分の出生を知っていた。ようやく父親の名前を突き止めたというのに、「なぜここで前に進もうとしないのか」と思っていただろう。

レベッカには申し訳なかったが、彼女のことは後回しにした。私はドイツで取材を行い、帰国後は急いで原稿を書き上げていた。フィッシャー図書館で会った日から2、3カ月後、私は今から思うと自分に腹が立つほど冷淡なメールを彼女に送った。「今はまだスティーブンへの気持ちに折り合いをつけるのが精一杯。あなたがどう感じているかは分からないけれど、私は彼以外の家族を思いやれる余裕がないの」。レベッカにとって、これほどもどかしい思いはなかっただろう。だが彼女はひとりで進むのを嫌がったし、彼女と私なら、手紙を書くのはおそらく私のほうが適役だ。見ず知らずの人に連絡するのが私の仕事だからだ。

正直に言えば、私には連絡するのを恐れる気持ちがどこかにあり、行動に踏みきれなかったのだと思う。彼の反応云々《うんぬん》に対してではない。手に入れたものが壊れてしまうかもしれないという不安だ。もし彼がとんでもないろくでなしだとしたら、その瞬間に幸せは崩れてしまう。また自らのアイデンティティーに苛まれるつらい日々を過ごす気はなかった。私は数年間そうやって過ごしてきたばかりなのだ。

だがレベッカの言い分も分かる。なんとしても彼と連絡を取りたい気持ちはもっともだ。それに、好奇心に抗えないのが私の性分だった。

1週間の休暇を取ってサムとタスマニア州で過ごしていたとき、私は一念発起した。休息のおかげで幸せな気持ちで満たされていた。出生がもたらす押しつぶされそうな不安にも、前より対処できるようになっていた。ある朝、州都ホバートの小さいながらも感じのいいカフェで特大サイズのコーヒーを頼み、ラップトップを開いた。サムが新聞を読んでいる間に私はスティーブン・マッケンジーへの手紙に没頭した。それをレベッカに送って意見を聞いた後、手書きで清書し、私たちのメールアドレスを最後に追加した。

親愛なるスティーブン・マッケンジー様

私たちはレベッカとサラといいます。家族歴についての情報を探しており、あなたがその助けになってくれるのではないかと思い連絡しました。突然のご連絡となり申し訳ありませんが、まずは手紙でお知らせするのが最善だと思いました。

私たちは33歳で、異母姉妹です。この事実を知ったのはつい最近で、2人ともそのことを嬉しく思っています。サラはシドニーのABC局で記者と司会者をしています。レベッカは同じくシドニーの急性期病院で作業療法士として働いています。私たちは一見、顔の形とあご以外はそれほど似ていません。サラはマレーシア系中国人とのハーフ、レベッカはイタリア人とのハーフだからです。けれども、私がこうして手紙を書いているのは、私たちの共通点についてお話しするためです。私たちは2人ともあなたから生まれた可能性があると思っています。

私たち2人はシドニーのロイヤル・ノースショア病院で、それぞれの母親が提供精子を使った結果、生まれました。私たちの生物学的な父親は同じです。つまり、同じ精子ドナーだったということです。

DNAテストの結果、私たちは異母姉妹だと判明しました。また、遠い親戚も大勢見つかり、彼らの家系図も分かっています。こうして見つけた新たな親戚と家系図をたどると、私たちはどちらもあなたとつながっていると分かりました。これが、あなたがドナーかもしれないと思う理由です。

また80年代前半、あなたはシドニーに住んでいたとも聞いています。

もし当時のあなたがロイヤル・ノースショア病院で精子提供をしていたなら、そのことに感謝します。私たちが生まれたのはそのおかげだからです。今は2人とも実に幸せな人生を送っているともお伝えします。レベッカは結婚して2人の子どもがいます。私、サラは最近婚約しました。

　この手紙ではっきりさせておきたいのは、私たちは決してお金を要求したいわけではないということです。今後もそのつもりはありませんし、そうできる法的な権利もありません。下世話な話で恐縮ですが、この問題は界隈《かいわい》でも誤解が多いため、明確にする必要があると考えました。私たちは今後の人生を考える上で、家族の基本的な病歴を知りたいだけなのです。レベッカには幼い子どもが2人います。つまり、あなたの生物学的な孫となるため、あなたの病歴は重要な情報なのです。私には慢性疾患があり、対応のために詳細を伺いたいと思っています。

　ロイヤル・ノースショア病院は何年にもわたって意図的に記録を破棄していたため、私たちは病院から何の診療記録も得られません。ここニューサウスウェールズ州で二度の調査が行われた末、この衝撃的な医療過誤が判明しました。そのせいで、私たちは実の家族について、個人を特定しない情報ですら得られなくなりました。極めて重要である家族歴もそのひとつです。私たちはこの事実に不安を感じています。レベッカと私の出会いは偶然に過ぎません。けれども、その後、同じ時期に同じクリニックで生まれたと分かり、私たちが姉妹かどうかを確かめる唯一の手段であるDNAテストを受けました――その結果、本当の姉妹だと判明しました。

　これが私たちの経緯です。お返事を心よりお待ちしています。その際、家族歴をお知らせいただければ幸いです。

# 34　本当の父に会う

8月のある午後、スティーブン・マッケンジーはブリスベンの自宅に着くと、私道の中ほどにある平たい郵便受けから私たちの手紙を取り出した。

「封筒はぱんぱんだったよ」と彼は振り返る。「怒り狂った君主論者がまた長文を送りつけてきたのかと思った」

長ったらしい妄言を急いで読むこともないだろうと思い、すぐには開封しなかった。だが封を開け、この手紙が立憲君主制の擁護とはまったく関係ないと気づいたそうだ。

「そうと分かったので、いったんコーヒーを淹《い》れて、腰を落ち着けて読むことにしたんだ」と彼は言う。その手紙を最後まで読み、「とても嬉しかったけれど、多少の不安はあった」という。

月末、レベッカと私のアドレスに1通のメールが届いた。私たちの手紙に対するスティーブン・マッケンジーからの返信だった。丁寧な文面には、ごく平凡な内容と世界がひっくり返るような驚愕の事実が混在していた。

「親愛なるレベッカ、サラ。先日は手紙をお送りいただきありがとうございました。突然の連絡を詫びる必要はまったくありません。喜んで受け取りました。今後も連絡をいただければ嬉しく思いますが、その際は私書箱に送っていただけますでしょうか……自宅の郵便受けだと雨でよく手紙が濡《ぬ》れてしまうのです」。普通、冒頭で郵便受けの説明をするだろうか？　だが――これは良い兆候とも取れるのではないだろうか。

「サラ、つい最近、2014年8月の『グッド・ウィークエンド』に載った記事を読み、驚きました。お父さんを亡くしていたことだけでなく、ロイヤル・ノースショア病院の欺瞞《ぎまん》にもです。あなたは記者だし、私にたくさん訊きたいことがあると思います。私もいくつか記事に納得できない部分がありました」

その瞬間、ジャーナリストとしての私が反応した。この記事は完璧に事実検証されているはずだ。だが、すぐに通常の自分に立ち返る。いや、彼はクリニックのことを言っているのかもしれない。

「さて、ここからが本題です。サラ、あなたは『グッド・ウィークエンド』の記事に、IVFオーストラリアを訪問したけれど、診療記録のコードは破棄されていたと書いています。また、その後ロイヤル・ノースショア病院の元看護師から、ドナーは医学生で彼のコードはAFHと聞いたと。私はそのどちらにも当てはまりません。私は医学関係を学んだことはありませんし、あなたのお父さんにも似ていません（私の髪の色は濃く、歯並びも悪い。顔の形も体型も似ていません）」

まあ問題ない。だからといって彼が実父だという可能性が消えるわけではない。それに、手紙はまだ続いている。私の記事を読む限り、より「可能性がありそうな」点もいくつかあるという。彼もまたドイツ語を学び、ドイツを旅したことがある。オリーブに目がないのも同じだった。

「またロイヤル・ノースショア病院での私のドナーコードはAKHでした。この1文字の違いが、あなたをいたずらに悩ませていなければいいのですが。たまたま知ったのですが、IVFオーストラリアはまだ私の記録を保管しています。私の写真と、1997年という遠い昔に、私から子どもたち全員に宛てた手紙も一緒です」

彼だ。

彼に違いなかった。彼はドナーだった。今は他の州に住んでいるが、彼はやはりシドニーのロイヤル・ノースショア病院に精子提供をしていた。ドナーコードも、ダイアナ・クレイブンが30年前の記憶から掘り起こしたものとほぼ同じだった。AFHではなく、AKHだったのだ。彼に違いなかった。そして……手紙を書いた？　写真？　IVFオーストラリアで20年近くも私たちを待っているという手紙があった？　私をひどい目に遭わせた会社に？　何の話なのだろう？

「サラ、レベッカ。私は自分が実父かどうかをはっきりさせるため、喜んでDNAテストを受けようと思います。本当に親子といえるかはまだ疑わしい点が残っています。期待させた後にがっかりさせたくはないので、質問に答えるのはもう少し待っていただけますか。もし親子という結果であれば、そのときは、あらゆる質問にお答えします。

それから、『グッド・ウィークエンド』の記事で〝良い関係を築きたい〟と言ってくれたことを心から嬉しく思っています」

まるでびっくり箱だとしか思えなかった。

あとは最後の確認をどこでどのように行うかを決めるだけだった。私はDNAテストのさまざまな選択肢を彼にメールした——裁判所が利用するような、一対一で高価な研究所での鑑定、自宅で受けられる比較的妥当な価格の父子鑑定、そして、アンセストリーをはじめとする最も安価な家系図作成会社だ。レベッカがこのメールに続ける形で、アンセストリーにさせてもらえないかと丁重に提案した。理由は費用と、私たちがすでにアンセストリーでテストを受けていたからだ。やはりレベッカは賢い。アンセストリーのテストは一対多だ。一度テストを受ければスティーブンはデータベースに登録され、他のDC児からも探せるようになるというわけだ。私たち3人はDNAテストの結果を待つのはやぶさかでなく、それから直接でも電話でも、より踏み込んだ話をすることで同意した。いかにも賢明な方法だ。確かに、間違った人物に感情移入するのは避けたかった。

レベッカと私は費用を折半してアンセストリーの検査キットを購入し、彼に送ることにした。仮にも私たちがそうする義務は――子どもが自分の真実を知るのに、親や誰かにお金をかける必要は――ないと思ったが、おそらく善意は重要なのだろう。その間、彼はこれまでの慎重さに反して徐々に確信を深めていたようで、興奮の色さえ見せていた。実はレベッカは自分の写真をすでに数枚送っていた。それを見て、私たちが自分を騙そうとしているわけではないと確信したようだ。お返しに同じものを送りたいという様子が見て取れた。

「1980年から現在までの私の写真、それと数名の肉親を含めた小さなアルバムを作っています」と彼から連絡があった。「テスト前に送るのは気が引けますが、結果は確実だと思うので、送っても差し支えないだろうと思いました（思わず、これまで慎重に引いていた境界線はどこへ行ったのかと言いたくなった）。

インターネット上のサラの写真とあなたが送ってくれた写真はそっくりでした。同時に、あなた方の実父が誰か、今ではかなり確信を持っています。2人は私の近しい身内にとてもよく似ているのです」

私たちはすでにそのことを知っていた。彼よりずっと前に。ヘザーのおかげだ。私たちが知っていた彼の祖先の出来事を、彼自身はほとんど知らなかった。チャールズ・ハーパー（頭から翼の生えたあの詩人だ）の遠い親戚だという知識はあったようだ。だがそれだけで、「シスター・ケニーとも親戚だなんて、なんて素晴らしいんだ！」と言っていた（後に2人で話したとき、私の写真のうち、最も印象的だったという1枚を教えてくれた。それは以前ツイッターのプロフィールに載せていた、サングラスをかけた自撮り写真だった。「それを見て、これはすごいと思ったんだ。機嫌の悪いときの母にそっくりだった」と彼は言った）。

9月中旬、アンセストリーのDNAキットがスティーブンの私書箱に投函《とうかん》された（私たちは配送完了メールを受け取った。これは購入した側のささやかな特権だ）。彼はすぐ容器に唾液を採取して返送したとメールをくれた。

1カ月後、スティーブンから私たちにメールが届いた――朝の4時半に。

「こんにちは、サラ、レベッカ。

DNAテストの結果が届きました。私は確かにあなたたちの実父でした。

一度お会いできませんか？　もし良ければ私がシドニーに向かいます。時間は長くても短くても構いません」

ヘザーは正しかった。

環は閉じられた。行き場のなかった遺伝子の最後の鎖は手がかりを得て、ようやくすべてがつながった。彼は私たちの実父だった。やっと見つけた。父は本当の父ではないと母に告げられてから、5年半が経っていた。

メールの最後にファイルが添付されていた。それはスティーブン・マッケンジーが約20年前の1997年に、自分から生まれたDC児に宛てた手紙のコピーだった。私たちへの手紙だ。

私から作られた子へ

こんにちは。はじめまして。私を探すと決めたあなたにおめでとうの言葉を伝えます！　私を探そうと決心してくれたことをとても嬉しく思います。

私はもう何年も、ときにあなたのことを気にかけ、あなたとあなたのお父さんやお母さんが元気に過ごしていることを願っていました。でもつい最近になって、あなたも私のことを気にかけているかもしれないと思ったのです。もしそうなら嬉しいです、ありがとう……

本文はタイプされ、冒頭の挨拶と署名は直筆で書かれていた。相手がまだ子どもである可能性を考慮したのだろう。難解な話を単純化しすぎることのない、程よいバランスで説明されていた。彼は手紙に自分の写真も添えていた。

そう、あなたの半分は私から作られました。あなたのお父さんはあなたのことを待ち望んでいましたが、それは叶いませんでした。だから私は、あなたのお父さんが最も必要とすることに協力したのです。私はもちろん、あなたを作った半分について答える準備ができています。あなたがそう望むなら、喜んでお目にかかります。私の人生について話し、私自身や親戚のこともお話しします。そして、あなたが必要としていると思われる医学的な背景についても、いつでもお答えするつもりです……

次々と真実が明かされる。不妊治療産業があれほど固執し不当に守ってきた匿名性の約束は崩れ去った。1997年当時、私の実父は身元を明かすことに前向きだった。会うことにも前向きだった。祖先や彼の人生、私たちが共有する家族歴を伝えることにも前向きだった。20年以上前、彼はこのすべてにはっきりと同意していたのに、私たちには何も伝わっていなかった。問題はドナーではなく、私たちを利用して利益を追求する側にあった。問題は、生物学的な親や私たちの意思に反し、疑わしい手段で私たちと家族を隔てる門番だったのだ。

……この挨拶があなたの期待に添うものであり、また、あなたが私との連絡に前向きであることを願っています。私はいつでもお待ちしています……この手紙を読んだあなたが連絡をしてくれますよう。そのときを楽しみにしています。心を込めて。あなたを作った男より

2020年、本書のための調査を進める中で、私はスティーブンのこの手紙が日常に紛れていたと気づくことになる。後から分かったことだが、彼は手紙のコピーをドナー《D》・コンセプション《C》・

サポート《S》・グループ《G》にも提供していた。DCSGはその手紙を資料として活用した。2010年、連邦上院がDCに関する調査を行った際、DCSGは長文の意見書を提出し、その中にこの手紙も含めていた。[1]

実父が個人的に書いた、私の出自に関する私への手紙は、何年間もオーストラリア連邦議会のウェブサイトに掲載されていた。

問題のある他の国々にも、私より先に手紙が届いていたのだ。

レベッカと私に関して言えば、この手紙は1997年、NSART（後のIVFオーストラリア）に送られたまま行方が分からなくなっている。そのため私たちは手紙を受け取っておらず、その存在すら知らされていなかった。おそらくクリニックのスタッフがすでにドナーコードを破棄していたからだろう。だが、それがどの時点で起きたのかは定かでない。知る術もない。

私は当然、大人になるまでスティーブン・マッケンジーが実の親だと知る由もなかったが、レベッカは11歳の頃から自分がDC児だと知っていた。この手紙を必要としていただろうし、手紙を読んで成長することもできたかもしれない。彼女は「手紙をもらえていたら安心していたと思うし、嬉しかったはず」とスティーブンに話していた。

スティーブンに関して言えば、彼はドナーコードが破棄され、それによって手紙を渡す術がなくなったとは、NSARTからもIVFオーストラリアからも聞いていなかった。そうしたことが実際にあったと知り、ショックを受けたようだった。それを見て、彼は組織を全面的に信頼し、さらにそのスタッフを信頼していたのだと分かった。彼はスタッフの言うことを信じ、その全員が職業意識の高い公明正大な人たちだと信じていたのだ。あくまで私たちの話を聞くまではということだが。

私はIVFオーストラリアとその親会社であるバータスヘルスに、スティーブン・マッケンジーの手紙と写真について尋ねた。また、ドナーコードの破棄により、このいずれも子どもには送れなくなったことをなぜ彼に伝えなかったのかも尋ねた。「NSART／IVFオーストラリアはドナーコードが破棄されたことをドナーに、特に接触に前向きだったドナーになぜ伝えなかったのでしょうか？」

「プライバシー保護のため、（スティーブン・マッケンジーの）具体的な件についてはお答えできません」と返事があった。案の定だ。

私はスティーブンに「IVFオーストラリアに手紙と写真があったというのは興味深い事実です」と書いた。「まず、あなたがDC児に手紙を書いて彼らに預けてくれたのは、称賛に値する行動だと思います。もう1つ興味深いのは、手紙とロイヤル・ノースショア病院でコードが破棄されたタイミングです。これは同病院でのコード破棄における（数々の）不可解な点のひとつなのですが、あれほど多くのコードが破棄されたというのに、いつ起きたのかは立証できませんでした。ただ、ロイヤル・ノースショア病院が説得力に乏しい調査をした結果、破棄されたのは人工妊娠法が裁可された1984年3月以前だと報告しています。

ということは、1997年に手紙が組織に渡った時点で、彼らは手紙を届けると嘘をついて受け取ったことになります。もちろん、破棄された時期が嘘なら話は別ですが」

どちらの可能性が高いかは分かっていた。DCは嘘にまみれているが、中でも最も簡単な嘘は前者だ。こうした重要な書類が決して相手に届かないと分かっていながら、届けるといって受領する。民間の大手クリニックのあきれた嘘だった。

彼への手紙の最後に「今回の件について、私たちに丁寧に対応してくれたこと、そして迅速なお返事をいただけたことに感謝します」と書いた。「DNAテストの結果に関係なく、十分信頼できる人もいると思えたのはあなたのおかげです」

彼からの返信には、「あなたがそう思えるようになるのに、私の返信が役立っていたなら何よりです。そう言ってくれてありがとう」とあった。「それこそ私が20年近く願ってきたことのひとつです。1997年当時、体外受精は――」（彼はDCを指している）「新聞やテレビで急に注目されるようになりました。そこでは、事実を知った子どもがどれほど衝撃を受けるか、また、その事実によっていかに自分の生い立ちに喪失感を抱き、その部分を埋めたいと切望するかも語られていました。だから、もし私の子どもが私を見つけてくれたなら、私はその子たちができるだけ楽にその穴を埋め、かつての自己像のようなものを取り戻したと実感できるよう、協力できることはなんでもしようと決めました――それが子どもたちへの薄情で残酷な仕打ちに対して私ができる最低限のことだと思いました。そのための第一歩があの手紙と写真でした。その後は、どの子どもも育ての親以外は要らないということを念頭に置き（あなたがそう思うずっと前から、私もそう思っていました）、自分で試行錯誤するしかないと思っていました。ですから、最初の返信を前向きに捉えてもらえたと知り、とても嬉しく思います」

私たちは同じ認識を持っているようだ。気持ちが楽になった。

その年の11月、私たち3人はシドニーで初めて直接会うことになった。春のある晴れた日の正午、私はアボッツフォード・ポイントに車を停めた。パラマッタ川に突き出したこの河岸には、シドニー・ローイング・クラブというボート施設がある。クラブそのものにも誇れる歴史があるが、私がここを指定したのはあくまで現代的な都合のためだ。「天気が良ければ素晴らしい眺めが楽しめます。終日営業していると思いますし、それに、バーもあるんです」と私は書いた。大人として初めて実の親に会うときは、アルコールを用意しておくのが賢明というものだろう。

正面玄関に足を踏み入れると、向こうの川から差し込む光が目に入る。ロビーにいた男性が立ち上がる。スーツを着込み、写真と同じ口ひげを蓄え、ブリーフケースを抱えている。スティーブン・マッケンジーだった。面長の顔、鼻の上にのった細いワイヤーフレームの眼鏡。すべてが写真通りだったのに、私はまだ驚きと疑念を拭えなかった。彼の中には私が何一つ見つからなかったからだ。

私たちはレベッカが着くまで、当たり障りのない会話をぎこちなく続けていた。この状況は私にとってどこか仕事のようなものだった。インタビューが始まるまでは、主役に自分の話をさせまいとしていたのだ。私は間を持たせ、レベッカが来て初めて本題に入ろうと奮闘していた。その試みは簡単ではなかった。スティーブンは実に多弁だったからだ。レベッカが到着し、私は安堵のため息をついた。潮の流れを堰《せ》き止める仕事はここまでだ。

だが、その次にやってきたのは、まさに洪水だった。私はスティーブンがいつ自分のことを話し出すかと心配していたが、それはまったくの杞憂だった。彼の話はブリスベンの不動産価格から数カ国に及ぶ中世の歴史、ロイヤル・ノースショア病院のことなどあちこちを行き来した。自由奔放な会話というより、自由奔放な講義だった。レベッカと私はただ座っていた。30分に1回ほど、私たちのどちらかがやっと二言三言の言葉を発したかと思うと、また彼が話し出す。彼は私たちについて、何も訊いてこなかった。それははっきりと覚えている。何か訊くよう無理強いしたところで意味はない。彼に訊く気がないのに、割り込んでまで話す必要はないだろう。私は状況が変わるのをただ待った。だがそうはならなかった。次第に、待っても流れは変わらないと気づき始めて、ますますあきれてしまった。怒りが込み上げてきた。実の子ども2人に初めて会ったというのに、何も訊かないことなどあるのだろうか。ようやく実子がいると知り、成長したその子どもを――自分を探そうとして家系図を遡り、本人以上に祖先を知ることになった子どもを――目の前にして、知りたいことは何もないと判断する人がいるのだろうか。

どうやら、スティーブン・マッケンジーがそうした人のようだった。私たちは彼の子どもだが、成人した大人でもある。私たち2人は彼と対等だと思っていた。だが会話はそうならなかった。1、2時間経つと話題は家族史の話題に移り、白人の祖先の話が延々と続いた。自分がここまでほぼ何も言葉を発していないのが信じられなかった。スティーブンがさらに初期の入植者について語り出し、奥地に分け入ったその屈強な祖先が先住民であるアボリジニの反乱から辺鄙《へんぴ》な土地を守ったと聞かされたとき、私は話すことを諦めた。

「彼女は一晩中土地を守り続けたんだ」とスティーブンは誇らしげに言う。「猟銃だけを使って、ひとりでアボリジニを食い止めた」

正直に言えば、いい加減この午後に多少の現実感を取り戻すべきだとも感じていた。「なら、彼女は人殺しということですか?」と私は言った。

気まずい沈黙が流れた。

そして彼はまた話し始めた。

覚えている限り、これ以外で場が静まったのは、私が2度目に質問したときだけだった。単刀直入に、あなたはゲイかと尋ねたのだ。話の流れで訊けるタイミングがなかなか摑めず、出し抜けな質問となったに違いない。私は多分、挑発的にもなっていた。だが私がしたかったのは現実に即した話をすることで、延々と続く〝意識の流れ〟を聞くことではなかった。彼はそこで話すのをやめ、少しの間私を見つめた。そして、それまでより慎重なトーンで答えた。「ええ」と彼は言い、「どうしてですか?」と尋ねた。

「あなたが育ったのは田舎のほうだったから」と私は言う。「大変でしたか?」

彼は少し緊張が解けたようだった。「そうだね。家を出るまではあまり話さないようにしていました」。彼はそう言い、このことについて、また両親や兄弟との関係について、またシドニーのキングス・クロス(シドニーの歓楽街)に着いたときの気持ちも話してくれた。そこは快楽主義者にとっては天国のような街で、誰からも干渉されなかったそうだ。それが良かった、実に面白かったと語っていた。その口調はごく自然だった。だが徐々に話題が逸れ、潮が満ちてきたかと思うと、彼はまた堰き止められない言葉の波に乗ってしまった。

3時間以上をほぼ聞き役に徹した後、私は口実を作ってその場を後にした。レベッカはその場に残った。2人のもとを離れると、しばらくぶりに呼吸ができた気がした。帰宅した私は気持ちがぐらついていた。

その日の夜、レベッカと話した。「あの後どれくらい話したの？」

「8時間くらいかな」。彼女は楽しそうに答えた。

「8時間？　一体何を話したの？」

いろいろあるが、特にフランスの歴史のあらましだとレベッカは言った。私は耳を疑った。「あなたのことは？　何も訊かれなかった？」

「そうね、それほどは」とレベッカはけろりと言う。

もう十分だと確信した。彼を見つけ、直接会った。匿名性はもうなくなった。任務完了だ。これ以上は必要ない。


私は悪意があってこの話をしているわけではない。真実を伝えるためだ——他のDC児も似たような経験をするかもしれないと思うからこそ、こうして真実を語り、彼らが受け入れる余地を作ろうとしているのだ。メディアによっては違う真実を伝えることもあるだろう。だが、現実はおとぎ話のようにいかないというのもまた真実なのだ。

私もレベッカも、おそらく他のDC児も、実の親と初めて会った瞬間に「この人だ」と思ったわけではない。全身に電流が走ったという感覚もない。だが、それが真実だ。現実はそういうもので、他の人たちにとってもそう変わらない。感情は0か100かで決められるものではない。見知らぬ家族と初めて会って抱くのは、大抵の場合は超越的な高揚感でも激しい失望でもなく、その間の感情だ。スティーブンを嫌う理由は私にはない。あの日の午後は、ずっと置き去りにされた気がしただけだ。きっと私の目には、彼が私たちのどちらにも興味がないように見えたからだろう。私が何年も行動してきたのはあの日の午後のためだった。そしてその日の午後に、これ以上ないほどの肩透かしを食らったというわけだ。

私はしばらくこの件から距離を置き、あの日のことを整理した。

やがて、彼はあのとき、私たちを前にひどく怯えていたのかもしれないと思ってきた。私たちが1人ではなく2人同時にその場にいたからだ。それに、私は席に着いても彼への疑念を拭いきれていなかった。それが冷ややかな空気となり、彼に伝わったのかもしれない。そんなことを考えた。考えれば考えるほど、相手を思いやれていなかったのは私だったに違いないと思えてきた。ゲイかと尋ねた私の唐突な出方を、彼は不快に感じただろう。本当ならもっと配慮して、慎重に切り出すこともできたはずだった。これが間違っていたのだ。そう気づいて謝ることにした。彼に宛ててメールを書いた。

「ゲイかどうかを尋ねたのは、あなたのことをもっと知りたいという理由からでした。なのに、私はあなたがゲイでもストレートでもユニコーン（LGBTIQ+コミュニティーの象徴とされる）でも、私にはまったく問題ではないということは伝えていませんでした……だから、これは言わせてください。私にとって性的指向は問題ではないんです……私は、自分らしく生きる選択をして、その人生によって社会を変えてきた人と血がつながっていることを誇らしく思います」

彼はこのメールを喜んでくれたようだ。翌日のメールにそう書かれていた。誠実で心のこもった、素晴らしいメールだった。「ゲイかと訊かれたとき、私はためらうことなく正直に答えました。それは、私たちの関係にこれ以上嘘を持ち込めなかったというだけではありません（あなたたちにはもうたくさんでしょう）。あなたたち2人を親や兄弟と同じように信頼できたからです。過ごした時間に関係なく、あなたたちは彼らと同じように私を受け入れてくれると思えたからです」

このメールは私を良い気分にしてくれた。私たちは年が明けてからも何度かメールを交わした。それは気軽で心地良いメッセージで、新着の通知が嬉しくなるような、そんなメールだった。私たちは話すのではなく、書くことで関係を築くのが良いのかもしれない。

数カ月が経ったある日、はっと気づいた。あの日のボートクラブで、スティーブンがどのような心境だったかを理解したのだ。すべてを振り返った。私は誤解していた。彼は怯えていたのではなく、ただ緊張していた。きっと最初に会ったときからだ。その上、私は目つきの鋭いカモメのように、ずっと彼をねめつけていた。だから彼は話した。気まずい沈黙を埋めるために話し続けた。話さずにはいられなくなった。私がそうさせたのだ。

答え合わせをするには、もう一度直接話すしかなさそうだ。彼はANZAC《アンザック》デー（4月25日の祝日。第一次世界大戦中、オーストラリア・ニュージーランド軍がトルコに上陸したことに由来）の週末、長めの休暇を取ってまたシドニーに来ると言っていた。レベッカと私が揃《そろ》って彼に会うことは難しそうだが、かえって好都合だったかもしれない。私たちはそれぞれ一対一で彼と会う必要がありそうだ。

彼と会ったのはカフェだった。その数カ月前に私の人生は激変していたが、今度は良いほうにだった。最初の子どもが生まれたのだ。娘も連れてカフェに行くと、スティーブンは立派に役目を果たしてくれた。彼は買ってきたぬいぐるみを娘に渡し、膝の上で遊ばせた。数日前はレベッカの家に夕食に招かれ、彼女の2人の子どもにも会ったそうだ。彼はとても嬉しそうに私の子どもを抱いていた。彼が自分の子どもを育てる機会はなかったため、ひょっとすると、急に孫ができたことに浮かれていたのかもしれない。私たちは昼食を取りながらいろいろな話をした。スティーブンは相変わらずよく話した。私の何倍も話したが、これは会話なのだと今なら分かる。多分だが。今後もこんな感じになりそうだ。彼は生来おしゃべりなのかもしれない。私がまだ警戒しているせいかもしれない。それでも良かった。

いつも使っていたスマートフォンが故障して、その日は代用品しか持っていなかった。スティーブンは典型的なテクノロジー恐怖症で、携帯電話すら持ってきていなかった。本当に嫌いなようだ。ということは、昼食の最後にこの瞬間を記録できるのは、化石のようなこのプリペイド携帯だけだ。私は解像度に乏しい写真を撮った。

素晴らしいひとときの記念にしてはひどく画質の粗い写真だが、いずれにしても彼に送った。カフェにいるスティーブンがピンクのうさぎのぬいぐるみを膝に乗せ、まだ赤ん坊の孫を抱いている。彼はにこやかに笑っていた。

人は互いに理解し合いながら成長していくものであり、半日会っただけで人間関係は築けない。私はあの日、スティーブンをあれほど手厳しく批判するべきではなかったのだ。私は間違えた。だが、彼の第一印象と、その印象が後にどう変わったかを正直に告げた私を、彼が許してくれると願いたい。

現在、私はスティーブンに強い愛情を感じている。なんだかんだいっても、彼は私の実の父親なのだ。DC界隈ではそう呼ぶのが普通だが、彼自身は父と呼ばれるのを怖がっているように思われる。だが父といっても、彼は私の社会的な父——私の育ての父親——とは本質的に違うのだと理解する必要がある。この境界はあって当然だ。たとえ父親探しの旅が終わって何年経っても、社会的な父は私の父だ。彼の代わりは誰もいない。だが、正確に言うなら、私には種類の違う2人の父親がいる。1人は父親ではない、というのはおかしい気がするのだ。第一、事実に反する。

スティーブンとはお互いにしっかり理解し合って（そして好ましく思って）いると思う。私はスティーブンを語るとき「父」や「実の父」といった呼び名を使うが、何か特別な感傷があるわけではない。事実に即した言い方をしたいだけだし、「生物学的な父」では冗長だからだ。

最近はいたずらっ子がするように、スティーブンを軽く驚かせるのを楽しんでいる。父親としての境界をどう区切るものかと、彼が試行錯誤している様子が面白いのだ。一度父の日に電話をかけて、寿命を縮めたこともある。父の日おめでとう、と言うと、「いやいや、ええっと……」と舌をもつれさせ、「先走るのは良くないよ」と言った。

「でも、父の日は色んなお父さんを祝う日だから」と猫なで声を出した。「電話しない理由はないかと思って」

「あー、うん、そうか」と彼は口ごもった。その声はどことなく嬉しそうだった。それから慌てて、この前トルコに行ったという長い物語を語り始めた。

以前、彼は電話でこう言った。「私は常に君の人生の選択肢でいるつもりだ。必要なら私はそこにいる。そうでなければいないというだけだ」

これは彼が見つけ出した最高の答えだった。彼が何を伝えたいかは、この言葉からよく分かる。もしこの本を読んでいるあなたがドナーなら、このページに栞《しおり》をしてほしい。この言葉を書き留めてほしい。これはあなたが実の子どもとの関係を築くためのテンプレートだ。

# 35 永遠に続く不安

DCでは、生物学的な父親を探してそれで終わりというわけではない。今度は新たに家族となった人物の、過去のいきさつが不安になるという人もいる。子どもや別れた妻や夫がいるかもしれないし、場合によってはずっと存在すら知らなかったおじやおばが、後ろ暗い秘密を抱えて現れるかもしれない。

生物学的な親自身に後ろ暗い秘密があるだけでなく、その背後には大勢の子どもたちが長い列を成しているのだろう。あなたの実の父親は、あなただけの父親ではない。実の母親にも同じことが言える。十中八九、あなたは彼らを他のきょうだいと共有している。きょうだいは何人もいるかもしれない。何十人、何百人といる可能性だってある。正確な人数を知ることは不可能に近い。だが一度でも半分きょうだいに会えば、その一人ひとりはずっと記憶に残ることになる。半分きょうだいは1人もいない、今後会うこともないと思うのは簡単かもしれないが、いろいろな意味で、その恐怖と不確実性のほうがより悪いと私は思う。

私にとってスティーブン・マッケンジーを見つけることの意味は、彼にしか分からない答えを求めることでもあった。私に異母きょうだいは何人いるのか。彼らはいつ、どこで生まれたのか。なぜ精子提供をしたのか。なんと勧誘されたのか。提供にはどんな決まりがあったのか。そもそも決まりがあったのか、だ。

何年もかけて、ようやくこのジグソーパズルの全体像が見えてきた気がする。だが、まだ欠けているピースが多すぎる。一生かけてもすべて見つけることはできないだろう。

スティーブンからはこう聞いている。

１９７０年代、彼はシドニー大学の在学中に献血をするようになった。「責任ある行動だと思ったし、何も複雑なことをせずに、確実に人を助けられると思ったんだ」と彼は言った。物事を複雑にしたくないというのは彼らしい考えだ。だが次にしたことを考えると、矛盾と言わざるを得ない。

１９８１年、と彼は続ける。「ＡＢＣのＡＭ局でニュース番組を聞いていた」（後に私が過去を語ることになった番組だった）。「ロイヤル・プリンス・アルフレッド病院の精子バンクで精子が不足していると言っていた。献血と同じ理由で、これも自分にできることだし、続けられると思った」

ロイヤル・プリンス・アルフレッド病院は、シドニーの主要な公立病院の１つだ。スティーブンは同病院内のクリニックで「１周期分だけだから、６回ほど」提供した。報酬は、と訊くと、「あった。でも金額は覚えていない」という。すべての提供を終えた後に一括で支払われたそうだ。和やかな雰囲気とは無縁で、むしろ「医療効率を優先した冷たい感じだった」と彼は言った。「１周期分の提供が終わると、それ以上必要とされなくなった。以降ずっとだ」。彼はドナーの同意書に署名したが内容は覚えておらず、コピーも持っていなかった。「数週間後」に病院に折り返しの電話をかけると、彼の提供精子からは子どもはできていないと言われたという（結果が分かるには早い気がするが、もし病院が精子を凍結保存せずに新鮮な精子を使っていれば――それは健康上のリスクを伴うが――その女性が妊娠したかどうかは確かに分かる）。スティーブンはその電話で、もう一度提供できないかと尋ねた。これ以上は不要とのことだった。「でも王立女性病院とロイヤル・ノースショア病院なら、希望すれば提供できるかもしれないと言われたんだ」

その結果、彼は希望した。

1981年、スティーブンは市内東部にあるもう1つの主要な公立病院である王立女性病院に、「数カ月間」精子提供を行った。病院からは報酬があり、「たしか1日10ドル、タクシー代だ」と彼は言った（2020年のレートでは1日約40豪ドルになる）。彼はその数カ月で何回提供したかを覚えていなかった。病院が彼に血液検査をしたか、提供精子の保存期間を伝えたかも覚えていなかった。同意書には署名したという。だが内容は忘れてしまった、コピーも持っていないとのことだった。

80年代前半に王立女性病院で生まれたDC児のひとりに、DC児の支援者として知られるジェラルディン・ヒューイットがいる（DCSGのレオニー・ヒューイットの娘である）。私と同い年だ。彼女は病院から心無い言葉を投げかけられたこと、そして彼女自身の記録を含め、出産に関わる診療記録を病院が破棄したことを公に非難した。

スティーブンがドナーだったということで、私は王立女性病院を管轄する南東シドニー医療地域統括局に多くの質問をぶつけた。特に、王立女性病院の記録は破棄されたのか、破棄されているとすれば、その数と対象となった期間、破棄された理由、そしていつ、どのような理由で破棄されなくなったのかを訊こうとした。

広報担当者からは「お問い合わせの件を確認しました。申し訳ありませんが、この件については回答いたしかねます。ご理解のほど、よろしくお願いいたします」と回答が来た。[1]

王立女性病院に精子を提供していたスティーブンによれば（ジェラルディンの生物学的な父親ではないことが分かった）、病院はドナーコードを破棄したことを彼に知らせていなかった。だがこれ以外の2つのことを知らせていた。私なら警鐘を鳴らすような内容だ。まず、病院は彼の提供精子の一部を州外に送ると言ったらしい。どの州かは言わなかったという。

「私を問診した医師が教えてくれたんだ。私の親戚と生まれた子がそうと知らずに近親相姦に陥る心配を、私がしていると思ったんだろうね。安心させようとして言ったんだ」。実際は、スティーブンはこのリスクについて考えたこともなかったという。「言われて初めて気づいたよ。でも今はしっかり心に留めている」

州外に精子を送ることは偶発的近親相姦を防ぐ合理的な措置のように思うかもしれない。だが提供された場所以外に送られるということは、1人の男性から多くの――ことによると多すぎるほどの――家族が生まれる可能性も高くなるということだ。家族の上限はクリニックが異なったり、また違う州の違う制度が適用されたりすれば、管理がより難しくなるからだ。州を越えて精子を提供する場合、何か規定はあったのだろうか。彼らはその精子で医療仲間から利益を得ていたのだろうか。それとも、単に同業者への善意だったのだろうか。

いずれにせよ、この話を聞いて頭に浮かんだのは、私には国中に兄弟姉妹がいるということだ。王立女性病院は当時から偶発的近親相姦の危険性を危惧していたという話だが、まさにその危険回避に役立つＤＣの記録を破棄していたのだから、憂慮すべき問題である。

スティーブンは1981年の最後の3カ月か1982年の初めに王立女性病院に精子を提供するのをやめ、3カ所目かつ最後の提供先に移った。ロイヤル・ノースショア病院のクリニック20だ。彼は公費で運営される大病院を巡っていたようだ。規模が大きく名の知れた公立のクリニックなら、厄介ごとを避けられると思うのも無理はない。

スティーブンは「約2年間」ロイヤル・ノースショア病院で精子を提供したと言った。「1981年から1983年まで、150回から200回くらいだと思う」

これには衝撃を受けた。

私の実父は1つのクリニックだけで200回も精子を提供したというのか。これまでの慎重さはどこへ行ってしまったのか？

1回の精子提供では、その質にもよるが5本から20本の精子ストローができる。[2] ストロー一本一本から子どもが生まれる可能性がある。私がいるということは、スティーブンの精子の質は確実に、まあ悪くない部類といえるだろう。だが、ひとまず極めて控え目に見積もってみよう。彼の1回の精子提供から5本のストローしか作られず、提供も150回に留まっていたと仮定する。

それでもロイヤル・ノースショア病院の不妊治療クリニックは、彼の提供精子から750本のストローを作ったことになる。そのすべてで妊娠が成功していれば、私の異母きょうだいはこのクリニックだけで749人になる。そして彼は他の2つの公立病院でも精子を提供し、うち1つは提供された精子を州外に送っていた。ロイヤル・ノースショア病院だけで考えても、仮にスティーブンが200回精子を提供し、それぞれから20本のストローが作られ、そのすべてで妊娠が成功していれば、この病院だけで私には実に4000人の異母きょうだいがいることになるのだ。この時点で私の脳は思考停止に陥った。

だが、家族数を制限する規則があるなら、そこまでの数にはならないのでは、と思うだろうか。遵守されなかった規則がどれだけあったかは、すでに見てきた通りだ。ドナーコードの破棄はもちろん、通常の記録管理がいかにずさんかは言うまでもない。だからクリニックは、自院のドナーから生まれた子どもの数を正確に把握できなかったのだ。この慣習は今も続いているかもしれない。だとすれば、それ自体が惨事に加担していることになる。

もう一度控え目に見積もってみよう。ロイヤル・ノースショア病院で作られたスティーブンの精子ストローが前述の通り750本だったとして、さらに実際に機能したのがその5分の1だとする。それでもロイヤル・ノースショア病院だけで、150人の異母きょうだいグループが誕生する。私、レベッカ、そして他の148人のきょうだいたちだ。

自分がこうした巨大なきょうだいグループ（この大半は同い年だろう）のひとりだと思うと、打ちのめされる。あまりに不穏だ。考えるだけで暗澹《あんたん》とした気持ちになる。大量生産は、人間をこうした気にさせる。

このぞっとするような規模の拡大に一役買っていたのが、ロイヤル・ノースショア病院の滑稽な〝規制〟だった。

「1回の提供で15ドル、6回を1周期として、その最後に全額が支払われた。タクシー代としてね」とスティーブンは言った。だが自分は電車で病院に通っていたとも言った。病院は駅から近いため、それこそ彼がロイヤル・ノースショア病院に何度も通った理由だった。

スティーブンが精子提供の対価を何に使ったかには興味がない。だが病院がタクシー代として対価を支払ったなら、最低でもドナーが本当にタクシーを使ったという確認が必要だったはずだ。ドナーがタクシーの運転手に現金を手渡すのではなく、タクシーの記録が確認できて初めて、その費用が直接タクシー会社に支払われるべきだった。

では、この賄賂《わいろ》は合計いくらになったのか。80年代、スティーブンが仮に150回だけ提供していたとすると、約2年間で2250ドル、2020年のレートで換算すると、約9000ドルとなる。週に1、2回電車に乗り、駅で降りてオーガズムに達するだけでこの金額だ。なぜ男性が精子提供をするかが分かるだろう。

このどのプロセスを聞いても、私は自分の存在に関していい気分はしないと言っておく必要がある。だが、ベビービジネスが生まれた子どもを気にかけたためしはない。

ロイヤル・ノースショア病院では精子の提供時に血液検査をしていたのかとスティーブンに尋ねた。「初回の提供時だけね」と彼は答えた。検査技師が「提供された精子はすべて入念に検査され、分析されます」と保証したそうだ。スティーブンがロイヤル・ノースショア病院で精子提供をするようになったのは、1981年の終わりか1982年の初め。エイズがメディアで大きく報じられるようになったのはその後だ。彼は2年ほど提供を続けた後に休暇で国外に行き、約1年後の1984年に帰国した。その後ロイヤル・ノースショア病院で提供を再開した。「帰国する直前までは米国にいたんだ。エイズが日に日に深刻な問題となっていたよ」とスティーブンは言う。「だから、提供精子がHIVに感染している可能性は問題にならないのかと検査技師に尋ねたんだ」。その検査技師は、加熱などのあらゆる処置がウイルスを死滅させるので心配ないと答えたという。

スティーブンは帰国後、ロイヤル・ノースショア病院で「おそらく」４回提供したそうだ。「精子バンクと血液バンクが閉鎖され、在庫がすべて廃棄処分される前だった」と彼は言った。この発言は興味深かった。ＨＩＶ感染により、不妊治療業界全体でクリニックが閉鎖されたという話と似ていたからだ――ウェストミード病院（ノーリン・クリフがＨＩＶに感染した病院だ）の元不妊治療専門家、ジョン・タイラーは事実だと言ったが、州政府、連邦政府のどの機関も、ＩＶＦオーストラリアのメディカル・ディレクター、ピーター・イリングワースもこの話を聞いたことがなさそうだったというあの話だ。

精子バンクと血液バンクがスティーブン曰《いわ》く同じ時期に再開された後、スティーブンはゲイという理由で精子提供も献血も禁止された。

その片方ではまだ禁止措置が続いている。今日のオーストラリアでは、献血を希望する男性は、他の男性と最後に性行為（コンドームの使用有無にかかわらず）をしてから丸３カ月以上経たなければ認められない。[3] 一方、同じ男性による精子提供は認められている。[4] 不妊治療クリニックではＨＩＶ感染の血液検査、提供精子の凍結保存と検疫など、複数の手段でＨＩＶ感染を予防しているからだ。

精子提供を禁止される前、ロイヤル・ノースショア病院での提供はどんな様子だったのかをスティーブンに尋ねた。

「覚えている限り、ロイヤル・ノースショア病院のスタッフで私が話したことがあるのは、シスター・スプリングという看護師と検査技師だけだったな」と彼は言った。スプリングはダイアナ・クレイブンの旧姓だ。「病院は効率優先といった冷たさと、どこか秘密めいた雰囲気が混在していた。私は小さな個室に入ってドアを閉め、サンプルを採取し、検査技師かシスター・スプリングの部屋へ持っていかなければならなかった」と彼は言った。だがこの手順は長くは続かなかった。「ある提供時を境に、急に変わったんだ」と彼は回想する。「いつものようにサンプルを入れた容器を運んでいるとき、廊下で5～7人くらいかな、数名の女性の前を通り過ぎたんだ。治療を受けている患者だとすぐに分かったよ」。だが女性患者は、子どもの父親となるかもしれない男性を一切見てはいけないことになっていた。以来、サンプルは持ち運ばれなくなった。「それからは、容器を個室に置いたままにし、誰かがそれを回収した……自分がその場にいることや、存在そのものさえが恥ずかしいという気がしたよ。病院では絶えずそう感じていた」

確かにそうだろう。DCが人間を介さずできればいいのだが。

スティーブン・マッケンジーには、容器の中身が誰かの役に立つはずだという理念のようなものがあった。

「自分の提供精子は、結婚している夫婦にだけ使ってほしいと強く言ったんだ」と彼は言う。オーストラリアで同性婚が合法化されるのは、30年以上先のことだ。つまり、未婚のカップルは彼の精子を使えなかったことになる。シングル女性も異性愛者以外の人たちも、少なくとも偽装結婚をしない限りは使えなかった。「ロイヤル・ノースショア病院は喜んでこれに同意したよ」。当然同意するだろう。同病院の倫理委員会は、未婚カップルが婚姻したことを確認する規定を設けたくらいだ。「私のしていることは、困難な状況にある人たちを助ける行為だと思ったんだ」と彼は説明した。

「夫が原因で妊娠できない場合、妻が問題を解決しようとして不倫や一夜限りの関係に及べば、彼らに深刻な結果が生じるかもしれない……夫の同意があってもなくてもだ……だが衛生状態が良く、感情を伴わない体外受精なら、不倫や一晩の関係にあるような行為を介さずに済む。だから私は結婚した夫婦だけに提供したかったんだ。シングル女性やレズビアンはこうした問題には直面しない。彼らは別の一般的な契約で子どもを持てる」。それがなんなのかはさておき。

異性同士の夫婦の結婚生活は、彼自身にはおそらく無縁だ。その生活を守ろうとする彼の気遣いは、感動的であり一風奇妙でもあり、そしてまったくの見当違いだと思った。スティーブンはロイヤル・ノースショア病院の決まりに従っただけだ。彼はDCの最大の嘘、つまり、DCなどなかったという嘘に加担した。すでに述べた通り、DC児に最も嘘をつきやすく、実際にその嘘をつきとおすのは、異性同士の夫婦だ。

だがいずれにしても、親が異性愛者、既婚者、未婚者、シングルマザー、LGBTIQ+のカップル、あるいは個人かどうかは関係ない。どのような親に育てられ、親が何人いたかも関係ない。重要なのは、生まれた子どもがアイデンティティーを守り、自らのルーツを知る権利が保障されることである。もしDC児を生物学的な親やきょうだいから意図的に、かつ一生引き離したままでも、社会的な親やきょうだいがいるなら問題ないと思っているなら、その考えは間違っている。

不妊治療クリニック、レシピエント、精子・卵子・胚の斡旋機関は、子どもたちから基本的なものを奪うのをやめるべきだ。また、奪っても構わないと教えるのをやめるべきだ。これは身勝手な嘘に過ぎない。すべての子どもは、兄弟姉妹を含め、家族全員を知る権利が保障されなければならない。その上で、深い関係を築くか浅い関係を築くかは彼らが決めることだ。どのつながりが大切かは彼らが選ぶことだ。これは子どもたちの選択だ。生物学的な家族は子どもたちの家族だ。親の家族ではない。

私は姉妹のレベッカが大切だと、迷わず言える。

私はスティーブンに、彼がこれまで精子提供をした3つのクリニックが、生まれた実子の数を知らせてきたことはあるかと訊いてみた。病院はせめてそれぐらいはできるだろうと思ったからだ。

彼からは以前、数週間以内に提供精子がなくなるという連絡がロイヤル・プリンス・アルフレッド病院からあったとは聞いていた。だからその話を信じることにして、この病院は除外する。

王立女性病院はスティーブンが1997年に子どもたちに書いた手紙を受け取ったが、クリニックで何人の実子が生まれたかは決して話さなかったという。彼らは州外に送られた精子がどうなったかについても何も言わなかった。ファイルを破棄したことにも触れなかったそうだ。

スティーブンが1997年に、その手紙と自分の写真をロイヤル・ノースショア病院にも送っていたのは前述の通りだ。「生まれた子どもの記録に追加しておくと言われ、それで終わりだった」とスティーブンは回想する。感動するほどのお役所対応だ。

スティーブンは手紙を預けたとき、自分の提供精子からは数名の子どもしか生まれていないとクリニックから言われたそうだ。

「男の子が4人、女の子が3人、合計7人だと言っていた」

男の子が4人、女の子が3人。真実とは程遠い。

２０２０年の時点で私が確認できている兄弟姉妹は６人だが、この人数がすべてのはずはない。６人の内訳は、男性が１人、女性が５人だ。異性同士の親、ＤＣの嘘という状況を考えれば、この小さなグループはせいぜい全体の５～10パーセントで、まだ他に大勢のきょうだいがいる気がしてならないのだ。だがこの小さなきょうだいグループでも、実際に話せた相手は半分にも満たない。

スティーブンによれば、彼に連絡を取ろうとするＤＣ児が初めて現れたのは、２０１１年だったという。彼女を「少女１」と呼ぶ。

少女１はＩＶＦオーストラリア経由でスティーブンに連絡してきたそうだ。何度かメールをやり取りしたが、実際に会ったのは２０１５年だという。シドニー滞在中はその都度申し出たが、彼女は会おうとしなかったらしい。その気持ちも分かる。彼女は私より５カ月早く生まれた。今もほんの時折スティーブンと連絡を取っているらしい。レベッカと私が現れたとき、彼はそのことを彼女に伝えたが、私たちには会いたくないと言ったという。それで終わりだ。

だが少女１はＩＶＦオーストラリアを通じてスティーブンに連絡できた。診療記録が無事だったからだ。彼女のドナーコードは破棄されていなかった。彼女はレベッカや私と同じ年に生まれているのに、スティーブンの手紙と写真を受け取れたのだ。

なぜドナーコードの一部が破棄されたかは想像がついている――１人のドナーの精子から10家族以上を作るためだ。ビジネスとして精子を有効活用したいのだ。10家族に到達した後は、同じ精子から子どもが生まれた証拠を破棄すればいいというわけだ。きょうだいとして、少女１には少しばかりの嫉妬を感じずにいられない。コードが残っていたなんて、彼女は運が良い。

少女１はある日考えを変え、私とレベッカに会いたいと思うようになるかもしれない。思わないかもしれない。私はどちらも受け入れる。

スティーブンは少なくとも少女1のことを教えてくれた。また、「少女2」のことも話してくれた。

少女2は2012年、同じくIVFオーストラリアを通じて連絡を取ろうとした。つまり、彼女の記録も無事だったということだ。彼女の年齢は分からない。スティーブンはIVFオーストラリアから彼女の存在を知らされたものの、その後、彼女の気が変わってやはり連絡は取りたくないと言われたらしい。それだけだった。スティーブンにできることは何もなかった。

「少女3」と「少女4」は私とレベッカだ。コードは破棄され、長い闘いを経て、DNAを駆使した探偵作業の末の連絡だった。

「少女5」は2年前、私たちの生活に現れた。アンセストリーのDNAテスト結果で、レベッカと私の新たな「いとこ」として表示されたのだ。彼女は私たち2人に丁寧なメールを送り、家系図を見せてもらえないか、また自分とのつながりについて何か知っていたら教えてほしいと訊いてきた。彼女は私たちと同年代だった。

問題は、少女5は明らかに自分がDC児だと知らないことだった。そのため、レベッカが少女5にメールを送ることになった。私たちはいとこではなく異母姉妹で、なぜそうなったのかを伝えるためだ。レベッカと私に嘘をつくという選択肢はなかった。多くの困難に遭ってでも真実を得ようとした私たちに、そんなことできるはずがなかった。

残念だが、この真実は予期した通りの反応を生むことになる。レベッカは私の知る中でも特に親切で、言葉の端々まで慎重な配慮のできる人だが、悲惨な結果になるのは目に見えていた。この

〝システム〟では自分の親の嘘だけでなく、他人の親がついた嘘にまで責任を負わされる。ひどく不公平だ。結果は大火事だった。

少女5は反射的に激しく否定し（無理もないことだが）、まるで聞く耳を持たなかったため、私もログインして少女5に返信し、レベッカの説明を援護した。もちろん信じたくない話を信じる必要はないが、1人ではなく2人で真実を語れば受け入れやすくなるのではと思ったのだ。私は率直に話した。レベッカには不本意かもしれないが、私は彼女ほど親切ではなかったので、少女5とはまったく違うやり取りになった。私は儀礼的で単刀直入に話した。彼女のほうでもいくらか衝撃と向き合う時間があったことで、より詳しく聞こうという受け入れ準備ができたのだろう。

少女5とはその後も連絡を交わし、会おうという話も何度か出たが、現時点ではまだ実現していない。子どものいる生活は忙しいのだ。だが今も彼女は、私がレベッカ以外に連絡を取り合う唯一のきょうだいだ。彼女と話せて本当に良かったと思う。

あとは「少年」、私の兄弟だ。新型コロナウイルス感染症のパンデミックが始まった頃、スティーブンはニューサウスウェールズ州保健省の任意登録担当者から手紙を受け取った。ある「ドナーの子ども」とスティーブンがマッチしたとのことだった。担当者は、スティーブンがすでに「身元を特定できる情報とその他の情報を子どもに開示することに明示的に同意」していると告げつつ、再度「確認をお願いします」とスティーブンに要求した。彼はむしろ、見つけてもらうために奔走してきたというのにだ。おそらく担当者のミスだろうが、この手紙は1つだけ、DC児の個人情報を告げていた。彼女はある文で1カ所「子ども」を「彼」と書いていた。

スティーブンはもちろん、すぐに同意した。だがその後は何の連絡もないという。もしかすると、来週、来月、あるいは来年、スティーブンから彼の話を聞くことになるかもしれない。または彼から私に直接連絡があるかもしれない。その後また消えてしまうかもしれない。あるいは彼以外の兄弟が、ある日突然10人ほど現れるかもしれない。20人かもしれない。こうしたことが、私が死ぬまで続くのだ――どこかで終わりが来ても、私には永遠に分からない。この先、他のきょうだいが、あるいは大勢のきょうだいたちが見つかって絶望に陥っても、折り合いをつけるか、うなだれるかしかない。この産業の甚だしい搾取がさらに発覚しても、立ち向かうか、打ちひしがれるしかない。これがDC産業で生まれた子どもに生涯課せられた道だからだ。

だが幸いなことに、今の私にはその状況に立ち向かう強さがあると知っている。

# エピローグ

ロンドンのヒースロー空港の一角に押し込まれた私は、旅の疲れでぼんやりしていた。この2、3カ月、バングラデシュのコックスバザール地区にある世界最大の難民キャンプ、ロヒンギャ居住区の話をまとめていたからだ。シドニーに戻り、時間ギリギリで番組を完成させて放送した。その後自宅に戻り、スーツケースに荷物を詰めると、タクシーをつかまえて空港へ戻った。

この2回目の旅は仕事と休暇を兼ねているが、厳密に言えばどちらでもない。私は経由便を待っていた。目的地はもうすぐだ。これは私自身のためであり、DCによって生まれた他の人たちのためでもあった。私の人生において、おそらく最も重要な行動のひとつだろう。

私はスイスのジュネーブに向かっていた。世界中のDCや代理出産で生まれた仲間たちと合流するためだ。数日後、私たちは国際連合でスピーチをする。

これは決して行き当たりばったりの旅ではない。2019年、人権に関する条約として史上最も広く批准されている「子どもの権利条約」が採択30周年を迎えた。それを記念して国連のジュネーブ事務所パレ・デ・ナシオンで開かれる3日間の会議で、私たちはスピーチをするのだ。参加するのは「バイオテクノロジー時代の子どもの権利ワーキンググループ」のセッションだ。そこで世界各国の政府に向けて、世界で最も広く受け入れられている条約が認めた権利の行使を、国際的なベビービジネスがいかに妨げているかを訴えるのだ。

国連でのスピーチはつい2、3カ月前に来た話だ。私はジャーナリストであり、その仕事は他人にスポットライトを当て、話を聞き出すことだ。だが、私には確かに語らなければならない真実があった。しかもDCの歴史は1世紀以上前、ウィリアム・パンコースト教授にまで遡るのに、DC産業で作られた人たちが国連で話をするのは今回が初めてだった。

私たちのグループが国連で主張したい主な議論は7つあった。私は友人のマイファンウィとともに、結論パートを担当する。何を訴えたいかという私の意見は、彼女との準備を進める中でようやく明確になってきた。

私たちは、この産業を禁止すべきだと訴えるつもりだった。

私にはドナーに依頼をしたという友人がいる。また、ドナーとなった知り合いがいて、そのひとりは私の生物学的な父親だ。ドナーになってほしいと頼まれた友人もいる。そして私自身がDCから生まれている。しかし、DCは禁止すべきだと訴えていく。

精子、卵子、胚の提供は特定の状況でのみ許されるべきだと私は思う。つまり、ある一定の重要性があり、子どもが重視される状況だ。それには子どもの権利や最善の利益を最優先した法的保護や制度、そして真実を知る権利が伴っていなければならない。

マイファンウィと私はわずか6分でこれらを説明しなければならない。

グループ全体の意見はDCの禁止でありながら、DC児全体で見れば、さまざまな意見が存在するのも確かだ。私自身は、少なくとも特定の状況においては許容されてもいいと考えている一方で、DCの全面的な禁止を強く訴える人々もいる。DC児の知り合いの中には、DCは決して公正でない、禁止すべきだという考えを持つ人たちも多い。彼らは自分たちの受胎が極めて非倫理的であり、この方法で受胎されるべきではなかったと――自分たちは受胎されてはならなかったと信じているのだ。ときに私もそう思う。

自分自身が明らかに生殖補助医療の〝恩恵を受けた〟側である場合、微妙で難しい立場にいるようにも思われる。だが、結果は手段を正当化しない。自分がその結果であってもだ。私に起こったことが他の人には起こらないでほしいと思っている。

私の場合、受胎をめぐる状況は悪辣だったにもかかわらず、いわゆる専門家たちは決して責任を問われなかった。もちろん、過去に戻って状況を変えることはできない。だからといって、多くの人を傷つけ、責任を逃れ、万全な規制もないこの不透明な産業の存続を支持することもできない。

もしあなたがドナーを使って子どもをもうけたいと考え、私の意見に怒りを覚えるなら、ヘイトメールを送る前にまず自身に問いかけてほしい。なぜ政府は子どもたちの権利を守ろうとしないのか？　なぜ政治家は子どもたちの安全を守らず、人としての尊厳を尊重する法整備を進めようとしないのか？　そして、世界中ではなぜベビービジネスがDC児の権利より優先されるのか？

スイスに到着すると素晴らしい冬晴れに迎えられた。空港から電車に乗った後、小さく美しい村、クル・デュ・ジャントーを徒歩で進んだ。村はレマン湖を見下ろす小高い岸辺にあり、遠くの地平線上にはアルプスの山なみがくっきりと見えた。足元には石畳の道が広がり、村の中心には教会と、店先にワイン樽を構えたレストランがあった。

何度か道を間違えた後、目的の家に着きベルを鳴らした。

ドアが開き、マイファンウィ、ソニア・アラン博士、そしてソニアの娘マハリアが笑顔で私を出迎えた。しばらくしてダミアンがにやにやしながらキッチンに下りてきた。その後、メルボルンからヘイリーも到着した。この1週間は、マイファンウィ、ダミアン、ヘイリー、そしてプレゼンテーショングループの仲間の訪問もあり、DC児のシェアハウスに住んでいるような感じだった。この数年で知り合ったばかりの人も、さらに出会って数時間という人もいる。そんな私たちが、今は絵のように美しい村で共に過ごしていた。


ソニア・アラン博士は保健法と倫理を専門とする法学者だ。私から見て彼女はオーストラリアでも有数の生殖補助医療技術および関連法の専門家で、そしてこの時点で私の友人でもあった。その日の午後、ふたりで肌寒い湖の周辺を散歩し、この会議がどうなりそうかを話し合った。私たちが心配していたのは聴講者だけではなかった。私たちが参加するセッションを主催するのは、子どもの保護や福祉のために活動する国際NGO、国際社会事業団《ISS》だ。ISSは当時、バイオテクノロジー分野、つまり私たちのような子どもを作り出した技術にも活動対象を広げていた。昨年、ソニアは何気ないふりをして、DCや代理出産で生まれた人たちに意見を求めることはあるのかとISSに尋ねた。ISSは、ないと答えた。その翌年、彼らは「代理出産における国際原則」を起草した。その案は、私たちのような当事者の意見を広く聞くことなく作成され、子どもの最善の利益を常に最優先することを疑問視するような、憂慮すべきものだった。ISSがソニアに連絡を取ったのは、この記念会議が開催されるわずか2、3カ月前だった。彼らは直前になって、オーストラリア国内外に、自分たちが主催する国連のセッションでスピーチをしたいDC児はいないかとソニアに訊いてきたのだ。

ソニアは私たちにその話を持ちかけた。呼びかけは、オーストラリア、ヨーロッパ、米国、英国のDCネットワークを通してオンライン経由で広がった。その後私たちは、国連プレゼンテーション委員会を組織した。メンバーはDCで生まれた世界中の登壇者だ。全員が成人で、その国籍はDCの歴史が長い、西欧諸国に偏っている。配偶子や子宮提供で近年この産業に関与するようになってきたインド、ネパール、タイ系の人たちからも話が聞けると期待していたが、メンバーにはいなかった。話を聞くには彼らが成長し、こうしたグループを見つけてくれるまで待たなければならないようだ。

スピーチをする国連プレゼンテーション委員会の構成は、DC生まれの英国人が3名、米国人が1名、米国／オーストリア人が1名、ベルギー人が1名、オランダ人が1名、ニュージーランド人が1名、ポルトガル／アンゴラ人が1名、そしてオーストラリア人が9名だ。

オーストラリアのDC児には、世界の中でも特に強い団結力が根付いているように思われた。私が自分のルーツを初めて知ってから、DCを取り巻く環境は大きく変化した。私たちはさまざまなことを積み重ねてきた。自分たちが何者かを理解し、出生について隠すことなく、声を上げ、そして仲間とともに乗り越えてきた。なぜ1つになれたのかは分からないが、そんな自分たちを誇りに思う。それは確かだ。

プレゼンテーション前夜はほとんど眠れなかった。翌朝、冷えきった小さなキッチンでシリアルを口にしても、考えはいっこうにまとまらなかった。私たちみんなが緊張していたと思う。ダミアンはスーツを着ていた。ボタンホールには布製の飾り花を挿していた。マイファンウィが何年も前、レルの葬儀のために私たちに作ってくれたものだ。レルが私たちをつなげ、ここまで連れてきてくれた。

それぞれがシリアルボウルをシンクに積み重ね、私は準備のために2階へ上がった。父の時計を着ける。幼い頃、大人になっても生涯身に着けられるようにと贈ってくれた時計だ。結果的に特別なものになりすぎてこれまで着けたことはなかったが、国連の場にはふさわしいと思って持ってきた。また母からもらったものも身に着けていた。今日の長丁場を着実に乗りきるための着圧タイツ。まさに母らしいといえた。私の人生において、父は幸運を、母は粘り強い不屈の精神を授けてくれた。

駅で電車を待つ間、私たちオーストラリア人は凍えていた。気温はマイナス2度だったが、それ以上に寒く感じた。電車がジュネーブ・セシュロン駅で停まると私たちは下車し、上り坂を歩いて会場の入り口であるプレニー門を目指した。その途中でカタリーナ（ポルトガル／アンゴラ）、セバスティーナ（米国）、そしてジョアンと娘のセリ（英国）ら、他のメンバーとも合流した。プレニー門で通行パスをもらい、パレ・デ・ナシオンへと入っていった。

10分前、5分前、1分前、0。セッションが始まった。何百もの人々を収容するために建てられた一室は、1割ほどしか埋まっていない。不安に襲われた。聴講者がいないのに、わざわざ国際連合までやってきた意味はあるのだろうか。

その原因は、大規模な会議にはよくあることだった。数件のワーキンググループが同時に開催されていたのだ。私たちのセッションは、子どもの環境権にまつわるセッションと同じ時間に設定されており、そこに10代の気候変動活動家、グレタ・トゥーンベリが出席するともっぱらの噂だった。実際にはトゥーンベリは私たちの近くにはもちろん、陸地にさえいなかった。彼女は飛行機も使わず、ヨットでゆっくりとヨーロッパに向かっていた。だがいずれにせよ、参加者のほとんどは他のセッションへと流れてしまった。致命的な状況だった。

私たちのセッションを主催したISSは、バイオテクノロジー時代の子どもという複雑そうな（そして実際に複雑な）テーマに興味を持ってもらうため、クイズを導入部に取り入れた。その間、私はベルギー出身のDC児、カトリンと話していた。彼女が出生を知ったのはわずか数カ月前だったという。だが彼女のすごいところは、自分の中で現状を理解しようとするだけでなく、こうして国連を訪れてまで、他のDC児とともにいようとしていることだ。カトリンはプレゼンテーションのメンバーではないが、応援に来てくれていた。彼女と同じベルギー出身で、登壇者でもあるステファニー・レイメカースは気の利いたものを持っていた。色とりどりのカードだ。

ステファニーは、ベルギー国内のDC児支援グループ「Donorkinderen（ドナーの子どもたち）」の最高責任者だ。ベルギーでは、匿名での配偶子提供がいまだに容認されている（世界の多くの国も同様だ）。彼女はDCで生まれた三つ子のひとりだった。こうした場での経験が豊富で、何年もISSと対話を続けては、ヨーロッパにいる私たちのようなDC児の支援に奔走してきた。カードにはそれぞれ、「もしあなたが売買されたら？」「もしあなたが、兄弟姉妹について知ることを許されなかったら？」といったメッセージが書かれていた。私たちは午前中、会場のいくつもの壁にこのカードを貼って回っていた。

カトリンは残りのカードを持って外に出ると、ホールにいた出席者たちをつかまえて私たちの会場まで誘導した。彼女は迅速に、懸命に行動した。クイズが終わる頃には会場は満席になっていた。イスラエル、ウクライナ、ブラジル、各国のプラカードが目に入る。聴講者は席にあった灰色の通訳用イヤフォンを手に取って装着すると、期待を込めて私たちを見た。その中には子どもの権利の国際的な専門家であるヤープ・ドゥック教授もいた。彼は国連・子どもの権利委員会で長年委員を歴任し、委員長も務めた人物だった。

登壇し、マイクがずらりと並んだ席に腰を下ろす。ソニアとステファニーが演壇に立ち、イントロダクションを始めた。私は自分を落ち着かせるため、聴講者のほうを見ながらソニアの話を聞いていた。「生殖補助医療や代理出産の法整備における議論の多くは、DCや代理出産によって生まれた人たちの声が反映されていないか、あるいは単なる後付けに留まっています」

この現状こそ、私たちがここに来た理由だ。この現状を変えるために。

続いて、私たちは7つの質問を会場に投げかけた。その一つひとつについて1、2名が実経験を交えて数分のスピーチを行った。

「DC児だと分かっていながら、生物学的な（両）親や兄弟姉妹が誰か分からないとしたら？」

「政府があなたのアイデンティティーを隠すことに加担し、出生証明書が偽りだとしたら？」

「自分に似た人や交際している人と血がつながっているのではないかと不安になったら？」

聴講者は真剣に耳を傾けていた。アルバートは米国で育ち、30歳のときに父親と血がつながっていないと知った。育ての父は、ときに怒りに任せ、彼が何日も学校に行けなくなるほど暴力を振るうこともあったが、その理由は出生を知って妙に納得がいったと説明した。

マティーとベスは、実のきょうだいではないと分かったときの気持ちを語った。きょうだいだと信じ込まされてきたのに、本当は異母きょうだいだという事実を突きつけられたのだ。

そしてダミアンは、出生証明書のコピーを破り捨てたときのことを話した。

それは、ダミアンが南オーストラリア州の裁判所で長年修正しようと闘ってきた証明書だった。ダミアンは、父親の欄が生物学的な父ではなく社会的な父の名前に差し替えられることなく、当該欄を単に空欄または「不明」とする権利を申し立てた――この訴えはオーストラリア中の精子ドナー、レシピエント、不妊治療クリニックを恐怖に陥れていたに違いない。もう一度言うが、彼はただ真実を記してほしいと訴えたのだ。それすら許されなかった。州の法務長官側は3人の弁護士を立て、ダミアンの請求を棄却した。

「DC児は、父親について異議を申し立てられない唯一の人間です」とダミアンは国連に訴えた。DC児の親は子どもや彼らの出生証明書をめぐって、法的な小競り合いを繰り返すだろう。メディアはその一部始終を追い、騒ぎ立てるだろう（前述の通り、レズビアンが関わっているならより話題になりやすい）。だが、その当事者であるはずのDC児は、明らかに実の親である人物に対して行使する権利がない。その権利は生まれる前に売却されているからだ。

ジョーイ・ホフマンの番が来た。ジョーイは当日会場にはいなかった。スクリーンが立ち上がるまでに少し時間がかかったが、ジョーイが映し出された。ダークブロンドの短髪で青い目をしたオランダ人だ。彼は30代前半だが、2017年に自身がDC児と知ったばかりだった。その上、ひどい真実を抱えていた。悲しい真実だが、今ではそれほど驚かないかもしれない。
「私の親は不妊の問題を抱えており、その治療をしていた医師が私の父親だと判明しました」。スクリーンに映るジョーイは、落ち着いた声ではっきりと言った。「初めてその話を聞いたとき、怒りとともに悲しみを覚えました。自分が愛から生まれたのではないと気づかされました。嘘と商業の産物なのだと」

会場の緊迫感が高まるのを感じた。

ジョーイは、オランダの不妊治療専門医ヤン・カルバート医師と血縁関係にある多数の子どものひとりだ。カルバート医師は亡くなる直前の2017年まで、自身のクリニックで自らの精子を使用したという告発をすべて否定していた。自分が彼の子どもではないかという人々からの問い合わせにも取り合わなかった。2年後の2019年、ジョーイを含む22人は裁判を起こし、カルバート医師のDNAへのアクセス権を勝ち取った。結果、ジョーイ、そしてその他の多くの人たちの疑念が事実となった。これまでのDNA鑑定で数十名の子どもがカルバート医師の子どもだと判明した。だが、彼が生前クリニックで診ていた女性は6000人以上に上る。このクリニックで最終的に、彼の提供精子から何人の子どもが生まれたのかは今も不明だ。[1]

「2017年3月から今日までで、世界各地から75人もの異母きょうだいを見つけました」とジョーイが会場に語った。「もしかすると、もっといるかもしれません。自分が大量生産された人間というモノのひとつに思えてきます。数が多すぎて、すべての人とつながること、あるいはこの事実を理解する十分な協力関係を築くこともほぼ不可能です」

自分の状況を思い、ジョーイの言葉が深く胸にささった。

「生物学的な父は、自らの精子を使った懐胎を幾度も行い、医師として医療倫理の一線を越えました。私は彼を全面的に非難します」。ジョーイはそう言って核心に切り込んだ。「彼にこうしたことができたのは、規制が少なく、政府の管理体制が不十分だったからです。その結果、彼は自分の行為が規制には抵触しないと思うようになりました」

会場は静まり返っていた。

「不妊治療産業の、あるいは親や政府の、いわゆる善意というものを当てにしてはならないと、この過去が示しています」とジョーイは説いた。「どうかお願いです。これからは子どもたちの基本的な権利や利益を、優先リストの最下位に置くのではなく、最優先にするように努めてください」

マイファンウィと私が結論パートを話す番がやってきた。演壇の前に立った。

「私たち2人は、匿名での精子提供を良しとする非倫理的な科学が作り出したDC児です」。マイファンウィが話し始めた。

「精子、卵子、胚、子宮の世界的な売買ビジネスが何十年にもわたって巨大化する一方で」と私は続けた。「こうした産業によって作られた人間が国際連合で話をするのは、これが初めてだと理解しています。このような機会をいただいたことには感謝をしています。しかし、私たちの声もあなた方の関心も、初期の段階からあるべきでした」

私は憤りを感じていた。まさに今感じるべき感情だった。「国際法に、子どもを持つ権利はありません」。一語一句強調して言った。「子どもは、国や産業が保証したり提供したりする製品でも、サービスでもありません。権利を持つ人間です。児童売買国連特別報告者は昨年、商業的な代理出産は多くの場合、子どもの売買につながっていると発表しました」。多くの場合、というのは断定を避けたずるい言葉だ。「実際は、商業的な代理出産だけではありません」と私は続ける。「今日ここにいる私たちDC児も売買されています」

マイファンウィが続ける。「よって、DCや代理出産について考える場合、こうした医療行為は子どもの最善の利益に重点が置かれていない、という点から議論を始めなければなりません。こうした状況でDCや代理出産から子どもが生まれれば、条約で守られた子どもの権利は完全に否定されないまでも、行使できることはほとんどないでしょう」。そして私に次の質問を投げかけた。「サラ、DCや代理出産が許される状況はあると思いますか？」

道徳じみた質問かもしれないが、重要な質問だ。これこそマイファンウィと私が悩み抜いた質問だった。今日まで規制もされず、思いつきで私たちを作り出してきた制度の核心を突く、重要な質問だった。私たちのような人々が世界中で苦しみ、もがき続けてなお、仲間の間でも答えが一致しない質問だった。

だが確実に言えるのは、DCには見過ごせない懸念点ばかりつきまとうということだ。私は今でも、マイファンウィとふたりで出した答えに確信を持っているわけではない。私にとっては、世の中にあるどんな答えよりもましだというだけだ。

「養子縁組のオープン・アダプション（養子縁組後も養子、実親、養親が互いに交流を続ける形態）のような法的制度がある場合に限っては許されると思います」と私は答えた。「すべての子どもが生物学的な両親、血縁関係にあるすべての兄弟姉妹、そして生物学的かどうかにかかわらず、出産した母親を知ることのできる法的な権利を持って初めて、DCや代理出産が倫理にかなった医療行為だと認められると思います。また、子どもたちには、すべての行為に金銭の支払いも、補償も報酬も発生していないと知る権利がありますⅠ。そう言って、一呼吸置いた。「それ以外で許される状況はありません」

「こうした権利を支持し、保護している司法は世界のどこにもありません」。マイファンウィが続けた。「よって、私たちはDCや代理出産が行われているすべての国を非倫理的だと考えます。オープン・アダプションの条件同様に厳しく規制するべきであり、できないのであれば禁止にするべきです」

DCや代理出産は倫理的かつ、法律や規制のもとで行われなければならない。この条件が満たされなければ、直ちに禁止されるべきなのだ。DCで子どもを授かった友人の中には、養子縁組における制度の枠組みを取り入れ、倫理にかなった決断をした人たちもいる。彼らの決断は喜ばしい。だが、子どもの権利を親の良心に託すべきではない。それは国と国の法律によって支援され、保護されなければならないのだ。

「そもそも腹立たしいのは」とマイファンウィは言う。「この会場内と世の中の人の多くが、私たちが商品化され、非人間的に扱われる商業的な医療行為に反対する強い姿勢を取らないことです。私たちだけではありません。こうした取引はその性質上、不利な立場の配偶子ドナーや代理母も大勢関わり、人身売買に巻き込まれる人もいるのです」

「子どもたちには生物学的な親や兄弟姉妹を知る権利、また接触を求める権利があります」と私も言う。「大人になって興信所を通して情報を得るのではなく、初めから知るべきなのです。それが保障されない権利は、医師や依頼した親やベビービジネスの役に立つことはあっても、子どもには何の意味も持ちません」

「もちろん、心から子どもを願う気持ちは私たちも痛いほど分かります。しかし、こうした声を無視したまま、国境を越えた営利的かつ搾取的な産業が拡大するのを支持したり認めたりするのは、よく言っても見当違いです」とマイファンウィは毅然《きぜん》として言った。「高額で、非効率かつ害を及ぼすばかりの不妊治療と呼ばれるものは、解決策ではありません」

終わりに近づいてきた。息を吸った。「今日私たちが30周年を祝う国連・子どもの権利条約はアイデンティティーの権利、生物学的な家族を含む家族を知る権利、そして売買されない権利をすべての子どもに保障しています。すべての子どもは、話を聞いてもらう権利も持っています。この産業の成果物である私たちは、これまで話す機会を与えられず、尊重されることもありませんでした。もし機会があったとしても、おまけのようなものです。政府や産業が資料や提案書を仕上げるための、機械的な手続き程度に過ぎません」。そう話しながら、この会場にいる何人の人がこうした慣行を見たり行ったりしてきたのだろうとふと思った。「しかし、私たちは今、代理出産やDCによって生まれたひとりとして声を上げています。私たちは成長し、その声もより強さを増しています。私たちにとって何が最善で、何がそうでないかを理解しています。皆さんが私たちの言葉に耳を傾けてくれることを願っています」

終わった。私たちは席に戻った。

席に着くと、拍手が始まった。どんどん大きくなっていく。聴講者が1人、また1人と立ち上がった。世界各国の何百もの代表者が。会場はスタンディングオベーションに包まれた。私はどこを見ていいか分からなかった。

この瞬間、国際連合で、私たちは勝利を収めた。

とはいえ、国連は特殊な環境だ。一歩外に出れば世界はがらりと変わる。現時点で、私たちの訴えを実行に移した国はない。巨額のロビー活動資金をばらまき、政治家の前に幸せな家族写真をぶら下げる巨大な産業を抑制する国が1カ国でもあれば、私は喜びに満たされると同時に、驚くに違いない。

だが、私たちは自分たちのストーリーを語るためだけにここに来た。そして聞いてもらえた。世界中から集まった人たちと会い、彼らが立ち止まり、考える機会を作った。父が実の父ではないと知ってから8年半。出自に関する真実を見つけ、きょうだいも見つけた。それまでは考えもしなかった本当にさまざまな方法で、この無秩序な生殖補助医療を是正するため、自分ができる行動を取ってきた。

私は私のできる限りでベストを尽くしてきた。誰もそれ以上を求めることはできない。結局、私にあるのは私自身だけだ。それ以上でも、それ以下でもない。

それで十分だった。

このエピローグの執筆中、ある友人から電話があった。自分の知り合いがベビービジネスを利用して、つまりDCによって子どもをもうけようとしているのだが、どうするべきかというものだ。たまにこうした相談を持ちかけられることがあるが、あまり良い気はしない。おそらく他のDC児に訊いてもそう言うだろう。彼らは私に〝正しい〟答えを求めている。その行動は歓迎すべきことだと思う。だが私は、この産業に〝正しい〟答えはないのだと明確に説明できているか不安になる。

そうした友人には重要な懸念のひとつとして、DC児には高い確率で半分きょうだいが——存在すら確認できず、しかも大勢のきょうだいが——いることをまず伝えている。というのも、これは最も見過ごされがちだが、最も衝撃を受ける事実だからだ。だがこの事実が衝撃ということは、私たちがいかに自分のことしか見ておらず、騙されたままでいたいと思っているかということだ。多くの人が、不妊治療産業は自分たちのためだけに存在し、自分たちだけの繭に包まれた自分たちだけの赤ん坊を授けてくれると考えている。また自分たちは善い人間で、善いことにお金を使っているのだから、すべてはうまくいくと考えているのだ。

そうした友人に、不妊治療産業はもう問題ない、ぜひDCを活用すべきだと言うことはできない。私から見た不妊治療は、地雷だらけの野原にしか見えない。

もしあなたにDCで授かった子どもがいたなら、どうか次のことを実行してほしい。もし真実を伝えていないなら、どうか彼らに真実を伝えてほしい。もし生物学的な親が誰なのかを話していなければ、どうか彼らのことを話してほしい。もしまだ判明していないなら、どうか今すぐ見つけてほしい。その子の兄弟姉妹が誰なのか、また何人いるかが分かっていなくても、必ず見つけてほしい。それは、子どもに必要な情報だからだ。その子が何歳かに関係なく、まだ存在すら分からない兄弟姉妹がどこかにいるかもしれないと伝える必要がある。その子が18歳以上なら、DNAテストを受けられる。18歳に達していなければ、DNAテストという選択肢があることを話し合う必要がある。その子がセックスしているなら、相手がDC児かどうか、また相手は生物学的な親を知っているかを確認するべきだと説く必要がある。あなたにはその義務がある。あなたには、子どもたちが自分で自分を守れるようにする義務がある。

つまり、人としての尊厳をあなた自身が守ろうとするのと同様、DC児にもそれを認める義務があるということだ。

DCや代理出産で生まれた子どもにとっては、ドナー、すべての兄弟姉妹、代理母を知った上で育つほうがはるかに良い。その存在を知っているというだけでなく、それが誰なのか、どこに住んでいるのか、また文字通り同じ言語で話ができるのかということも含めて知っておくべきだ。子どもたちには健康で幸せな生活を送り、完全なアイデンティティーを確立する資格がある。印刷された身元情報を眺めるだけでなく、家族とともに育つ資格もある。単に同じドナーを共有する巨大な（おそらく全容は不明な）グループの一員同士であるだけでなく、子どもたちには真の人間関係を築く機会が与えられるべきなのだ。

私がこうした意見を口にするたびに必ずと言っていいほど、人々はさまざまな事情を口にする。匿名以外のドナーが見つからないという人もいれば、そんなことにまで時間をかけられない、今すぐ子どもが欲しいという人もいる。だが、簡単な解決方法など存在しない。もはや欲しいものを手にすることは当たり前となっていて、利益優先のこの社会では、お金を払えば大抵のものは手に入る。たとえ子どもであってもだ。欲しいものはなんとしても手に入れるという欲望を貫けば、子どもが権利を失うのは必然だ。そして私に分かるのは、私の友人はおそらく将来の自分の子どもの権利と引き換えに、今の自分の気持ちにお金を払うだろうということだ。

DCへの理解度や関心がどう見ても低そうな現状に、私はいつも驚かされる。私は今もDCへの疑念を公言しているというのに、幼い頃から私を知る友人でさえ、今ではDCに不正や隠し事は一切ないと思っている。問題はすべて解決した、すべてのDC児に権利は保障されている、だからこの制度は信頼できると思っているのだ。こうした意見を聞くと、彼らが私のことをどう見ているのかが分からなくなってくる。ひょっとすると、私は問題のあるDCから生まれた不良品だが、もうこんな旧型は作られないから安心だと思っているのだろうか。

それが、私がこの本を書いている理由のひとつだ。この制度を信頼できない理由がこれほどあるにもかかわらず、私をよく知る人たちでさえそのことを理解していないのだ。

DCで子どもを授かろうとしている人たちに、もう1つ伝えておきたいことがある。

ジュネーブでのスピーチから数カ月後、私たち委員会メンバーは「DCと代理出産における国際原則」を起草した（次ページに掲載）。不妊治療産業によって作られた人間が起草した、初めての文書だ。その目的は、子どもの権利を本当に最優先にした場合、国際原則はどのような形になるのかを示すことにある。

これらの原則は、私たちが享受すべき最低限の権利から成る。例えば、すべてのDC児と代理出産によって生まれた子どもがその出生について知る権利。生物学的な家族の事実を記した記録の永久保存。卵子、精子、胚の国際的な売買の禁止。そして、死後生殖の禁止などだ。

この原則を起草したのは、決してDCおよび代理出産を推奨するためではない。すでにDCや代理出産が行われている国の法整備を支援するため、最低限の基準を示したに過ぎない。

地球上でこれらの原則すべてに則《のっと》った国はまだ1つもない。

付録

# DCと代理出産における国際原則（草案）

**子どもの最善の利益および人権の最優先**

1　DCおよび／または代理出産によって生まれた、または生まれてくる子どもの最善の利益および人権を、すべての法令、政策、および慣習において最優先の検討事項とする。また、DCと代理出産に関する、いかなる法的および行政的な決定においても、同じく最優先に考慮するものとする。

**受胎前のスクリーニングおよび出生後の再検討**

2　すべての代理出産およびDCにおいて、治療開始前にはドナー、依頼親、代理懐胎者の審査およびスクリーニングを行い、また出生後に再度、生まれてきた子どもの最善の利益および人権について検討を行うものとする。

**アイデンティティーおよび関係維持の権利**

3　受胎または出生した時と場所にかかわらず、DCと代理出産によって生まれたすべての人々は、彼らと血縁関係のあるすべての親の身元を特定する情報にアクセスする不可侵の権利を持つ。

4　受胎または出生した時と場所にかかわらず、ＤＣと代理出産によって生まれたすべての人々は、彼らの血縁関係のあるすべての兄弟姉妹の身元を特定する情報にアクセスする不可侵の権利を持つ。

5　受胎または出生した時と場所にかかわらず、代理出産によって生まれたすべての人々は、彼らの代理懐胎者の身元を特定する情報にアクセスする不可侵の権利を持つ。

6　受胎または出生した時と場所にかかわらず、ＤＣと代理出産によって生まれたすべての人々は、生物学的、社会的、および代理懐胎者の家族と関係を維持する権利を持つ。その関係は互いの同意の下に継続し得るものとする。

7　匿名の配偶子および胚の提供、また匿名の代理出産を禁止するものとする。

**記録の保持、出生記録および関連情報へのアクセス**

8　ＤＣおよび代理出産のプロセスに関わったすべての関係者の身元と家族の既住歴（家族歴）の包括的かつ完全な記録を保持するものとする。それらの記録は、受胎と出産の依頼元および受胎と出産が行われたすべての国によって、永久に、かつ次世代以降が確認できるように保管されるものとする。ドナー、代理懐胎者、および依頼親の身元は必ず確認されるものとする。

9　すべての子どもの出生は、出生した国の適切な所轄官庁に届け出をし、登録するものとする。子どもがＤＣおよび／または代理出産によって出生したことを記した、虚偽のない登録を行うものとする。出生記録は永久に、かつ次世代以降が生物学的な親、社会的な親、また代理懐胎者を確認できるように保管されるものとする。

10　ＤＣと代理出産によって生まれたすべての人々は、自らの出生に関する事実を知り、出自、家族の既住歴（家族歴）、出生登録に関する記録にアクセスする権利を持つ。

11　親は子どもたちにできるだけ早い段階で（可能であれば出生の段階で）、彼らがDCまたは代理出産により生まれたことを告知するよう、推奨および支援されるものとする。これに伴い、不妊治療に関する社会的なマイナスイメージを払拭する努力も推進されるものとする。

**卵子、精子、胚、子ども、代理出産の商業化の禁止**

12　卵子、精子、胚、子ども、代理出産における、すべての商業化を禁止するものとする。対象として、次の行為に対するあらゆる報酬（対価または別の形での報酬）を含むが、これらに限らない。

（a）ドナーおよび／または代理懐胎者の手配

（b）配偶子または胚提供

（c）受胎、妊娠、出産、または中絶／流産における〝サービス〟、時間、労力、〝痛みと苦痛〟

13　生殖補助医療および代理出産におけるヒトおよび／または配偶子（生殖細胞）の売買および不法取引を禁止するものとする。

14　営利目的の代理出産や配偶子提供を目的とした、代理出産の手配および／または代理懐胎者になる女性や配偶子ドナーの募集、あっせんに仲介者および代理人を有償で関与させることを禁止するものとする。その理由は女性と子どもの売買および／または不法取引のリスクを増加させるという懸念のためである。

**国境を越えた代理出産およびDCの禁止**

15　国境を越えてDC、代理出産を含むすべての生殖補助を行うことにより、依頼親は自国の法令を回避けるまたは違反することとなり、生まれてくる子どもにとって最善の利益とはならない。それらの生殖補助医療を禁止する国は、国外での実施も禁止するものとする。生殖補助医療を容認する国は、その行為を自国民のみに限定し、国外での実施を禁止するものとする。

16　血縁関係のある家族と国境を越えて離れて暮らすこと、また彼らとの地理的、言語的または文化的な障害は生まれてくる子どもにとって最善の利益とはならない。よって、国境を越えた配偶子の移植は禁止するものとする。

**家族数の制限**

17　血縁関係にある者同士が（性的・婚姻）関係を持つリスク、および血縁関係がある兄弟姉妹の人数を特定できないという心理的な影響を回避するために、1人のドナーの配偶子から作られる家族を5家族までとする。

**カウンセリングおよび法的な相談機会の要件**

18　DCおよび代理出産の取り決めを始めるにあたっては、独立したカウンセリングおよび法的な機関への相談機会を必須で設けるものとする。DCおよび／または代理出産に関わるすべての当事者が、医療行為の手順、身体的リスク、法的かつ金銭的に考慮すべき事項、彼らの権利および義務など、関連するすべての情報の説明を受けた後で同意（インフォームドコンセント）するものとする。カウンセリングや相談は、受ける人がすべての情報を理解できる言語で行うものとする。すべての判断は、強迫、強要および／または搾取的な状況にさらされることなく、自律的に個人の意思に基づいて下すものとする。

19　カウンセリングおよび法的な相談は、常に生まれてきた子どもの最善の利益、および人権の擁護、尊重を最優先に考慮して提供されるものとする。

**（代理出産における）法的な親権の移譲**

20　代理出産によって生まれた子どもが「無国籍」という状況を避けるため、生まれた子どもは代理懐胎者の国籍を取得するものとする。関連の記録はすべて保管するものとする。

21　代理出産において、代理懐胎者から依頼親への法的な親権の移譲は自動的でも、意思のみをもとにしたものであってもならない。依頼親は、代理出産の過程でいかなる費用が発生した場合においても、代理出産で生まれた子どもの法的な親権や親としての義務を独占する権利を持たない。代理懐胎者は、出産した子どもを手放すことを強制されないものとする。

22　遺伝的なつながりのない提供胚の子どもを代理懐胎した代理懐胎者が子どもを手放すことを拒んだ場合、その子どもの親権は、子どもの最善の利益に基づき裁判所が判断するものとする。

23　法的な親権の移譲に関する契約条項の強制は、子どもの最善の利益および人権に一致しない。

**死後生殖**

24　次の状態の配偶子または胚は、その配偶子ドナーから生前の同意を得たかどうかにかかわらず、いかなる場合もＤＣまたは代理出産に使用しないものとする。

（ａ）死後に採取されている

（ｂ）生前に採取され、死後もクリニックに保管されている

著者および国連プレゼンテーション委員会（2019）

ダミアン・アダムス　（DC児、オーストラリア）
ソニア・アラン博士　（コンサルタント、学者、オーストラリア）
カタリーナ・アルメイダ　（DC児、ポルトガル／アンゴラ）
マイファンウィ・カマーフォード　（DC児、オーストラリア）
サラ・ディングル　（DC児、オーストラリア）
コートニー・デュ・トイ　（DC児、オーストラリア）
アルバート・フランツ　（DC児、米国／オーストラリア）
セバスティーナ・ジャンチ　（DC児、米国）
セリ・ロイド　（DC児の娘、英国）
ジョアン・ロイド　（DC児、英国）
ジセル・ニュートン　（DC児、オーストリア）
ステファニー・レイメカース　（DC児、ベルギー）
ジョアンナ・ローズ博士　（DC児、英国）
ヘイリー・スミス＝ウィリアムズ　（DC児、オーストラリア）
シャニ・ウィルソン　（DC児、オーストラリア）
ベス・ライト　（DC児、オーストラリア）
マティー・ライト　（DC児、オーストラリア）

# 謝辞

こうしたテーマで声を上げると、すでに確立し、自然に連帯できる仲間の集団は存在しないのだと気づく（仲間以外ならばいるのだが）。だからこそ、ここに名前を挙げる人々は私にとってかけがえのない仲間になった。すべての人たちにお礼を言いたい。

この話について初めて熱く語り合ったときから本書の意義を信じてくれた本書の発行者、アーウェン・サマーズ。私の冗長な話を温かく、ときに容赦なく切り捨てながらも聞いてくれた、担当編集者のケイト・ダニエル。そして世界的なパンデミックが拡大する最中、本書が初の著書という私に多大なサポートを提供してくれた、アンナ・コレットをはじめとするハーディー・グラント・ブックス社のスタッフの皆さんに感謝している。ニューサウスウェールズ州公文書館のデボラ・ベネットとスタッフの皆さんは、極めて重要な民主的サービスを提供してくれた。善良なハインド兄弟と、さらに輪をかけて善良な配偶者のビアンカ、シャロンにはさまざまな面で助けられた。「COVIDカレー」の愉快なメンバー、特にドム、アマンダ、カースティ、スティーブ、オリー、ローには、近隣として数えきれないほどお世話になった。ダン・ベインは私たちを支え続けてくれた。

その頭脳を惜しみなく提供してくれるだけでなく、いつも私を笑わせてくれるダミアン・アダムス、ソニア・アラン、マイファンウィ・カマーフォードは最高の友人だ。国連代表団のすべての仲間たちへ。またいつかスイスのバーで飲めるのを楽しみにしています。キャロライン・ロルバッハとレオニー・ヒューイットは長年DC児を支援してくれた。アドリアナ・キーティング、ルーカス・グローガン、レズリー・ライセットには幼い頃からずっとお世話になっている。パトリシア・フロネック、アンナ・ヌーナン、ダン・ベイン、マリアンヌ・リーチは愚痴ひとつこぼさず、多くの時間を割いて私の原稿に目を通し、的確な助言を与えてくれた。インタビューに応じてくれた人々、とりわけいとこのキャロラインらは私を信頼し、より私的な質問にも答えてくれた。「スティーブン・マッケンジー」は約束を守り、私たちに答えを与えてくれた。疲れるということを知らないヘザー・ワトキンズは、私だけでなく多くの人の人生を変えてきた。ゾーイ・ウィーラーは素晴らしい友人で、レベッカ・ローナンは私の姉妹であり、絶対的なボスだ。母は少なからぬ犠牲を払ってまで私に手がかりを与え、1年にわたる執筆作業の間、何にも代えがたい力になってくれた。オーレ家の方々、特にアネット、ニーナとクレイグ（非公式）には、執筆の慌ただしすぎるラストスパートで本当にお世話になった。高すぎる人口密度という悪条件の中、私たちの小さな家族を支え、著者の愚痴にも耳を傾け、最後まで辛抱強く見守ってくれた。そして最後に――私のすべてであるサムに。

## 35　永遠に続く不安

1　メールでの対話。2020年4月。
2　Concept Fertility Centre, 'Freezing and Storage of Sperm', 12.03.2010 https://www.conceptfertility.com.au/files/6915/6833/9452/Freezing_and_Storage_of_Sperm_12-3-10_UserTemp_12.pdf
3　'LGBTQI+ Donors', Australian Red Cross Lifeblood https://www.donateblood.com.au/lgbtqi-donors
4　Alexander, D, 'Wanted: Aussie Gay Sperm', *Star Observer*, 20.03.2015 https://www.starobserver.com.au/life-style/wanted-aussie-gay-sperm/134209

## エピローグ

1　Tanner, C, 'I'm Still Working on Forgiving the Fertility Doctor Who Secretly Fathered Me and at Least 60 Children"', iNews, 27.03.2020 https://inews.co.uk/news/real-life/ivf-sperm-fertility-scandal-dutch-doctor-jan-karbaat-412100

theaustralian.com.au/news/latest-news/fertility-clinic-founder-may-have-fathered-up-to-600-children/news-story/206a55eab0c404f14e2acf40cfcb6a3b
15 Trépanier, A, 'Class-action Lawsuit Against Disgraced Fertility Doctor Grows', CBC News, 15.06.2020 https://www.cbc.ca/news/canada/ottawa/norman-barwin-class-action-16-biological-children-1.5609426
Payne, E, 'Timeline: a Look at the Story of Dr. Norman Barwin', *Ottawa Citizen*, 03.03.2018 https://ottawacitizen.com/news/local-news/timeline-a-look-at-the-story-of-dr-norman-barwin
16 Broughton, T, 'Durban Sperm Doctor Fathered Five Children With His Patients', *Sunday Times*, 12.08.2018 https://www.timeslive.co.za/sunday-times/news/2018-08-11-durban-sperm-doctor-fathered-five-children-with-his-patients/
17 例：南アフリカ／ドナーはすべて匿名。https://journals.plos.org/plosone/article?id=10.1371/journal.pone.0226603
英国／2005年以降に生まれたDC児のみ身元を特定する情報にアクセスできる。
オーストラリア／6つの州と準州のうち、半分の州でのみ身元を特定する情報にアクセスできる。
米国／法律はない。クリニックに一任されている。ワシントン州は唯一、2011年以降に生まれたDC児のドナーに身元情報の開示を命じている。https://www.bionews.org.uk/page_95954
カナダ／匿名を禁止する法律はない。クリニックに一任されている。https://ottawacitizen.com/news/local-news/dna-testing-has-virtually-brought-an-end-to-anonymous-sperm-donations-its-time-canadas-laws-caught-up-say-donor-offspring
オランダ／2004年以降に生まれたDC児はドナーの身元を特定できる情報にアクセスできる。https://www.researchgate.net/publication/7430930_A_new_Dutch_Law_regulating_provision_of_identifying_information_of_donors_to_offspring_background_content_and_impact

### 31 DNAテストで見つけたもの

1 Ancestry, 'Your Privacy', Effective Date: 23.09.2020 https://www.ancestry.com.au/cs/legal/privacystatement
2 Hautula, L, 'Ancestry Says Police Requested Access to its DNA Database', C Net, 04.02.2020 https://www.cnet.com/news/ancestry-says-police-requested-access-to-its-dna-database/
Whittaker, Z, ' Ancestry.com Rejected a Police Warrant to Access User DNA Records on a Technicality', Tech Crunch, 05.02.2020 https://techcrunch.com/2020/02/04/ancestry-warrant-dna-records/
3 'CentiMorgan', International Society of Genetic Genealogy Wiki, 22.06.2018 https://isogg.org/wiki/CentiMorgan/en
4 Buhrmester, D & Furman, W, 'Perceptions of Sibling Relationships During Middle Childhood and Adolescence', *Child Developm*, 61, pp. 1387–98, 1990
5 Brigham Young University, 'Sisters Protect Siblings from Depression, Study Shows', ScienceDaily, 02.08.2010 https://www.sciencedaily.com/releases/2010/08/100802125821.htm

### 33 見つけたかもしれない

1 Willetts, J, 'Convict Ship *Ferguson* 1829', Free Settler or Felon https://www.jenwilletts.com/convict_ship_ferguson_1829.htm
2 Hansen, A, 'Sister Elizabeth Kenny – Pioneering Nurse Who Took on the Establishment', Australia's Science Channel, 3004.2018 https://australiascience.tv/sister-elizabeth-kenny-pioneering-nurse-who-took-on-the-establishment/
3 Catrwright, R, 'Sister Kenny Institute', MNOpedia, First Published: 31.07.2012 https://www.mnopedia.org/thing/sister-kenny-institute

### 34 本当の父に会う

1 Parliament of Australia, Senate Inquiry Into Donor Conception in Australia – Submissions Received by the Committee, 'The Donor Support Group of Australia Inc', p. 76, 2010 http://www.aph.gov.au/DocumentStore.ashx?id=4482af6c-a79d-46b1-90cb-3f65c1505f4c

11 NSW Court of Appeal, *Clark v Macourt* (S95/2013), 2013 https://cdn.hcourt.gov.au/assets/cases/s95-2013/S95-2013.pdf
12 Winterton, D, '*Clark v Macourt*: Defective Sperm and Performance Substitutes in the High Court of Australia: IV – An assessment of the High Court's decision', *Melb Univ Law Revue*, 38(2), 2014 http://www.austlii.edu.au/au/journals/MelbULawRw/2014/27.html#Heading128

## 29 とんでもない不妊治療医

1 レオニー・ヒューイットとの電話での会話。2020年5月。
2 地中海貧血症については次を参照。The Royal Children's Hospital Melbourne, 'Beta Thalassaemia', July 2018 https://www.rch.org.au/kidsinfo/fact_sheets/Thalassaemia_an_overview/
次も参照。Health Direct, 'Thalassaemia', February 2019 https://www.healthdirect.gov.au/thalassaemia

## 30 レイプまがいの精子提供

1 Zhang, S, 'A decades-old Doctor's Secret Leads to New Fertility-fraud Law', *The Atlantic*, 08.05.2019 https://www.theatlantic.com/science/archive/2019/05/cline-fertility-fraud-law/588877/
Heisel, W, 'Doctors Behaving Badly: Connecticut Fertility Doctor Survives Despite Bombshell Accusation', Center for Health Journalism, 05.05.2010 https://www.centerforhealthjournalism.org/blogs/doctors-behaving-badly-connecticut-fertility-doctor-survives-despite-bombshell-accusation
Hogan, J, 'Former Idaho Falls Doctor Admits to Using His Own Sperm to Impregnate Patients', *Post Register*, 07.11.2019 https://www.postregister.com/news/crime_courts/former-idaho-falls-doctor-admits-to-using-his-own-sperm/article_1a130b1b-90df-53fb-9ca5-5d8ef32a1349.html
Blaisdell, E, 'More Motions Filed in Gynecologist Case', *Times Argus*, 13.08.2019 https://www.timesargus.com/news/local/more-motions-filed-in-gynecologist-case/article_95b602dd-6bfb-5547-819a-6b4cad95dd7b.html
2 Ettachfini, L, 'Doctors Can Legally Inseminate Patients With Their Own Sperm in Most States', *Vice*, 23.04.2019 https://www.vice.com/en_us/article/pajdn7/fertility-fraud-insemination-laws-donald-cline
3 Motluk, A, 'Insemination Fraud', HeyReprotech, 12.02.2020 https://heyreprotech.substack.com/p/insemination-fraud
4 California Code, Penal Code - PEN § 367g https://codes.findlaw.com/ca/penal-code/pen-sect-367g.html
5 Indiana in May 2019, Texas in June 2019: Trachman, E, '2 States Pass Laws to Reduce Donor Creepiness', Above the Law, 12.06.2019 https://abovethelaw.com/2019/06/2-states-pass-laws-to-reduce-doctor-creepiness/
6 Byrne, E, 'Texas House Passes Bill Classifying Fertility Fraud as Sexual Assault', *The Texas Tribune*, 16.05.2019 https://www.texastribune.org/2019/05/16/texas-house-bill-fertility-fraud-crime/
7 Phillips, K et al., 'Texas Woman Seeks to Change Law After DNA Test Reveals Shocking Truth About her Genetic Family Tree', ABC News, 04.05.2019 https://abcnews.go.com/US/texas-woman-seeks-change-law-dna-test-reveals/story?id=62809127
8 同上。
9 Garrett, R, 'Dallas Woman's Push to Make Fertility Fraud a Crime Results in New Law on the Books in Texas', *The Dallas Morning News*, 05.06.2019 https://www.dallasnews.com/news/politics/2019/06/05/dallas-woman-s-push-to-make-fertility-fraud-a-crime-results-in-new-law-on-the-books-in-texas/
10 Christie, M, 'Texas Passes New Law After Woman Discovers Her Mom's Fertility Doctor is Her Father', ABC News, 06.06.2019 https://abcnews.go.com/US/texas-passes-law-woman-discovers-moms-fertility-doctor/story?id=63516936
11 Trachman, E, 'Reproductive Battery: a New Crime For a New World', Above the Law, 08.07.2020 https://abovethelaw.com/2020/07/reproductive-battery-a-new-crime-for-a-new-world/?rf=1
12 以下が参考になる。 Pride Angel, 'Quarantining Frozen Sperm' https://www.prideangel.com/Information-Centre/Health-Screening/Quarantining-frozen-sperm.aspx
13 次を参照。Paddock, C, 'Frozen Sperm as Good as Fresh for IVF Treatment', Medical News Today, 08.08.2013 https://www.medicalnewstoday.com/articles/264550#1
14 'Fertility clinic founder may have fathered up to 600 children', *The Australian*, 08.04.2012 https://www.

10 Better Health, 'Polycystic Ovarian Syndrome (PCOS)', Nov 2019 https://www.betterhealth.vic.gov.au/health/conditionsandtreatments/polycystic-ovarian-syndrome-pcos
11 ビクトリア州検視裁判所からの書状。2015年6月。
12 Hall, L, 'Childless Couple Dedicate Lives to Helping Others Have Families', SMH, 30.03.2008, https://www.smh.com.au/national/childless-couple-dedicate-lives-to-helping-others-have-families-20080330-gds7d1.html
13 Piper, M et al., 'Hepatocellular Adenoma (HCA)', Medscape, 03.12.2020 https://emedicine.medscape.com/article/170205-overview

**26 命の過剰生産**

1 ナタリー・パーカーへのインタビュー。2020年3月。
2 Marriner, C, 'Plan to Encourage Embryo Donation', SMH, 20.01.2013 https://www.smh.com.au/national/plan-to-encourage-embryo-donation-20130119-2d08b.html
3 胚提供ネットワーク（Embryo Donation Network）ウェブサイトより。2021年2月に閉鎖。

**27 胚の取引にある闇**

1. スキナー大臣からナタリー・パーカーへの書簡。2016年5月16日。
2. 胚提供ネットワークからのメール。2020年5月。
3. *Australian Story*, 'How I Met Your Father', ABC, 05.12.2017 https://www.abc.net.au/austory/how-i-met-your-father/5861470
4. *Australian Story*, 'Lexie's village', ABC, 28.09.2015 https://www.abc.net.au/austory/lexies-village/7202730
5. Murray, K et al., 'Donate or Discard? The Surplus Embryo Dilemma', ABC News, 04.11.2019 https://www.abc.net.au/news/2019-09-30/donate-or-discard-what-to-do-with-surplus-embryos/11377468?nw=0

**28 実際には売買される配偶子**

1 High Court of NSW, *Clark v Macourt*, 18.12.2013, pars 79 and 83
2 Supreme Court of NSW, *St George Fertility Centre Pty Ltd v Clark* [2011] NSWSC 1276 (25.10.2011), 13.12.2011 http://classic.austlii.edu.au/au/cases/nsw/NSWSC/2011/1276.html
3 同上。
4 Riggall, L, 'Mother Takes Legal Action Against Sperm Bank for Her Child's Dwarfism', BioNews, 01.11.2019 https://www.bionews.org.uk/page_145966
'Sweden hit by Danish sperm bank scandal', *The Local*, 24.09.2012 https://www.thelocal.se/20120924/43416
Leidig, M, 'Child Killer on Books of World's No1 Sperm Bank', *The Telegraph*, 02.11.2003 https://www.telegraph.co.uk/news/worldnews/europe/denmark/1445756/Child-killer-on-books-of-worlds-No1-sperm-bank.html
5 Interlandi, J, 'Organ Trafficking is No Myth', *Newsweek*, 01.09.2009 https://www.newsweek.com/organ-trafficking-no-myth-78079
Scheper-Hughes, N, 'Opinion: The Market for Human Organs is Destroying Lives', *The Washington Post*, 05.01.2016 https://www.washingtonpost.com/news/in-theory/wp/2016/01/05/the-market-for-human-organs-is-destroying-lives/
6 The Royal College of Pathologists of Australasia, 'Ethical and Legal Issues in Relation to the Use of Human Tissue in Australia and New Zealand', April 2018 https://www.rcpa.edu.au/getattachment/ad0d4af1-901a-4056-af05-56bbc06167c1/Ethical-and-Legal-Issues-in-Relation-to-the-Use-of.aspx
7 NSW Government, *Human Tissue Act 1983 No 164*, Section 32: Trading in Tissue Prohibited, 27.10.2020 https://www.legislation.nsw.gov.au/#/view/act/1983/164/part6/sec32
8 Tonti-Filippini, N et al., 'Trade in Human Tissue Products', *MJA*, 194(5), pp. 263–65, 2011
9 'US Sperm Bank Xytex International is Offering Discounts on Vials of Sperm', news.com.au, 25.03.2009 https://www.news.com.au/finance/sperm-bank-offers-stimulus-deals/news-story/988d4ecde30593654f3ec1bd7b77a8a7
10 Van Dusen, C, 'A Georgia Sperm Bank, a Troubled Donor, and the Secretive Business of Babymaking', *Atlanta*, 13.02.2018 https://www.atlantamagazine.com/great-reads/georgia-sperm-bank-troubled-donor-secretive-business-babymaking/

**23　公にされた外部調査結果**

1　IABによる調査。2014年1月12日。
2　ピーター・イリングワースとのメール。2015年2月〜3月。
3　保健省とのメール。2015年3月。
4　同上。
5　同上。
6　RNSHとのメール。2015年4月。
7　同上。
8　同上。
9　Kerin, L, 'Medical Documents of 88 IVF Patients Deliberately Changed', The World Today, ABC, 22.04.2015 https://www.abc.net.au/worldtoday/content/2015/s4221399.htm
次も参照。NSW Health, 'Investigation Into Clinical Records of Royal North Shore Hospital's Former Assisted Reproductive Technology Clinic', 22.04.2015
10　RNSHとのメール。2015年4月。

**24　公にされなかった外部調査結果**

1　IAB, *Investigation Report Into Possible Tampering of Clinical Records for Assisted Reproduction Technology*, IAB Job No: 2697, p. 1, April 2015
2　NSW Government, *Assisted Reproductive Technology Amendment Act 2016 No 11*, p. 12 https://beta.legislation.nsw.gov.au/view/pdf/asmade/act-2016-11
3　Australian Government National Health and Medical Research Council, *Ethical Guidelines on the Use of Assisted Reproductive Technology in Clinical Practice and Research*, Section 5.13 'Use of Gametes Collected Before 2004', p. 49, 2017 https://www.nhmrc.gov.au/sites/default/files/documents/reports/use-assisted-reproductive-technology.pdf
4　ダグラス・サンダースへのメール。2020年5月。
5　マーガレット・サンダースとの電話による会話。2020年5月。
6　RNSHの医療サービス部からの書状。2020年5月。

**25　搾取されるドナーたち**

1　南東シドニー医療地域統括局（SESLHD）からのメール。2020年4月。
2　We Are Donor Conceived, '2020 We Are Donor Conceived Survey', 17.09.2020 https://www.wearedonorconceived.com/2020-survey-top/2020-we-are-donor-conceived-survey/
3　*The Herald Sun*, 06.12.2012
*The Advertiser* 05.06.2011
4　フェイス・A・ハウへの検視。2015年6月。
5　Victorian Assisted Reproductive Treatment Authority, 'Becoming a Donor: Am I Eligible?' https://www.varta.org.au/understanding-donor-conception/becoming-donor#am-I-eligible
6　Merck Healthcare, 'Summary of Product Characteristics: GONAL-f', p. 13 https://hcp.merckgroup.com/content/dam/web/healthcare/fertility/h4b-content-2018/gonal-f/EU-SPC-LAB-PL-Follitropin-alfa-II-145-2019Dec-en.pdf
7　Merck Healthcare, 'Gonal-f' https://hcp.merckgroup.com/en/fertility/therapeutics/gonal-f.html
8　卵巣過剰刺激症候群（OHSS）については、次を参照。Mayo Clinic, 'Ovarian Hyperstimulation Syndrome' https://www.mayoclinic.org/diseases-conditions/ovarian-hyperstimulation-syndrome-ohss/symptoms-causes/syc-20354697
ゴナールエフの副作用の可能性については、次を参照。 the Royal Women's Hospital, 'Ovulation Induction Program at the Women's', June 2018 https://thewomens.r.worldssl.net/images/uploads/fact-sheets/Ovulation-Induction-2018.pdf
9　Hall, L, 'Childless Couple Dedicate Lives to Helping Others Have Families', *SMH*, 30.03.2008, https://www.smh.com.au/national/childless-couple-dedicate-lives-to-helping-others-have-families-20080330-gds7d1.html

5 Clark, R, 'The Incest Trap', *The Spectator*, 25.08.2018 https://www.spectator.co.uk/article/the-incest-trap
6 '17 British Sperm Donors Have Fathered More Than 500 Children between Them, Figures Show', *The Telegraph*, 17.06.2018 https://www.telegraph.co.uk/science/2018/05/06/17-british-sperm-donors-have-fathered-500-children-figures-show/
7 Allan, S, *Donor Conception and the Search for Information: From Secrecy and Anonymity to Openness*, p. 119, 2017, Farnham: Ashgate
8 Human Fertilisation and Embryology Authority, 'Finding Out About Your Donor and Genetic Siblings', n.d. https://www.hfea.gov.uk/donation/donor-conceived-people-and-their-parents/finding-out-about-your-donor-and-genetic-siblings/
9 Parliament of Australia, Main Committee Constituency Statements, Mrs Gash https://parlinfo.aph.gov.au/parlInfo/search/display/display.w3p;query=Id%3A%22chamber%2Fhansardr%2F2010-10-25%2F0190%22
10 Hasham, N, 'Joanna Gash Concerned About Accidental Incest', *Illawarra Mercury*, 27.10.2010 https://www.illawarramercury.com.au/story/632439/joanna-gash-concerned-about-accidental-incest/
11 ジェマ・トライブとの会話。2020年5月。
12 'Mums Shocked to Discover Children Have 43 Half Siblings', Kidspot, 12.04.2019 https://www.kidspot.com.au/news/mums-shocked-to-find-their-childrens-siblings-are-their-neighbours/news-story/6e748a5eb8355eef-58a354ef6cf93f95
Ruiz, K, 'Lesbian Couple Who Conceived Five Kids by a Sperm Donor Discover Neighbour's Children Have The SAME "Blue-eyed Surfie" Dad Who Donated 48 Times', *Daily Mail Australia*, 05.04.2019 https://www.dailymail.co.uk/news/article-6891179/Same-sex-couple-warns-incest-dangers-learning-sperm-donor-fathered-48-children.html
13 5に同じ。
14 'New Thai Surrogacy Law Bans Foreigners', SBS News, 31.07.2015 https://www.sbs.com.au/news/new-thai-surrogacy-law-bans-foreigners

**21　何百人もいるかもしれない兄弟姉妹**

1 We Are Donor Conceivedでの質問。2020年3月。
2 Yoffe, E, 'My Wife Is My Sister', Dear Prudence, Slate, 19.02.2013 https://slate.com/human-interest/2013/02/dear-prudence-my-wife-and-i-came-from-the-same-sperm-donor.html?fbclid=IwAR2bX0pCDmvu3sDp2HShjySxDNHDr1-N-POOTmCxpmc7k9xfXDxa3Py9etY
3 Mroz, J, 'One Sperm Donor, 150 Offspring', *The New York Times*, 05.09.2011 https://www.nytimes.com/2011/09/06/health/06donor.html
4 マット・ドーランへのインタビュー。2020年4月。

**22　堂々巡りの果てに**

1 Women of Letters, All About Women Festival, 2016年3月、シドニーで開催。
2 ピーター・イリングワースとのメール。2014年9月〜12月。
3 ベリンダ・ホーキンスとのメール。2014年8月。
4 *Australian Story* Part 1 broadcast 11.08.2014; 2014年8月12日、ロイヤルノースショア病院（RNSH）よりファイルを受領。
5 RNSHおよび北シドニー医療地域統括局（NSLHD）とのメール。2014年8月〜9月。
6 IVF Australia, 'Ethics Committee' https://www.ivf.com.au/about-us/why-choose-ivfaustralia/ethics-committee
7 NSLHDとのメール。2014年10月。
8 ジェイミー・パーカーとのメール。2014年10月。
9 Parliament of NSW, 'Health Practitioner Regulation Legislation Amendment Bill 2014', Second Reading, Legislative Assembly Hansard, 14.10.2014 https://www.parliament.nsw.gov.au/Hansard/Pages/HansardResult.aspx#/docid/HANSARD-1323879322-58202/link/82
10 RNSHとのメール。2014年11月。

7 NSW Parliament, Law and Safety Committee, Inquiry Into Managing Information Related to Donor Conception, 'Submission by Andrology Department, Concord Hospital', p. 5, February 2013 https://www.parliament.nsw.gov.au/ladocs/submissions/47300/Submission%2025%20-%20Andrology%20Department,%20Concord%20Hospital.pdf
8 Adams, DH, Ullah, S and de Lacey, S, 'Does the Removal of Anonymity Reduce Sperm Donors in Australia?' *J Law and Medicine*, 23(3) pp. 628-36, 2016 https://europepmc.org/article/med/27323639
9 同上。
10 6に同じ。
11 Premier of Victoria, 'Protecting Victorian Women Through Assisted Reproduction', April 2018 https://www.premier.vic.gov.au/protecting-victorian-women-through-assisted-reproduction/
12 Tuohy, W, 'Police Checks for IVF Patients to be Scrapped', *The Age*, 18.02.2020 https://www.theage.com.au/politics/victoria/police-checks-for-ivf-patients-to-be-scrapped-20200218-p541y2.html
13 Pownall, A, 'Victim of Baby Gammy's Father Speaks Out', *The West Australian*, 23.08.2014 https://thewest.com.au/news/australia/victim-of-baby-gammys-father-speaks-out-ng-ya-376290
Hawley, S, 'Two Australian Couples Stopped From Leaving Thailand With Surrogate Babies', ABC News, 15.08.2014 https://www.abc.net.au/news/2014-08-14/australian-couples-stopped-leaving-thailand-surrogate-babies/5672094?nw=0
'Baby Gammy: Australian David Farnell Says Twin Sister "100 per cent safe" Despite Child Sex Convictions', ABC News, 10.08.2014 https://www.abc.net.au/news/2014-08-10/baby-gammy-father-denies-threat-to-twin/5661242
Murdoch, L, 'Wendy Farnell Did Not Supply the Egg, Gammy's Thai Mother Says', *SMH*, 10.08.2014 https://www.smh.com.au/world/wendy-farnell-did-not-supply-the-egg-gammys-thai-mother-says-20140810-102joz.html
14 Hawley, S, 'Australian Charged With Sexually Abusing Twins He Fathered With Thai Surrogate', ABC News, 02.09.2014 https://www.abc.net.au/news/2014-09-01/australian-who-fathered-surrogate-twins-facing-abuse-charges/5710796

## 18 テレビ出演

1 ヘルスケア苦情処理委員会（HCCC）との電話会談のメモ。2015年1月。
2 HCCCからの書状。2015年1月。
3 HCCCへのメール。2015年2月。
4 *Australian Story*, 'Searching for C11, Part 1', ABC, 11.08.2014 https://www.abc.net.au/austory/searching-for-c11---part-1/5777004
5 Dingle, S, 'Misconception', *SMH*, 16.08.2014 https://www.smh.com.au/lifestyle/misconception-20140811-3dha9.html

## 19 純粋なコミュニティーの成立

1 グループ名は「Building Bridges in a Donor Conceived World」に変更。https://www.facebook.com/groups/503623156952692/
2 メールでの対話。2014年9月。

## 20 偶発的近親相姦

1 Smith, T, 'Is Genetic Sexual Attraction a Real Thing?', 2020 https://www.e-counseling.com/relationships/is-genetic-sexual-attraction-real/
2 Cumbria County Council, *Genetic Sexual Attraction*, n.d. https://www.cumbria.gov.uk/eLibrary/Content/Internet//537/6379/6423/17162/42709145735.pdf
3 Alvarez, G, Quinteiro, C and Ceballos, FC, 'Inbreeding and Genetic Disorder'. In Dr Kenji Ikehara, *Advances in the Study of Genetic Disorders*, InTechOpen, 2011 http://www.doi.org/10.5772/18373
4 Australian Government, *Marriage Act 1961*, Section 23, Subsection 2 http://classic.austlii.edu.au/au/legis/cth/consol_act/ma196185/s23.html

p. 5, October 2012 https://www.parliament.nsw.gov.au/ladocs/inquiries/2028/Inclusion%20of%20donor%20details%20on%20the%20register%20of%20birt.pdf
2 District Court of NSW, *AA v Registrar of Births Deaths and Marriages and BB* [2011] NSWDC 100, 17.08.2011 https://www.austlii.edu.au/cgi-bin/viewdoc/au/cases/nsw/NSWDC/2011/100.html
3 Lesbians and the Law, 'Birth Certificates' https://www.lesbiansandthelaw.com/birth-certificates
4 NSW Government, *Status of Children Act 1996 No 76*, Part 3, Division 1, Section 14 https://legislation.nsw.gov.au/#/view/act/1996/76/part3/div1/sec14
5 1に同じ。
6 NSW Parliament, 'Managing Information Related to Donor Conception - Terms of Reference', 2012 https://www.parliament.nsw.gov.au/committees/inquiries/Pages/inquiry-details.aspx?pk=2324
7 NSW Parliament, Law and Safety Committee, Inquiry Into Managing Information Related to Donor Conception, 'Submission from the Fertility Society of Australia', February 2013 https://www.parliament.nsw.gov.au/ladocs/submissions/43747/Submission%2014%20-%20Fertility%20Society%20of%20Australia.pdf
8 NSW Parliament, Law and Safety Committee, Inquiry Into Managing Information Related to Donor Conception, 'Submission by Fertility East', 2013 https://www.parliament.nsw.gov.au/ladocs/submissions/51115/submission%2023%20-%20Fertility%20East.pdf
9 NSW Parliament, Law and Safety Committee, Inquiry Into Managing Information Related to Donor Conception, 'Submission by Andrology Department, Concord Hospital', February 2013 https://www.parliament.nsw.gov.au/ladocs/submissions/47300/Submission%2025%20-%20Andrology%20Department,%20Concord%20Hospital.pdf
10 NSW Parliament, Committee on Law and Safety, *Managing Donor Conception Information*, Report 2/55, p. 13, October 2013 https://www.parliament.nsw.gov.au/ladocs/inquiries/2324/Final%20Report%20-%20Managing%20donor%20conception%20informati.PDF
11 NSW Government, 'Response to NSW Legislative Assembly Committee on Law and Safety Inquiries Into Donor Conception', April 2014 https://www.parliament.nsw.gov.au/ladocs/inquiries/2324/Government%20Response%20-%20inquiries%20into%20donor%20concept.pdf
12 NSW Government, *Assisted Reproductive Technology Amendment Act 2016 No 11*, p. 11, April, 2016 https://legacy.legislation.nsw.gov.au/~/pdf/view/act/2016/11/effective2016-04-06/whole
13 Needham, K, 'Donor-conceived Children in NSW to Have Fewer Rights Than Victorian Peers, *SMH*, 12.03.2016 https://www.smh.com.au/national/nsw/donorconceived-children-in-nsw-to-have-fewer-rights-than-victorian-peers-20160312-gnhbpu.html

## 17 望めば子どもは手に入るのか

1 Parliament of Victoria, Law Reform Committee, Inquiry Into Access by Donor-conceived People to Information About Donors, 'Dobby Oral Evidence', p. 4, September 2011 https://www.parliament.vic.gov.au/images/stories/committees/lawrefrom/iadcpiad/transcripts/2011-09-08_Kate_Dobby.pdf
2 同上。
3 Parliament of Victoria, Law Reform Committee, Inquiry Into Access by Donor-conceived People to Information About Donors, 'Submission by Prof. Gab Kovacs', July 2011 https://www.parliament.vic.gov.au/images/stories/committees/lawrefrom/iadcpiad/submissions/DCP40_-_Prof_Gab_Kovacs.pdf
4 Parliament of Victoria, Law Reform Committee, Inquiry Into Access by Donor-conceived People to Information About Donors, 'Submission by the Australian Medical Association', August 2011 https://www.parliament.vic.gov.au/images/stories/committees/lawrefrom/iadcpiad/submissions/DCP71_-_Australian_Medical_Association.pdf
5 Parliament of Victoria, Law Reform Committee, Inquiry Into Access by Donor-conceived People to Information About Donors, 'Submission by Kate Dobby', p. 2, August 2010 https://www.parliament.vic.gov.au/images/stories/committees/lawrefrom/iadcpiad/submissions/DCP33_Kate_Dobby.pdf
6 NSW Parliament, Law and Safety Committee, Inquiry Into Managing Information Related to Donor Conception, 'Submission by the Fertility Society of Australia', p. 6, February 2013 https://www.parliament.nsw.gov.au/ladocs/submissions/43747/Submission%2014%20-%20Fertility%20Society%20of%20Australia.pdf

Farnham: Ashgate
2 Victorian Assisted Reproductive Treatment Authority, 'Legislation and Guidelines', 2021 https://www.varta.org.au/regulation/legislation-and-guidelines
3 例えば、次のような判例がある。「キッドマンの裁判において、法の遡及適用はほとんどの場合、不適当かつ不当であるとヒギンズ裁判官は判断した。そのため、遡及適用が明確になっている場合を除き、裁判所がある法を過去に適用できると解釈することはない。ただし、オーストラリア憲法では法の遡及適用を制限していないため、今日でも多数の領域で法が遡及的に適用されていることは事実である」In: Size, R, 'Retrospective Legislation and the Rule of Law', Rule of Law Education Centre, 30.09.2015 https://www.ruleoflaw.org.au/retrospective-legislation-and-the-rule-of-law
4 Gay, O, 'Retrospective Legislation', House of Commons Library, 2013 https://researchbriefings.files.parliament.uk/documents/SN06454/SN06454.pdf
5 1に同じ。p. 90
6 Parliament of Victoria, Law Reform Committee, *Inquiry Into Access by Donor-Conceived People to Information about Donors*, p. 100, 2012 https://www.parliament.vic.gov.au/images/stories/committees/lawrefrom/iadcpiad/DCP_Final_Report.pdf
7 Australian Institute of Health and Welfare, *Adoptions Australia 2018–19*, 2019 https://www.aihw.gov.au/getmedia/d0c1e19c-881a-4176-829c-fa37d62f8bae/aihw-cws-71.pdf.aspx
8 6に同じ。p. 120
9 Parliament of Victoria, Law Reform Committee, Inquiry Into Access by Donor-Conceived People to Information about Donors, 'Michael Linden evidence' , 2011 https://www.parliament.vic.gov.au/images/stories/committees/lawrefrom/iadcpiad/transcripts/2011-10-10_Smith_and_Linden.pdf
10 Parliament of Australia, Senate Inquiry Into Donor Conception in Australia – Submissions Received by the Committee, 'Miss Narelle Grech' 2010 https://www.aph.gov.au/Parliamentary_Business/Committees/Senate/Legal_and_Constitutional_Affairs/Completed_inquiries/2010-13/donorconception/submissions.
11 Parliament of Victoria, Law Reform Committee, Inquiry Into Access by Donor-Conceived People to Information about Donors, 'Submission by Narelle Grech', 2010 https://www.parliament.vic.gov.au/images/stories/committees/lawrefrom/iadcpiad/submissions/DCP18_Narelle_Grech.pdf
12 10に同じ。
13 同上。
14 Parliament of Victoria, Law Reform Committee, Inquiry Into Access by Donor-Conceived People to Information about Donors, 'Submission by Narelle Grech', 2011 https://www.parliament.vic.gov.au/images/stories/committees/lawrefrom/iadcpiad/submissions/DCP67_-_Narelle_Grech.pdf
15 同上。
16 NSW Parliament, Committee on Law and Safety, Inquiry Into Inclusion of Donor Details on the Register of Births, 'Narelle Grech submission', p. 4 https://www.parliament.nsw.gov.au/ladocs/submissions/43230/submission%2018.pdf
17 14に同じ。
18 Parliament of Victoria, Law Reform Committee, Inquiry Into Access by Donor-Conceived People to Information about Donors, 'Submission by Prof Gab Kovacs', 2011 https://www.parliament.vic.gov.au/images/stories/committees/lawrefrom/iadcpiad/submissions/DCP40_-_Prof_Gab_Kovacs.pdf
19 Fyfe, M, 'When Sperm-donor Children Come Calling', SMH, 02.09.2015 https://www.smh.com.au/lifestyle/when-spermdonor-children-come-calling-20150902-gjd76r.html
20 Dingle, S, 'Health Concerns Spark Call for Sperm Donor Revelations', ABC 7.30, 28.03.2012 https://www.abc.net.au/7.30/health-concerns-spark-call-for-sperm-donor/3918868
21 Tomazin, F, '"Suddenly She's There": Daughter and Donor Dad United', *The Age*, 17.03.2013 https://www.theage.com.au/national/victoria/suddenly-shes-there-daughter-and-donor-dad-united-20130316-2g7mv.html

**16 公の場で自分を語る**

1 NSW Parliament, Committee on Law and Safety, *Inclusion of Donor Details on the Register of Births*, Report 1/55,

20 Cambridge Dictionary, 'precipitate' https://dictionary.cambridge.org/dictionary/english/precipitate
21 19に同じ。p. 69, 70
22 ジョン・タイラーとのメール。
23 NSW Government, Law Reform Commission, 'Discussion Paper 11: Artificial Conception: Human Artificial Insemination', November 1984, pp. v, 31, 42, 91
24 9に同じ。

### 13 記録破棄と金銭の授受

1 Saunders, D, *Fertility Society of Australia A History: Its "precipitate" Birth & the Story of IVF: A History of In Vitro Fertilisation in Australia and the Founding of the Fertility Society of Australia*, 2013, Mosman, NSW
2 Butt, C, 'Egg Donor Money: Fertility Clinic Offers Women $5000', SMH, 11.04.2015 https://www.smh.com.au/national/egg-donor-money-fertility-clinic-offers-women-5000-20150411-1miw9h.html
3 Hartman, AE & Coslor, E, 'Earning While Giving: Rhetorical Strategies for Navigating Multiple Institutional Logics in Reproductive Commodification', *J Business Research*, 105, pp. 405-19, 2019 https://www.sciencedirect.com/science/article/abs/pii/S0148296319303121?via%3Dihub
以下も参照。https://pursuit.unimelb.edu.au/articles/thinking-about-using-donated-eggs-to-start-a-family
4 World Health Organization, 'Voluntary Non-remunerated Blood Donation' https://www.who.int/bloodsafety/voluntary_donation/en/
5 Government of Australia, *Prohibition of Human Cloning for Reproduction Act 2002 No 144*, Section 21 https://www.legislation.gov.au/Details/C2017C00306
6 Australian Government, Australian Law Reform Commission, Amendment of the Human Tissue Acts, Art. 20.53, 28.07.2010 https://www.alrc.gov.au/publication/essentially-yours-the-protection-of-human-genetic-information-in-australia-alrc-report-96/20-ownership-of-samples-and-the-human-tissue-acts/amendment-of-the-human-tissue-acts/#_ftnref48
7 NSW Consolidated Acts, *Human Tissue Act 1983*, Section 32 http://www8.austlii.edu.au/cgi-bin/viewdoc/au/legis/nsw/consol_act/hta1983160/s32.html
8 Australian Government National Health and Medical Research Council, *Ethical Guidelines on the Use of Assisted Reproductive Technology in Clinical Practice and Research*, Section 5.4 'Provide Reimbursement of Verifiable Out-of-pocket Expenses', 2017 https://www.nhmrc.gov.au/sites/default/files/documents/reports/use-assisted-reproductive-technology.pdf
9 Parliament of Australia, 'Chapter 4 – Payments for Donors and Provision of Counselling Services', Section 4.11 https://www.aph.gov.au/Parliamentary_Business/Committees/Senate/Legal_and_Constitutional_Affairs/Completed_inquiries/2010-13/donorconception/report/c04
10 Beauchamp, P, 'Canadians Answer Sperm Call', *The Australian*, 09.07.2004, p. 19 https://canadiancrc.com/newspaper_articles/The_Australian_Canadian_sperm_donors_09JUL04.aspx
11 メールでの対話。2020年3月。

### 14 機能しないマッチングシステム

1 ニューサウスウェールズ州保健省とのやり取り。2012年5月。
2 ニューサウスウェールズ州保健省との対談メモ。2014年11月。
3 Harper, JC, Kennett, D and Reisel, D, 'The End of Donor Anonymity: How Genetic Testing is Likely to Drive Anonymous Gamete Donation Out of Business', *Human Reprod*, 31(6), pp. 1135–40, 2015 https://academic.oup.com/humrep/article/31/6/1135/1749791
4 NSW Parliament, Inquiry Into Donor Conception Details on Birth Certificates. 'Submission No 1 – Managing Information Related to Donor Conception, Mr John Lindsay Mayger', 30.11.2012 https://www.parliament.nsw.gov.au/ladocs/submissions/48475/Submission%201%20-%20Mr%20John%20Lindsay%20Mayger.pdf

### 15 ナレル・グレッチのストーリー

1 Allan, S, *Donor Conception and the Search for Information: From Secrecy and Anonymity to Openness*, p. 86, 2017,

7 NSW Parliament, Standing Committee on Social Issues, Inquiry Into Medically Acquired AIDS, 'George Cliff Evidence', 18.03.1991, pp. 2,3,4, 9, 11, 14, 15
NSW Parliament, Standing Committee on Social Issues, Inquiry Into Medically Acquired AIDS, 'George Cliff Evidence', 08.08.1991, pp. 3,4, 22, 23, 24
8 Davies, JA, 'AIDS Victims Paid At Last', *The Sun Herald*, 24.04.1994
9 1(1)に同じ。p. 69

### 12 感染ドナー排除への道のり

1 Leveton LB, Sox HC Jr. and Stoto MA (Eds), *HIV And The Blood Supply: An Analysis Of Crisis Decisionmaking*, Institute of Medicine (US) Committee to Study HIV Transmission Through Blood and Blood Products, 1995 Washington (DC): National Academies Press https://www.ncbi.nlm.nih.gov/books/NBK232419/
2 同上。3「History of the Controversy」
3 同上。
4 同上。
5 Check, WA, 'Preventing AIDS Transmission: Should Blood Donors Be Screened?', *JAMA*, 249(5), pp. 567–70, 1983 doi:10.1001/jama.1983.03330290003001
Desforges, JF, 'AIDS and Preventive Treatment in Hemophilia', *N Engl J Med*, 308(2), pp. 94-5, 1983 doi: 10.1056/NEJM198301133080209
6 Bayer, R, 'Science, Politics, and the End of the Lifelong Gay Blood Donor Ban', The Millbank Quarterly, 93(2), pp. 230-33, 2015. doi: 10.1111/1468-0009.12114
7 同上。
8 NSW Parliament, Standing Committee on Social Issues, Inquiry Into Medically Acquired AIDS. 血友病患者のMartin Hatch、NSW州：1983年3月、RPA Camperdownにて汚染された第VIII因子によりHIV感染。ノーリン・クリフ：1982〜3年にHIV陽性の精子による治療でHIV感染。上院議事録1820781676-57377. 17.10.1991を参照。Franca Arenaによる動議。
9 Araneta MRG, Mascola L, Eller A, et al. 'HIV Transmission Through Donor Artificial Insemination', *JAMA*, 273(11), pp. 854–58, 1995 doi:10.1001/jama.1995.03520350036025
10 Feldman, EA, Bayer, R (Eds), *Blood Feuds – AIDS, Blood, and the Politics of Medical Disaster*, 1999, Oxford: Oxford University Press
11 Archer, M, 'A Key Figure in Protection of Blood Supplies', SMH, 15.10.2013 https://www.smh.com.au/national/a-key-figure-in-protection-of-blood-supplies-20131014-2vin6.html
12 NSW Parliament, Standing Committee on Social Issues, Inquiry Into Medically Acquired AIDS, 'Hatch Submission', 1991
次も参照。ナイル牧師のジョージ・クリフに関する発言、NSW Parliament, Standing Committee on Social Issues, Inquiry Into Medically Acquired AIDS, p. 10, 18.03.1991
13 NSW Parliament, Standing Committee on Social Issues, Inquiry Into Medically Acquired AIDS, 'Newcastle Herald, 24.06.1983, in Hatch Submission', 1991
14 Bowtell, W, 'Australia's Response to HIV/AIDS 1982-2005', Lowy Institute for International Policy https://archive.lowyinstitute.org/sites/default/files/pubfiles/Bowtell%2C_Australia%27s_Response_to_HIV_AIDS_logo_1.pdf
15 9に同じ。
16 'Acquired Immunodeficiency Syndrome – An Assessment of the Present Situation in the World: Memorandum From a WHO meeting', *Bull World Health Organ*, 62(3), pp. 419-432, 1984 https://www.ncbi.nlm.nih.gov/pmc/articles/PMC2536320/
17 Sendziuk, P, *Learning to Trust: Australian Responses to AIDS*, p. 40, 2003, Sydney: UNSW Press
18 Power, J, *Movement, Knowledge, Emotion: Gay Activism and HIV/AIDS in Australia*, 2011, Canberra: ANU University Press
19 Saunders, D, *Fertility Society of Australia A History: Its "precipitate" Birth & the Story of IVF – A History of In Vitro Fertilisation in Australia and the Founding of the Fertility Society of Australia*, 2013, Mosman, NSW

pp. 56, 2014, Australian Institute of Family Studies
5 同上。p. 57
6 *Australian Story*, 'The Baby Maker', ABC, 10.05.2001
7 Parliament of Australia, Senate Inquiry Into Donor Conception in Australia – Submissions Received by the Committee, 'Donor Conception Support Group', 2010 https://www.aph.gov.au/Parliamentary_Business/Committees/Senate/Legal_and_Constitutional_Affairs/Completed_inquiries/2010-13/donorconception/submissions.

### 8 声を上げるDC児たち

1 ビクトリア州にも存在しない。「DC児が18歳に達した際に出生を知らせる通知を送るという規定はビクトリア州の法律にはありません。成人してから出生証明書のコピーを請求することで、この出生に関する詳細な情報が利用可能であるという付記を出生・死亡・婚姻登録局から提供することになります。申請者はその後、VARTAが管理する中央登録システムに情報を申請できます」VARTAのメールより。2020年9月2日。
2 Sälevaara, M, 'Attitudes and Disclosure Decisions of Finnish Parents with Children Conceived Using Donor Sperm', *Human Reprod*, 28(10), 2013, pp. 2746–54 https://doi.org/10.1093/humrep/det313
3 Zadeh, S, 'Disclosure of Donor Conception in the Era of Non-anonymity: Safeguarding and Promoting the Interests of Donor-conceived Individuals?', *Human Reprod*, 31(11), 2016, pp. 2416–20 https://doi.org/10.1093/humrep/dew240
4 Jadva, V et al., 'The Experiences of Adolescents and Adults Conceived by Sperm Donation: Comparisons by Age of Disclosure and Family Type', *Human Reprod*, 24(8), pp. 1909–19, 2009 https://doi.org/10.1093/humrep/dep110
5 We Are Donor Conceived, '2020 We Are Donor Conceived Survey Report', 17.09.2020 https://www.wearedonorconceived.com/2020-survey-top/2020-we-are-donor-conceived-survey/

### 10 ずさんな医療記録

1 Parliament of Australia, Senate Inquiry Into Donor Conception in Australia, Official Committee Hansard, Senate, Legal and Constitutional Affairs References Committee. Melbourne, 2010 https://www.aph.gov.au/Parliamentary_Business/Committees/Senate/Legal_and_Constitutional_Affairs/Completed_inquiries/2010-13/donorconception/hearings/index
2 Reproductive Technology Accreditation Committee, *Annual Report 2018/2019*, The Fertility Society of Australia https://www.fertilitysociety.com.au/rtac/rtac-annual-report-2018_2019/

### 11 DCによるHIV感染の実例

1 (1) Saunders, D, 'Conversations with John Tyler – Risks of Donor Sperm and AIDS (HIV)' In Saunders, D, *Fertility Society of Australia A History: Its "precipitate" Birth & the Story of IVF – A History of In Vitro Fertilisation in Australia and the Founding of the Fertility Society of Australia*, 2013, Mosman, NSW
次も参照。(2) Clark, L, 'Professor Geoffrey Driscoll, Polio Victim who Became Pioneering IVF Surgeon', SMH, 17.11.2016 https://www.smh.com.au/national/professor-geoffrey-driscoll-polio-victim-who-became-pioneering-ivf-surgeon-20161108-gsk6ga.html
2 Kent, P, 'A Mother, Her Daughter and the Killer Virus That Separates Their Lives', *The Daily Telegraph*, 02.12.2010
3 ジェシカへのインタビュー。2020年3月。1(1)に同じ。p. 69
4 Tyler, JPP, Crittenden, JA, 'Infertility and AIDS', In *AIDS and Obstetrics and Gynaecology*, 1988, Royal College of Obstetricians and Gynaecologists, Springer Verlag
5 UNICEF 'HIV and Infant Feeding' https://www.unicef.org/esa/media/4541/file/Updates-on-HIV-and-Infant-Feeding.pdf
6 Morrison, P, 'Update on HIV and Breastfeeding', La Leche League, 04.04.2019 https://www.llli.org/update-on-hiv-and-breastfeeding-public/

2 マーガレット・サンダースとの電話での会話。2020年5月。
3 IABの調査報告書によれば、ASICは1994〜5年の主要事業所をハンターズ・ヒル民間病院と位置付けている。
4 Hawkins, B, 'Breaking the Code: Donor-conceived Children Search For Identity of Fathers and Their Biological Heritage', ABC News, 14.08.2014 https://www.abc.net.au/news/2014-08-18/code-breaking3a-abc-journalist-sarah-dingle/5676544
5 Virtus Health, 'Who We Are' https://www.virtushealth.com.au/who-we-are/our-history
6 Quadrant Private Equity, 'Virtus Health Float Breathes Life Into IPO Market', 14.03.2016 http://quadrantpe.com.au/Media-Centre/News/Virtus-Health-float-breathes-life-into-IPO-market.aspx
7 IBISWorld, *Fertility Clinics in Australia – Market Research Report*, 30.11.2020 https://www.ibisworld.com/au/industry/fertility-clinics/5091/
8 *The Economist*, 'The Fertility Business is Booming', 08.08.2019 https://www.economist.com/business/2019/08/08/the-fertility-business-is-booming

### 6 法の不在

1 NSW Health, *Medical Records in Hospitals and Community Care Centres*, 1976 https://www1.health.nsw.gov.au/pds/ArchivePDSDocuments/PD2005_004.pdf
2 NSW Government, *Assisted Reproductive Technology Amendment Act 2016 No 11*, pp. 11–12 https://legacy.legislation.nsw.gov.au/~/pdf/view/act/2016/11/effective2016-04-06/whole
3 Parliament of Australia, Senate Inquiry Into Donor Conception in Australia – Submissions Received by the Committee, 2010 https://www.aph.gov.au/Parliamentary_Business/Committees/Senate/Legal_and_Constitutional_Affairs/Completed_inquiries/2010-13/donorconception/submissions.
Parliament of Australia, Interpretation of the External Affairs Power and Reform Proposals, 1996 https://www.aph.gov.au/parliamentary_business/committees/senate/legal_and_constitutional_affairs/completed_inquiries/pre1996/treaty/report/c05
4 IBISWorld, Fertility Clinics in Australia – *Market Research Report*, 30.11.2020 https://www.ibisworld.com/au/industry/fertility-clinics/5091/
5 Parenting SA, *Donor Conception: Telling Your Child* https://parenting.sa.gov.au/pegs/peg80_Donor-conception.pdf
6 UNICEF, *United Nations Convention on the Rights of the Child* https://www.unicef.org.au/our-work/information-for-children/un-convention-on-the-rights-of-the-child
7 National Health and Medical Research Council, *Ethical Guidelines on the Use of Assisted Reproductive Technology in Clinical Practice and Research*, p. 38, 4.6.1, 2017 https://www.nhmrc.gov.au/sites/default/files/documents/reports/use-assisted-reproductive-technology.pdf
8 Parliament of Australia, *Donor Conception Practices in Australia*, Section 1.9, 2010 https://www.aph.gov.au/Parliamentary_Business/Committees/Senate/Legal_and_Constitutional_Affairs/Completed_inquiries/2010-13/donorconception/report/index
9 7に同じ。p. 129

### 7 養子縁組制度とDC

1 Allan, S, *Donor Conception and the Search for Information: From Secrecy and Anonymity to Openness*, p. 224, 2017, Farnham: Ashgate
2 Adoptee Rights Australia, 'Powers to Seal Birth Records Forever – Comparison by State', 2018 https://adopteerightsaustralia.org.au/powers-to-seal-birth-records-forever-comparison-by-state/
3 Gass-Poore, J, 'Most American Adoptees Can't Access Their Birth Certificates. That Could Soon Change', *Mother Jones*, 13.03.2019 https://www.motherjones.com/politics/2019/03/most-american-adoptees-cant-access-their-birth-certificates-that-could-be-about-to-change/
4 Cuthbert, D & Fronek, P, 'Perfecting Adoption? Reflections on the Rise of Commercial Offshore Surrogacy and Family Formation in Australia.' In *Families, Policy and the Law: Selected Essays on Contemporary Issues for Australia*,

# 原注

## 3　人工授精の始まり

1　Frank, JB, 'Body Snatching: A Grave Medical Problem', YJBM, 49, pp. 399–410, 1976 http://europepmc.org/backend/ptpmcrender.fcgi?accid=PMC2595508&blobtype=pdf

2　Ellis, H, 'The Knife Man: The Extraordinary Life and Times of John Hunter, Father of Modern Surgery', *BMJ*, 330(7488), p. 425, 2005 https://europepmc.org/article/PMC/549129
Moore, W, 'John Hunter (1728–1793)', The James Lind Library, 2009 https://www.jameslindlibrary.org/articles/john-hunter-1728-93/
Wagoner, N, 'John Hunter (1728–1793)', The Embryo Project Encyclopedia, 2017 https://embryo.asu.edu/pages/john-hunter-1728–1793

3　Hard, AD, 'Artificial Impregnation', *Medical World*, 27, pp. 163–64, 1909 https://babel.hathitrust.org/cgi/pt?id=mdp.39015026093826&view=1up&seq=177

## 4　体外受精とビジネスの幕開け

1　*Encyclopaedia Britannica*, Ilya Ivanovich Ivanov, Soviet biologist https://www.britannica.com/biography/Ilya-Ivanovich-Ivanov

2　Foote, RH, 'The History of Artificial Insemination: Selected Notes and Notables', *Am Soc Animal Science*, 2002 https://www.asas.org/docs/default-source/midwest/mw2020/publications/footehist.pdf?sfvrsn=59da6c07_0

3　Verberckmoes, S, Van Soom, A and de Kruif, A, 'Intra-uterine Insemination in Farm Animals and Humans', *Reprod Domest Anim*, 39(3), pp. 195-204, 2004 https://doi.org/10.1111/j.1439-0531.2004.00512.x

4　Cohen, J et al., 'The Early Days of IVF Outside the UK' *Human Reprod Update*, 11(5), pp. 439–60, 2005 https://doi.org/10.1093/humupd/dmi016

5　Cox, LW, 'The Development of Infertility Treatment in Australia', *ANZJOG*, 31(3), pp. 254–59, 1991 https://doi.org/10.1111/j.1479-828X.1991.tb02793.x

6　Davis G, ' "A Tragedy as Old as History": Medical Responses to Infertility and Artificial Insemination by Donor in 1950s Britain'. In: Davis G, Loughran T (Eds), *The Palgrave Handbook of Infertility in History*, 2017. London: Palgrave Macmillan https://doi.org/10.1057/978-1-137-52080-7_19

7　Lopata, A, 'IVF in Australia – An Introductory History by Dr Alex Lopata'. In Saunders, D, *Fertility Society of Australia A History: Its "precipitate" Birth & the Story of IVF – A History of In Vitro Fertilisation in Australia and the Founding of the Fertility Society of Australia*, 2013, Mosman, NSW

8　Danielson, A, 'Patrick Christopher Steptoe (1913-1988)', The Embryo Project Encyclopedia, 2009 https://embryo.asu.edu/pages/patrick-christopher-steptoe-1913-1988

9　Dunne, C, 'Donor Eggs for the Treatment of Infertility', *BCMJ*, 62(9), 2020, pp. 328–32 https://bcmj.org/articles/donor-eggs-treatment-infertility

10　Palermo GD et al., 'Intracytoplasmic Sperm Injection: State of the Art in Humans', *Reproduction*, 154(6), pp. 93–110, 2017 https://www.ncbi.nlm.nih.gov/pmc/articles/PMC5719728/

11　Arnold, C, 'Choosy Eggs May Pick Sperm for Their Genes, Defying Mendel's Law', *Quanta Magazine*, 2017 https://www.quantamagazine.org/choosy-eggs-may-pick-sperm-for-their-genes-defying-mendels-law-20171115/

12　Victorian Assisted Reproductive Treatment Authority, 'Is ICSI better than IVF? It depends', 2018 https://www.varta.org.au/resources/news-and-blogs/icsi-better-ivf-it-depends
Gregory, S, 'Expensive Form of IVF is Overused, Says Fertility Journal Editor', Bio News, 853, 31.05.2016 https://www.bionews.org.uk/page_95536

13　Li, Z et al., 'ICSI Does Not Increase the Cumulative Live Birth Rate in Non-male Factor Infertility', *Human Reprod*, 33(7), 2018, pp. 1322–30 https://doi.org/10.1093/humrep/dey118

## 5　失われた情報

1　ニューサウスウェールズ州保健省北シドニー医療地域統括局への質問に対するEメールの回答。

［著者］
サラ・ディングル　Sarah Dingle
国営放送であるオーストラリア放送協会（ABC）の調査報道記者兼司会者。テレビ番組、ラジオ番組で時事問題を扱い、国内でその年の最も優れたジャーナリズムに贈られるウォークリー賞を2度受賞。その他、女性や子供への暴力を扱う優れた報道に送られるウォークリー財団Our Watch賞、オーストラリア国連協会メディア平和賞、アムネスティメディア賞、動物保護慈善団体Voicelessメディア賞、オーストラリア教育大学メディア賞の受賞歴を持つ。2010年、ABCのアンドリュー・オーレ奨学生に選出。本書が初めての著書である。

［訳者］
渡邊真里　Mari Watanabe
法政大学文学部卒業。ソフトウェア開発会社、翻訳会社に勤務後、独立。訳書に『生物の進化大図鑑』（河出書房新社、共訳）、『WOMEN 世界を変えた偉大な女性たち』（ポプラ社、共訳）、『恐竜と古代の生物図鑑』（ポプラ社）などがある。

ドナーで生まれた子どもたち
「精子・卵子・受精卵」売買の汚れた真実

2022年9月20日　第1版1刷

著者　サラ・ディングル
訳者　渡邊真里
編集　尾崎憲和　川端麻里子
編集協力　小林恵
装画　POOL
装丁　田中久子
発行者　滝山晋
発行　（株）日経ナショナル ジオグラフィック
〒105-8308 東京都港区虎ノ門4-3-12
発売　（株）日経BPマーケティング
印刷・製本　中央精版印刷株式会社

ISBN 978-4-86313-537-6
Printed in Japan

乱丁・落丁本のお取替えは、こちらまでご連絡ください。
https://nkbp.jp/ngbook


本書はHardie Grant Books社の書籍『BRAVE NEW HUMANS』を翻訳したものです。内容については原著者の見解に基づいています。